ノーチラスな人びと

双極性障がいの
正しい理解を求めて

鈴木映二 編著

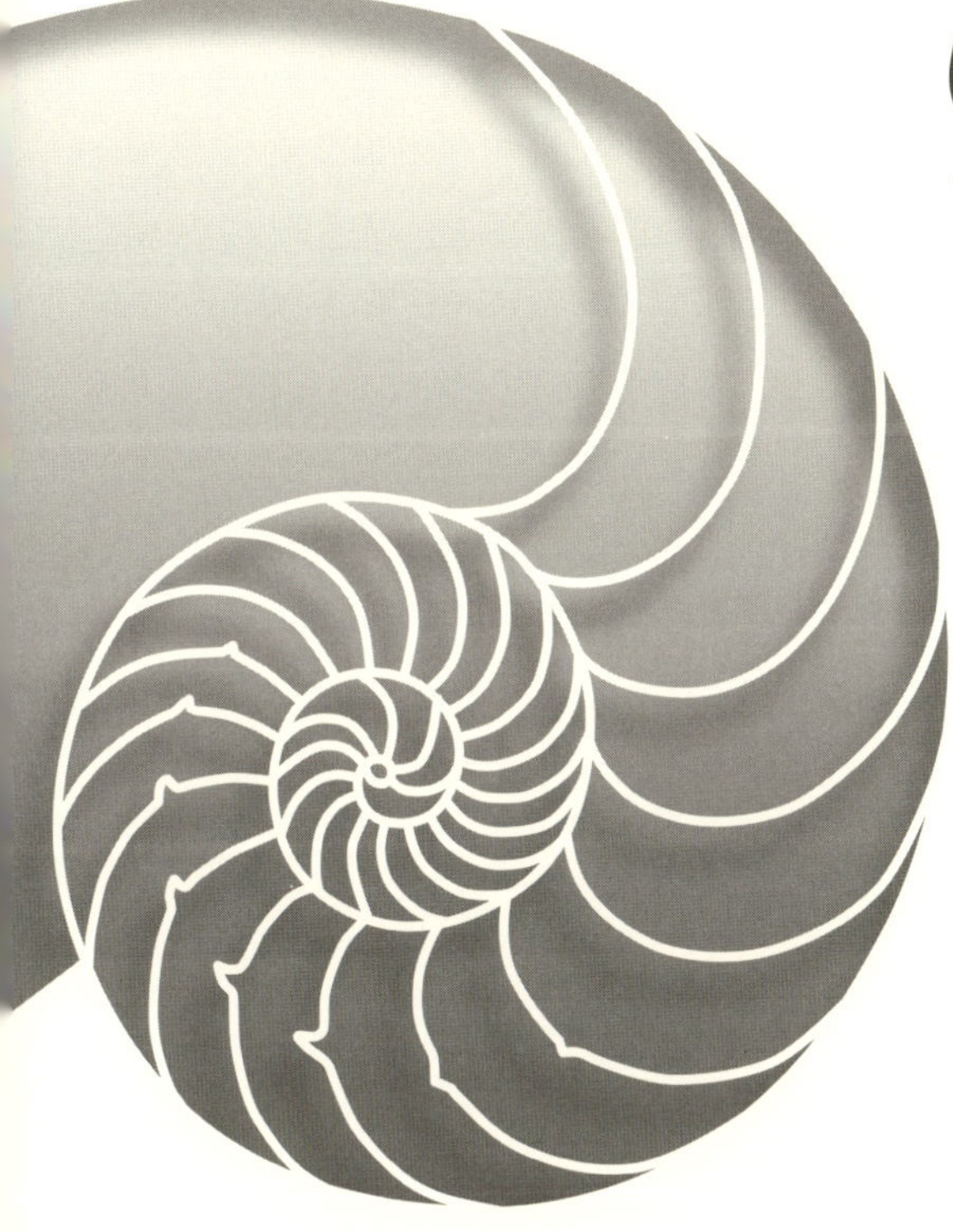

日本評論社

はじめに

二〇一〇年、日本で初めて双極性障がいに特化したNPO法人ノーチラス会が誕生しました。ノーチラスとはオウム貝のことです。それはアンモナイトの親戚で何億年ものあいだ進化せずに生息しつづけてきたそうです。巻貝のように見える貝殻の中は空洞になっていて、そこに海水を出入りさせて海底と海面を行ったり来たりします。その様が、双極性障がいの感情の波を連想させることから初代会長佐藤諦吉さんが会の名前に拝借しました。

ゴッホやピカソは双極性障がいで、発症後に画風が変わったという説があります。彼らの強烈な個性や主張さながら、ノーチラス会は個性豊かで波瀾万丈な人びとであふれています。彼らはまっすぐで正直で、けんかはしても陰で人の足を引っ張ることは下手で、じつは繊細でロマンチックで傷つきやすい人びとです。私は、双極性障がいに苦しむ人々を敬愛を込めて〝ノーチラスな人びと〟と呼んでいます。

双極性障がいは大変な病気です。私も連絡なしに約束をすっぽかされたり、逆に一日に何度も確認の電話を受けたりします。頼んだ仕事を放っておかれたかと思うと、仕事に関わる莫大な量のチェックリストが送られてきたりします。うつや躁の波が行動を狂わせてしまうのです。

治療を受けるのも大変です。箸が震えてラーメンがなかなか口に入らないのを見て、誘ったことを申しわけなく思ったことがあります。ファミレスでトイレに行くときふらついて隣の女性が食べているパスタに眼鏡を落とした方もいました。それらは薬の副作用ですが、知らない人たちの冷たい視線は一緒にいる私でもつらく感じます。それでも彼らは服薬します。なぜなら、それが社会復帰への近道だからです。

そんなノーチラスな人びとのお役に少しでも立ちたいと日本評論社編集顧問の守屋克美氏のお力を借りて本書を編集しました。執筆してくださったのは各分野の第一人者ばかりです。しかも、ボランティアで引き受けてくださりました。当事者の方もペンネーム（一部実名の方もいます）で参加してくださっています。全員が実名を出せる日が早く来てほしいと願っています。執筆いただいた皆さんにこころより感謝いたします。また常日頃ご迷惑をおかけしているノーチラス会の皆さんにも、この場を借りてお礼を申し上げたいと思います。

最後にお断わりです。双極性障がいは英語では bipolar disorder です。bipolar は感情の波がうつと躁の二つの極に振れるという意味ですが、disorder は他動詞で、人を混乱させるという意味が含まれています。「障害」の「害」は仏教用語の煩悩のひとつで、公害などにも使用され、まるで患者さんが「害」であるかのように響きます。そこで本書では「障がい」と表記することにしました（正式病名を使うことを希望された著者の方は「障害」を使用しています）。

二〇一五年三月吉日

ノーチラス会理事長　**鈴木映二**

ノーチラスな人びと——双極性障がいの正しい理解を求めて●目次

Part 1. 医療編

Part 2. 支援編

Part 3.

闘病・生活編

Part 1. 医療編

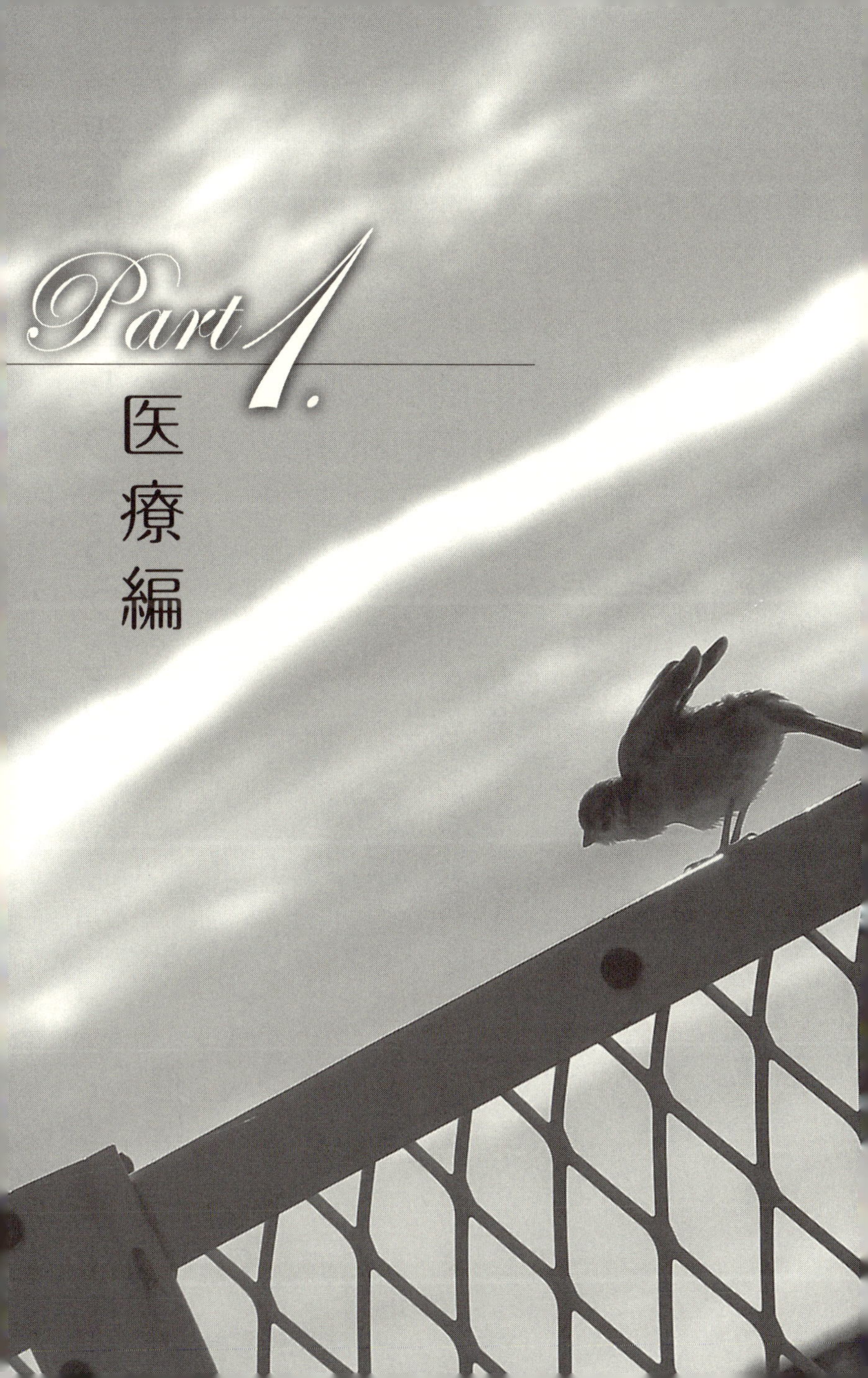

双極性障害とつきあうために

神庭重信

はじめに

各界の著名人をご覧ください（図1）。歴史に残る仕事も成し遂げたこれらの方々がどういう病気だったかご存じでしょうか。じつは皆、双極性障害だったと言われています。躁病（あるいは軽躁病）エピソードと抑うつエピソードを繰り返す病気で、なかには、ヘミングウェイのように、抑うつエピソードのときに自死された方もいます。

この双極性障害とはどのような病気なのかを症例を提示して紹介します。

患者さんは、五四歳の男性で、既婚者でした。非常に生真面目で、模範的な社員で、優秀な管理職。いろいろと細かいことまで部下に指示するので、ちょっと嫌がられていたけれども、優秀な上司でした。部長に昇進し、管理スパンが広がりますが、自分にむちを打って、さらに仕事に埋没していく。しかしながら、なかなか成果が得られない。やがて、部下からも、あの上司は当てにならないのではないかと

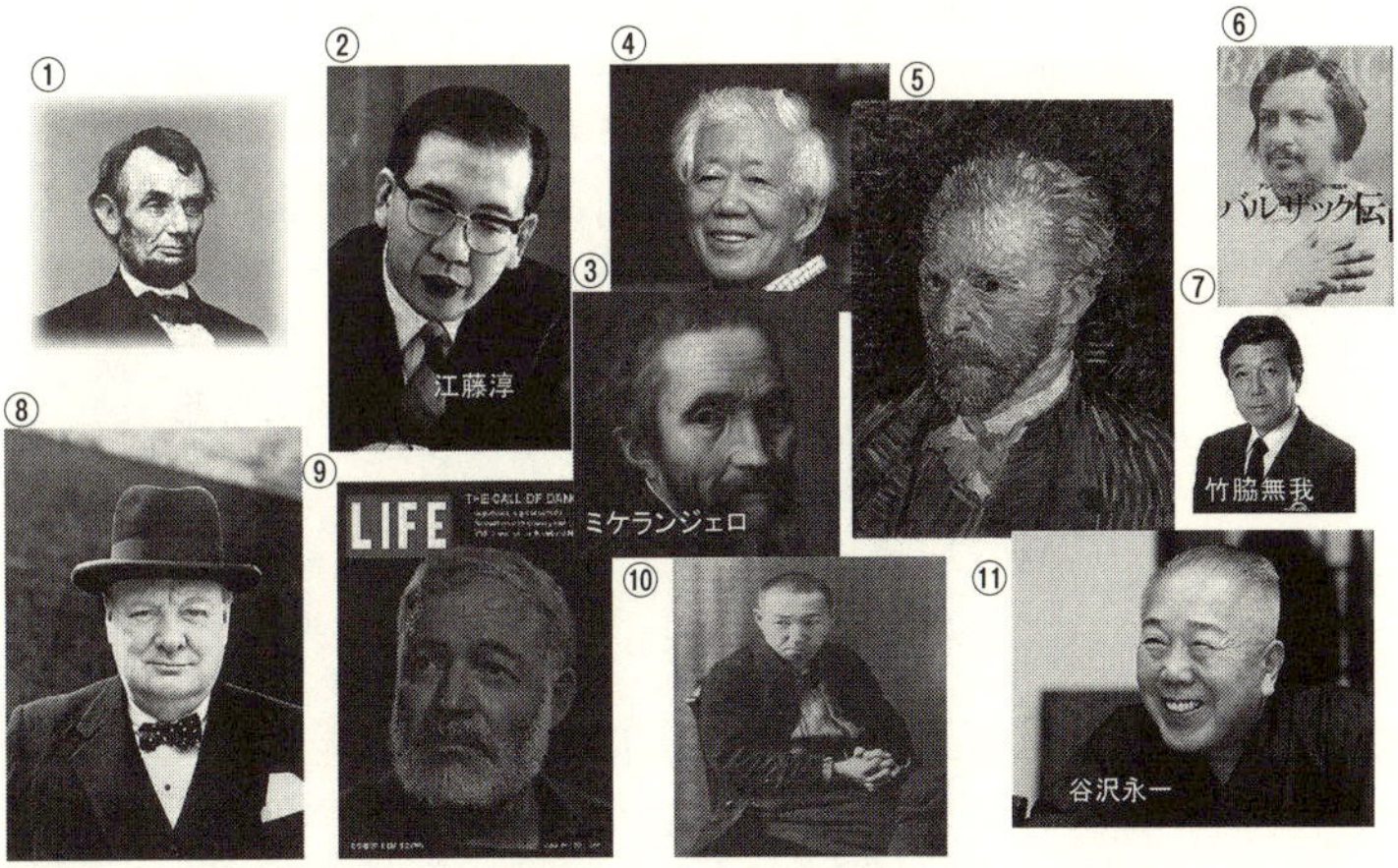

図１　これら著名人に共通する病気は？

①リンカーン、②江藤淳、③ミケランジェロ、④北杜夫、⑤ゴッホ、⑥バルザック、⑦竹脇無我、⑧チャーチル、⑨ヘミングウェイ、⑩宮沢賢治、⑪谷沢永一

いう批判を受けます。そういった苦悩のなかで、徐々に不眠、心身の違和感、なんとなくからだがしっくりこない――しゃきっとしないという感じが現れてきました。倦怠感、意欲の低下、集中力の低下も自覚するようになる。自分は能力のない男だ、この会社に勤めていていいのだろうか、申しわけないといったような自責感、早朝覚醒、午前中に具合が悪いという気分と体調の日内変動、絶望感、死んだら楽になれるだろうか、という考え方が、しばしば浮かんできます。

　心配した家族が本人を病院に連れてきました。ところが、ご本人は、「自分は精神科の病気ではない、ただ怠けているだけだ。もっとがんばれば、もっと成績を上げれば、自分の問題は全部解決する」と言いはり、病気だと認めようとしません。こちらが、静養して治療を受けることを勧めても休もうとしません。

ここまでの話ですと、典型的なうつ病ではないかと思われるかもしれません。しかし、もう少し話を聞いていくと、次のようなことがわかってきました。

昇格した直後、非常にテンションが上がって、ばりばり仕事をしていた時期がありました。睡眠時間が、三、四時間でもまったく平気でした。疲れを感じず、アイデアが次から次へと浮かんできました。少し怒りっぽくなり、部下がミスをすると激しく叱り飛ばしたこともあります。かと思うと、機嫌がいいときには、みんなを食事に連れていって、大盤ぶるまいをしました。ひそかに水商売の女性と交際して、高価なプレゼントまでしました。競馬遊びに二〇〇万円ほど使ったと言います。

ご家族の話では、もともと真面目で、温厚で、几帳面で責任感の強い方です。これはどうしたことなのでしょうか。じつは、患者さんはこのとき躁病エピソードと呼ばれる状態だったのです。もっとも比較的軽度なほうです。もっと重くなると、これではすみません。自分は天才だ、天皇陛下だというような誇大妄想をもったり、幻覚が現れたり、激しく興奮したりすることがあります。ときには暴力行為に出たりすることもあります。このように、躁病あるいは軽躁病エピソードと先ほどの抑うつエピソードの両方が現れる疾患を双極性障害と呼びます。エピソードの間には寛解期と言って、ほとんど症状が目立たない、治ったかのような時期があります。しかしサイン波のように躁とうつを繰り返す人もいます。

双極性障害について

双極性障害にはI型とII型があります。I型では激しい躁病エピソードが、II型では軽躁病エピソードが現れます。

躁病エピソードのときには問題行動を起こしがちで、つい抑制が外れて、言わないでいいことを言ったり、しないでいいことをしてしまったりするために、後で後悔することになりがちです。抑うつエピソードに入ると仕事ができなくなり、欠勤や休職を繰り返したりします。そうこうしていると、徐々に社会的後遺症ともいえるような、さまざまな問題を抱えてしまいます。たとえば、家族との関係が悪くなる、職場での関係が悪くなる、失業するなどです。私が知っていた企業の社長さんは、軽躁病エピソードのときに工場をいくつもつくってしまい、抑うつエピソードになると、その活動が維持できなくなって、経済的に困窮して、さらに抑うつエピソードが重くなって、なかなか治らないのです。

ところが、幸いなことに、双極性障害に比較的効果のあるリチウムなどの薬が見つかってきています。リチウムというと皆さんが思いつくのは、リチウム電池ではないかと思いますが、まさにあのリチウムです。リチウムが身体のなかにごく微量入ると、激しい躁とうつの気分の波がなぜか治まってきます。なぜだかはまだわかりません。そもそも双極性障害でどんなことが脳内で起こっているのかも十分にはわかっていません。

初発の抑うつエピソードでは双極性障害の診断は困難です。先ほどの五四歳の男性の場合には、抑うつエピソードの症状で受診してこられて、その前に躁病エピソードが聴取できたので、双極性障害と診断できました。しかし以前に躁病エピソードがなくても、将来に現れるかもしれません。躁病エピソードの経験がない方が抑うつエピソードで受診してきたときには、事前に予測することができないので、その人がうつ病なのか、潜在的な双極性障害なのかを確定できないのです。

図2は有名な研究の結果ですが、双極性障害の方はわりと早く発症します。平均で二五歳、しかも多くの場合は、抑うつエピソードで発症します。なんらかの治療を受けるのが平均二八歳です。自殺企図に及ぶ方の場合は、平均で二九歳。最初になんらかの不調で病院に入院する平均年齢が三〇歳。双極性障害だときちんと診断を受けて、しかるべき治療が始まるのが三五歳です。そうすると、最初の症状が現れて診断がきちんとついて、適切な治療が開始されるまで九・六年かかることになります。これが、先ほど述べたような、さまざまな社会的な問題を大きくしてしまう一つの大きな理由です。

次に双極性障害の経過を説明します。うつ病の場合は、半数は生涯に一回の経験ですみます。ただし、半数の方は再発をします。双極性障害は、うつ病に比べて再発の頻度がより高いのです。すでに述べたように、双極性障害は若年者に好発します。うつ病の発症年齢は幅広く、若い方から中高年、そして、老年期に至るまで広がっています。

うつ病の治療薬は抗うつ薬が中心です。一方、双極性障害の場合は、先ほどのリチウムのような気分安定薬が第一選択薬となります。この気分安定薬は双極性障害の方の気分が揺れるのを安定させ、躁に

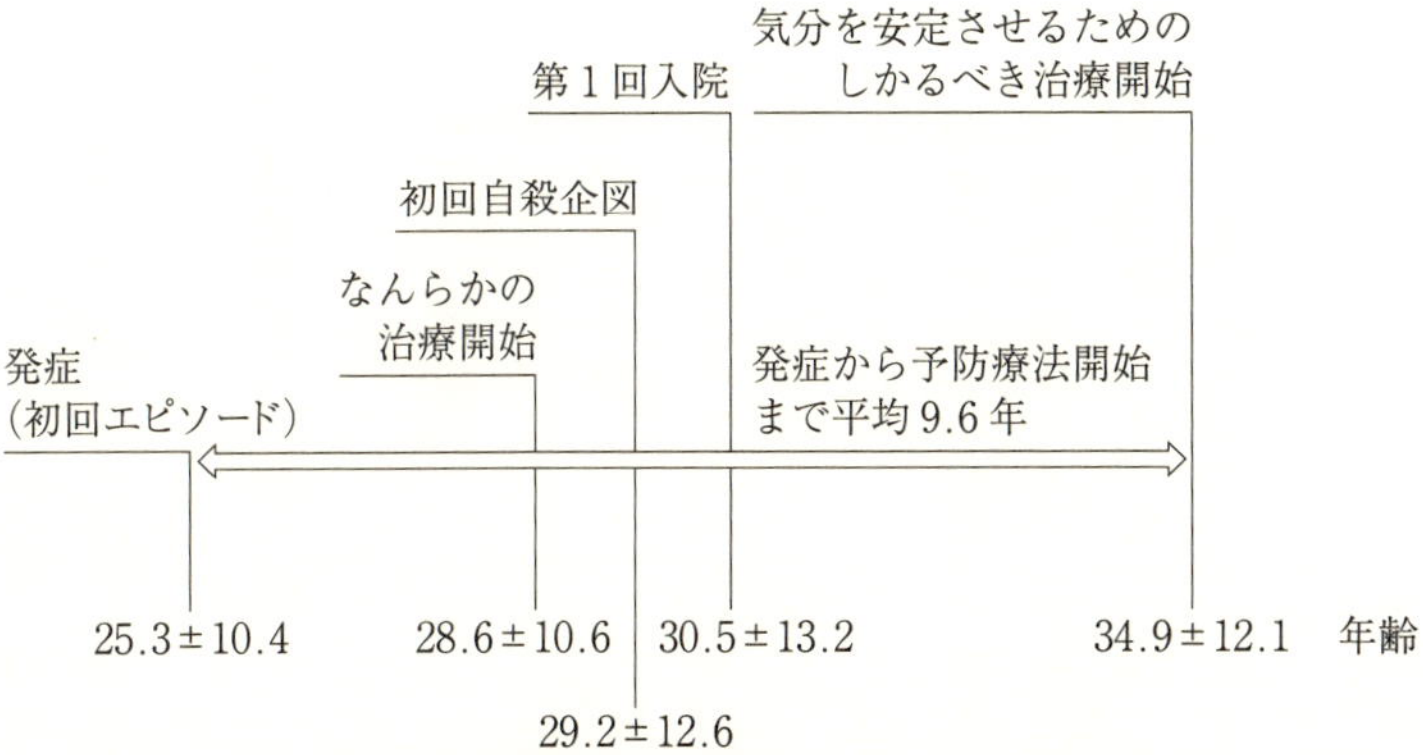

図２　双極性障害は診断の難しい疾患である

Drancourt N et al.. Duration of untreated bipolar disorder: missed opportunities on the long road to optimal treatment. Acta Psychiat Scand 127: 136-144, 2013

もうつにも効果があって、将来の再発も予防するという性質を持っています。双極性障害では長年にわたる再発の予防が必要なのです。

さて、十数年間の経過を見たときに、双極性障害の人がどういう状態でその期間を過ごしているか。それを調べた研究によると、双極Ⅰ型、つまり重い躁病が現れるタイプの患者さんたちは、約半分の時間は寛解していましたが、三二%が抑うつエピソード、残りの時間が躁病エピソードです。つまり、多くの時間を抑うつエピソードで過ごしていることがわかりました。双極Ⅱ型になると、さらに抑うつエピソードの時間が長くなり、一三〜一四年の経過観察の結果、約半分の時間が抑うつエピソードだったのです。つまり双極性障害は、躁病エピソードが現れることで診断される病気なのですが、じつは患者さんは人生の多くの時間を抑うつエピソードを抱えて過ごしている病気であるということもおわかりいただけるかと思います。

また、うつ病の治療では、抑うつエピソードの期間をより短くして、より軽くすることが治療のゴールになりますが、双極性障害の場合は、長期にわたり再発を予防することが治療のゴールになります。

双極性障害の診断の要点

これまでに躁病エピソードがなくても今後現れるかもしれない、潜在的な双極性障害をなんとか診断したいわけです。双極性障害を示唆する抑うつエピソードの臨床的特徴がいくつか知られています。まず過眠や過食があります。うつ病では、眠りたくても眠れない、食べたくても食べられない、食欲がない、のが一般的ですが、双極性障害の人のうつ状態では逆に、寝ても寝ても寝足りない、食べても食べても満腹感が得られない、こういう症状が出てきます。あるいは、幻覚妄想が現れやすいともいわれています。先ほど述べたように双極性障害というのはわりと若年で発症するので、抑うつエピソードが若年で発症している場合には、双極性障害を念頭に置く必要がありますし、抑うつエピソードの再発回数が多い場合も双極性障害の可能性を考えたほうがいいと思います。

家族歴は重要です。親や同胞に双極性障害の方がいらしたら、その人が一見うつ病のように見えても、双極性障害の抑うつエピソードなのかもしれないと疑います。

双極性障害の抑うつエピソードには抗うつ薬がよく効きません。これも一つの手がかりになります。あるいは、抗うつ薬によって、波がさらに激しくなる場合も双極性障害を疑う必要があります。

ＤＳＭ－５は米国の精神学会がつくった診断基準です。ＤＳＭ－Ⅳまでは、うつ病と双極性障害は、どちらも気分の障害であるということで、これらを合わせて気分障害と呼んでいました。それがＤＳＭ－５になって、気分障害という大きなカテゴリーがなくなり、うつ病と双極性障害は分離され、独立して配置されるようになりました。

なぜ、気分の障害ということでまとめなくなったのでしょうか。臨床的には非常に使いやすいし、理解しやすいし、どちらも気分の障害でいいだろうと思われますが、じつは、遺伝子研究が進歩して、双極性障害と関係しそうな遺伝子がわかってきました。その結果、その遺伝子は、統合失調症にも関係していることが判明したのです。

また、脳の神経細胞のなかに介在ニューロンと呼ばれるニューロンがあります。双極性障害の方の死後の脳組織が調べられており、この介在ニューロンの数が減っていることがわかっています。この介在ニューロンは、すでに統合失調症で減っていることがわかっていて、ここでも共通点があるということになりました。さらに、脳画像の所見で、統合失調症の方の脳と双極性障害の方の脳とで減少している部位が一部重なっていることもわかりました。

つまり、統合失調症と双極性障害は完全に分離できない、一部共通している病態があるのではないかということがわかってきたのです。そこで気分障害という症状でくくったカテゴリーをなくして、統合失調症、双極性障害、そしてうつ病をそれぞれ独立したものとして扱うことになりました。

双極性障害には不安が合併する頻度が高いということがわかってきました。それで、ＤＳＭ－５では、双極性障害の診断をする際に「不安性の苦痛を伴う」かどうかを、確かめることが求められています。双極性障害の患者さんが不安を合併していると、抑うつエピソードが重症化しやすく、寛解しにくいのです。

うつ病では自死率が高いことはよく知られていますが、じつは、双極性障害の方のほうが自死率は高いのです。図1に双極性障害を抱えていたと思われる方々をご紹介しましたが、数名は自死で亡くなっています。双極性障害では抑うつエピソードが長引きやすいので、その苦痛も強いのです。

治療法について

気分安定薬にはリチウム（商品名リーマス、リチオマールほか）のほかにも、ラモトリギン（ラミクタール）、バルプロ酸（デパケン、セレニカほか）、カルバマゼピン（テグレトール、テレスミン、レキシンほか）などがあります。これらの薬物はみな、躁病エピソードにも抑うつエピソードにも効果がありますし、再発の予防にも効果があります。

また、非定型抗精神病薬と呼ばれる、一般的には統合失調症に使われる薬剤のなかの何剤かは双極性障害にも効果をもっています。抗うつ薬は、気分安定薬に併用することが基本で、慎重に使わないと双極性障害が逆に悪くなってしまいます。

薬以外の有効な治療は何かといいますと、心身の休養です。もう一つは病気とつき合うということです。自分の病気の特徴、避けなければいけないこと、それらのことをよく理解していただくことが大切です。患者さんを支えるご家族、あるいは職場の同僚、上司など周囲の方々の理解を得ることも大切です。また認知行動療法、対人関係―社会リズム療法などの特別な精神療法にも有効性が示されています。

精神科の病気をしばらく患うと、心身ともに虚弱になりがちです。三カ月間も入院していると筋力が衰えて、気力も活力も衰えてきます。慢性の病気から回復していくうえで、気力、活力、筋力のリハビリテーションは欠かせません。

おわりに

双極性障害は慢性化しやすい疾患ですが、治療法は日進月歩で進歩しています。双極性障害の診断と治療に精通した、信頼できる精神科医と出会ったならば、躁やうつに一喜一憂するのではなく、治療の最終ゴールである再発予防、寛解をめざして、根気よく治療を続けてください。私の経験では、多くの患者さんで、気分の波が小さくなり、やがて自分の気分の揺れを自覚してより上手に対応できるようになり、大きな生活上の支障を抱えることが少なくなっていきます。どの方も、あきらめず、根気よく治療を続けることをおすすめします。

＊本稿は、第三七回日本神経科学学会二〇一四年総会市民公開シンポジウム（京都市）での講演をもとに、原稿に書き起こしたものである。

双極性障がいの診断

尾崎紀夫

はじめに――患者さんと主治医の共通理解を

「セカンドオピニオン外来」を受診される方々から、「自分はうつ病と診断されているが、双極性障がいの可能性はないだろうか」、「双極性障がいと診断されているが、再発予防薬を服用し続ける必要があるという治療方針や診断は適切だろうか」といった「双極性障がいの診断に関する相談」をうかがう機会は、比較的多いようです。「セカンドオピニオン外来」は、現在診療を受けている主治医とは別に、診断や治療方針に関する「第二の意見」を提供する目的で開設されていますが、同じ診断や治療方針が説明された場合でも、主治医とは違った観点から説明を受けることで病気に対する理解が深まり、その結果、患者さん自身が、より主体的に治療に取り組むことができるという利点があります。

治療によって良好な効果が得られ、その後、再発の予防が維持できるためには、患者さん（とそのご家族）が病気とその対応方法を十分に知り、実践していただくことが重要です。「患者さんご自身の病

図1　病識とは

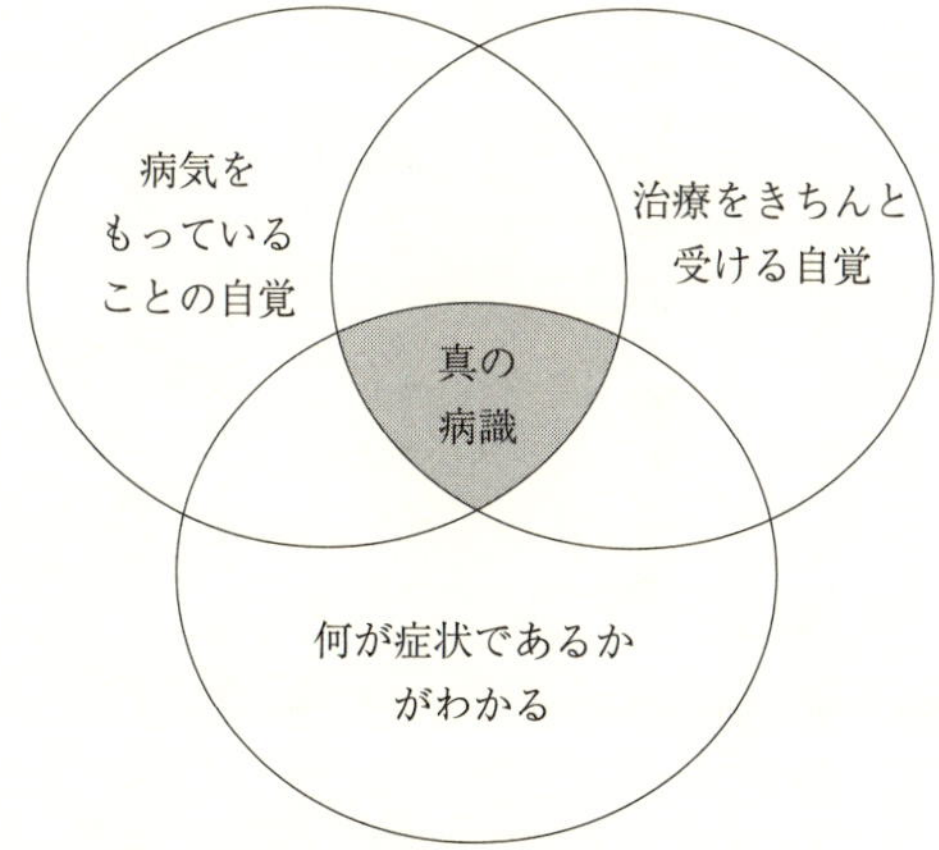

症状が「改善する」「悪化する」きっかけが
わかり、セルフコントロールできる

Br J Psychiatry 156, p798-808, 1990

気に関してもっていただきたい認識」を「病識」という言葉で表現しますが、「病識」は、「病気をもっていること」と「治療をきちんと受ける」、の二点を自覚することだと一般に思われています。一方、図1で示した定義によれば、この二点に加え、「何が症状であるかがわかる」ことが備わってはじめて「真の病識」が成立します。

「何が症状であるかがわかること」の重要性を考えてみましょう。たとえば、双極性障がいで生じる、抑うつエピソード（うつ状態）の「落ち込み」と躁病エピソード（躁状態）の「高揚感」は、誰にでも起こる気分の波と似ています。その結果、患者さんは「こんな環境で暮らせば、落ち込むのは当たり前」と考えることや、「元気なあの頃（躁病エピソード）を目標にしたい」と思うことも多く、まして、気分の波の「兆し」や「きっかけ」に思いいたることは困難です。その結果、病的な気分の波に振りまわされることになり、さらに、「高揚感が抑えつけられる薬は飲みたくない」といった発想にもつながります。

一方、双極性障がいの診断や治療方針を立てる際、診断とともに重要な評価も、患者さんの症状に基づいて主治医が判断しています。したがって、主治医と患者さんの間で、「双極性障がいの症状」に関する共通理解があると、治療方針を共有することができます。何より、患者さん自身が症状を正確に理解すると、「症状が改善する」あるいは「症状が悪化する」きっかけがわかり、その結果、症状をセルフコントロールすることが可能になります。

以上をふまえ、双極性障がいの診断手順と診断や評価に重要な症状について説明していきたいと思います。

双極性障がいの診断手順

双極性障がいの診断の手順を、現在の主たる症状が、抑うつ気分である場合と高揚気分である場合に分けて、アメリカ精神医学会の診断基準（Diagnostic and Statistical Manual of Mental Disorders, Fifth Edition: ＤＳＭ－５）にもとづき、説明いたします。

主たる症状として抑うつ気分を示す患者さんの診断を検討する手順は以下のとおりです（図2）。

①脳を含む身体疾患や薬品で生じる抑うつの可能性を確認します。認知症、脳血管障害、脳腫瘍などを

図2　現在「抑うつ気分」が主である場合の診断手順

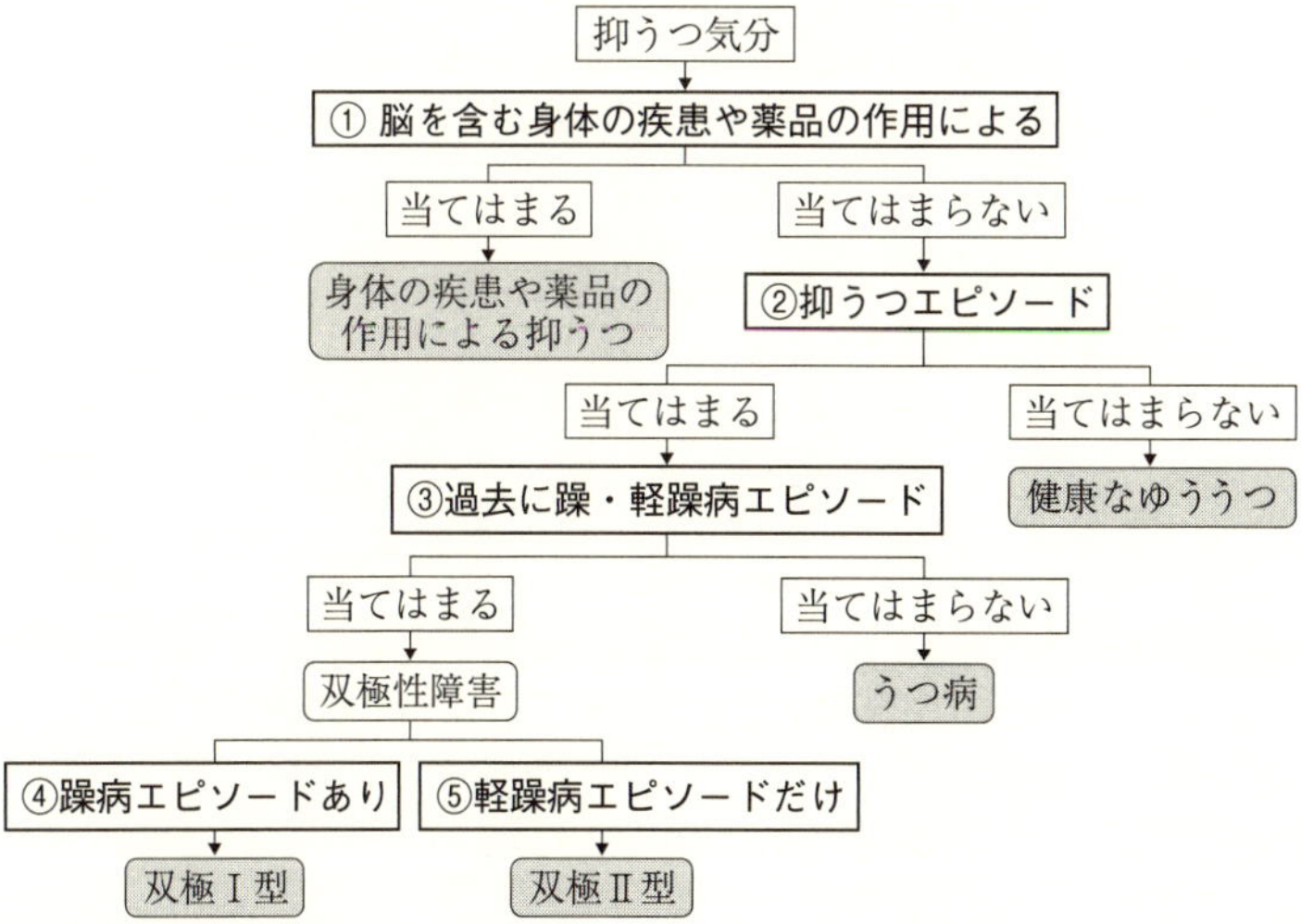

DSM-5による

脳画像検査や脳波で、甲状腺ホルモンの問題などを血液検査で、検討します。これら身体疾患は、直接気分に影響を及ぼさない場合でも、双極性障がいに合併している可能性を確認しておくことが治療方針を立てるうえで、とても重要です。また、現在服用されている薬品のなかで、抑うつを引き起こす可能性のある副腎皮質ホルモンやインターフェロンなどによる影響を検討します。薬品のなかには、双極性障がいの治療薬との相互作用で注意が必要な薬品もあるので、その点についても検討します。②現在の抑うつ状態が、抑うつエピソードに当てはまるか否かを確認します。③抑うつエピソードに当てはまる場合、過去に躁・軽躁病エピソードがあったか否かを確認します。④もし過去に躁病エピソードがあれば双極Ⅰ型と診断します。⑤過去に躁病エピソードはなく、軽躁病エピソードがあれば双極Ⅱ型と診断します。

図3　現在「高揚気分」が主である場合の診断手順

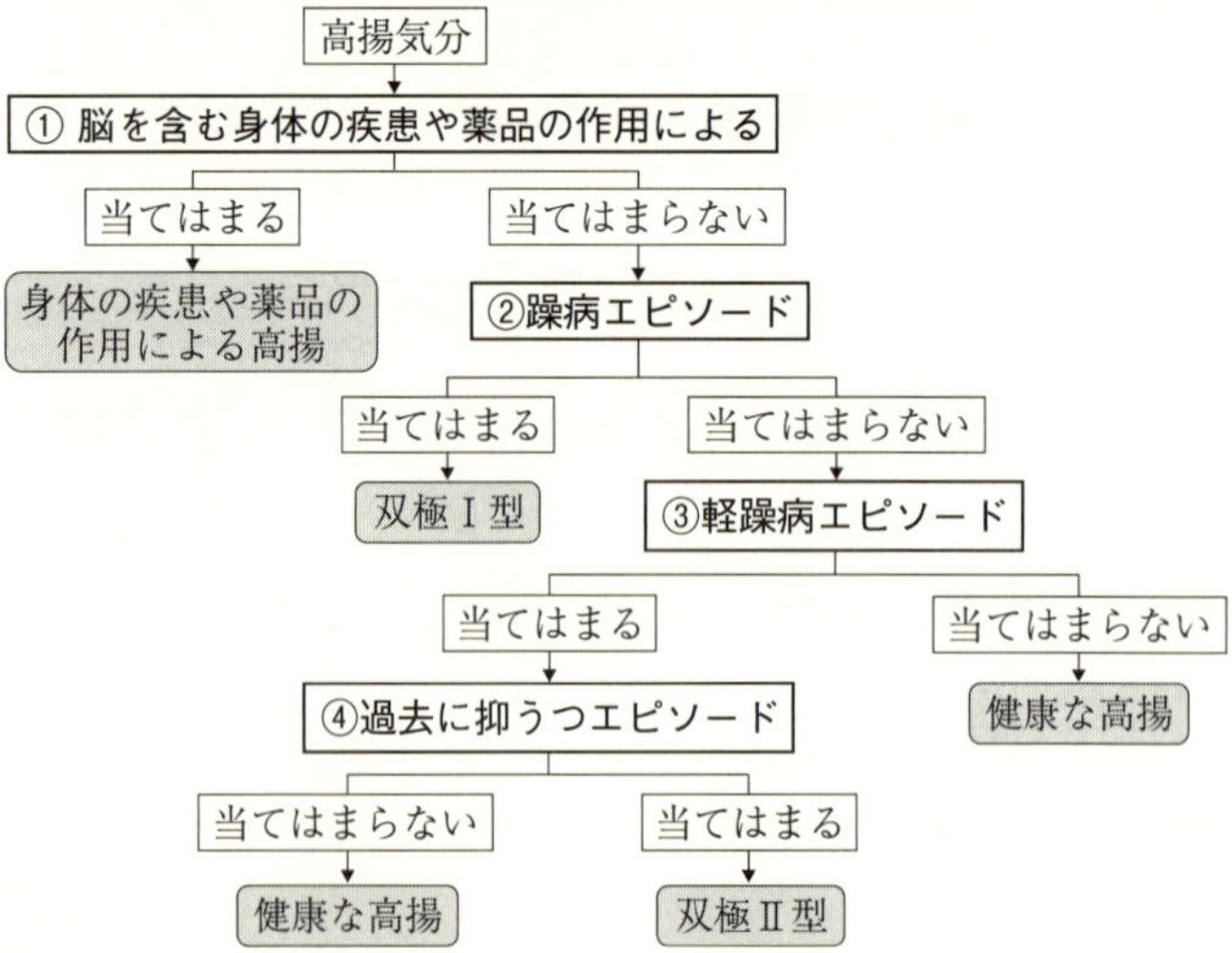

DSM-5による

主たる症状として高揚感を示す患者さんの診断を検討する手順は以下のとおりです（図3）。

①抑うつ気分の場合と同様、脳を含む身体疾患や薬品で生じる高揚感の可能性を確認します。②現在の高揚感が、躁病エピソードに当てはまるか否かを確認し、当てはまれば双極Ⅰ型と診断を下します（過去に抑うつエピソードがあったか否かを問いません）。③躁病エピソードには当てはまらない場合、軽躁病エピソードに合致するか否かを検討します。④軽躁病エピソードに当てはまる場合、過去にうつ病エピソードがあったか否かを確認します。もし過去にうつ病エピソードがあれば双極Ⅱ型と診断します（双極Ⅰ型と異なる点です）。

双極性障がいの診断手順で特徴的なのは、現在抑うつエピソードを満たしていれば、過去の躁・軽躁病エピソードを、現在軽躁病エピソードを満たしていれば、過去のうつ病エピソードを、確認する必要があるという点です。今ではなく過去の状態ですから、症状を正確に思いだしてもらうのは困難を伴います。とくに、躁・軽躁病エピソードに関しては、ご本人は「好調な時期」と思っておられることも多いので、「症状」としてお話しになることが少なくなります。

「身体疾患が双極性障がいに合併しているか否かを確認しておくことが治療方針を立てるうえで重要」と申し上げました。双極性障がいで合併しやすい身体疾患として、糖尿病があります。双極性障がいのうつ状態では、過食と過眠を伴うことがあり、その結果、肥満が起こり、糖尿病を起こしやすくします。また、肥満は睡眠時無呼吸症候群のきっかけになることもあり、これも双極性障がいで合併する可能性が高いことがわかっています。睡眠時無呼吸症候群があると、不眠や昼間の眠気に加えて、心臓病や脳卒中につながる場合があります。睡眠時無呼吸症候群の症状である「いびきの有無」をご家族に尋ねて、いびきがあれば主治医に伝えてください。

また、双極性障がい以外の他の精神障がいが合併している可能性についても検討することが重要です。双極性障がいに合併することが多い精神障がいとしては、パニック症などの不安症とアルコールなどの薬物使用の問題があります。不安症が合併していると、「とても耐えがたい不安」を生じる可能性があり、その結果、自分を傷つける危険な行為に及ぶ可能性があるので注意を要します。また飲酒は双極性障がいの再発のきっかけになりやすく、飲酒への対応は治療上重要です。

これまでに、抑うつエピソード、躁・軽躁病エピソードという言葉が出てきましたが、その説明を次にしたいと思います。

双極性障がいの診断基準

元来、精神科の診断は、基準を明確に示していなかった結果、医師の間で診断が一致しないこともありました。診断の一致を確保するため、一九八〇年、アメリカ精神医学会は、症状と経過にもとづいた「操作的診断基準」であるＤＳＭを発表し、現在第五版であるＤＳＭ－５（二〇一三年発表）となっています。診断する基準を明確にした操作的診断基準は、精神障がいを診断する際、どの症状に着目し、その症状がいくつあればその精神障がいと診断するかを示しています。

抑うつエピソード

抑うつエピソードの診断基準は、着目する九個の症状を決めています（表1）。二つの基本症状のうち一つは存在するうえで、他の症状と合わせて五個以上に達することが必要です。さらに、症状の持続期間に関して、二週間以上にわたって、ほぼ毎日続くこと（「消えてなくなりたい（希死念慮）」に限っては毎日でなくてもよい）が必要です。加えて、これらの症状によって、その人が本来もっていた会社、学校、家庭での機能が果たせない状態になっている場合に、抑うつエピソードと判断します。

九個のうち、食欲に関しては低下する場合もあれば、食べ過ぎになってしまう場合もあり得ます。また、睡眠に関しても不眠と過眠の両方がありえます。双極性障がいの抑うつエピソードでは、過食、過

表1　抑うつエピソード（うつ状態）

(1) 気分が落ち込む	基本症状
(2) 興味がない・楽しくない	基本症状
(3) おいしくない・食べ過ぎ	
(4) 眠れない・眠くて仕方ない	
(5) 自分は役に立たない・申し訳ない	
(6) この世から消えてしまいたい	
(7) へとへと・何をする気も起きない	
(8) 考えが進まない・決断できない	
(9) そわそわ落ち着かない・動きが乏しい	
(1) (2) のどちらか一つを含む５個以上の症状が、毎日、２週間以上続く	

眠が生じることが比較的多いのが特徴です。また、表1の(1)〜(8)の症状は患者さんの言葉で有無を判断しますが、最後の「そわそわ落ち着かない」あるいは「動きが乏しい」という項目は、医師が患者さんの姿を見て判断する項目です。

躁病エピソードと軽躁病エピソード

躁病エピソードの診断基準は、着目する八個の症状を決めており（表2）、基本症状と合わせて四個以上に達することが必要です。ただし、基本症状のうち気分の高揚感が乏しく、怒りっぽさだけの場合もあり、その時は五個以上に達する必要があります。また、症状の持続期間は、ほぼ毎日一週間以上続くことが必要です。なお、入院が必要な場合は、一週間未満でも基準をクリアします。加えて、これらの症状によって、その人が本来もっていた機能が果たせない状態になっている場合に、躁病エピソードと判断します。

軽躁病エピソードの診断基準は、症状項目に関しては躁病エピソードと同一ですが、期間が四日以内でよく、機能の低下を来すほどではなく、入院も要しない程度、と規定されています。すなわち、躁病エピソード

表2　躁病エピソード（躁状態）

(1)	高揚した気分と活動性の上昇－基本症状 ＊「高揚気分」ではなく「怒りっぽさ」の場合もある
(2)	自信にあふれる
(3)	短い睡眠時間でも元気
(4)	話し始めると止まらない
(5)	次々とアイデアが思い浮かぶ
(6)	注意散漫
(7)	あれこれもやり始める
(8)	無駄遣い・無分別な行動
(1)	を含む4個以上の症状が（「怒りっぽさ」の場合は5個以上）、毎日1週間以上続く

と同様の症状があるが、程度が軽く、その人が元来もっている社会的な能力が残されている状態にとどまっている、ということになります。

双極性障がいの診断に関する問題

双極性障がいの患者さんのなかには、うつ病と診断されている方がおられます。双極性障がいのうち半数以上はうつ状態から始まるとされていますが、双極性障がいのうつ状態とうつ病との区別ができない現在、うつ状態で始まった段階では、「うつ病」と診断されるのも仕方がないところがあります。また、うつ状態のときは患者さん本人も苦しいので、「なんとかしてほしい」といって受診されるのですが、躁状態のときは「仕事がバリバリできてちょうどよい」などと考えて受診しません。現在、うつ状態である患者さんを双極性障がいと診断するためには、かつて躁状態の時期があったことを確認する必要がありますが、過去の躁状態のことを医師から尋ねられても、「あのときこそが本来の調子だった」などと答えてしまう方も多いようです。「何度も繰り返すうつ病で、コントロールがなかなかうまくいかない」場合、双極性障がいの可能性が考えられますので、ご自身の経過、とくにうつ状態になる前の状態を、周囲の方と振り返ってみましょう。

たとえば、うつ状態になる前に、がんばりすぎていた次のような時期がなかったでしょうか？

・睡眠時間が短くてもがんばれた
・よいアイデアが次々浮かぶ
・仕事がバリバリできる
・自信をもって、話すことができる
・でも、なんだかイライラして腹が立つことがある

もし、思いあたるようであれば、主治医に相談してみることをお勧めします。どんな病気の場合でも、「診断がはっきりする」ことが、治療の第一歩です。

混合病像

これまで、双極性障がいの診断をするために必要な症状について説明してきましたが、診断がついたうえで、治療方針を決めるために重要な混合病像について次に説明を致します。

双極性障がいの特徴は、うつ状態と躁・軽躁状態を繰り返すことにありますが、躁状態からうつ状態へ、あるいはうつ状態から躁状態へ変わるときに、「躁うつ混合病」と呼ばれる状態が出現することがあります（表3）。一般に、躁状態では、気分は高揚し、考えは次々に起こり、行動は活発です。一方、うつ状態では、気分は沈み、思考は停滞し、行動も不活発です。ところが、躁状態とうつ状態の移行期

表3　躁うつ混合病像

(1) 嫌な考えばかり浮かび、あれこれジタバタしているが、死にたくなってしまうほど憂うつ

状態	気分	思考	行動
躁	↑	↑	↑
うつ	↓	↓	↓

(2) 落ち込みが強く、考えも浮かんでこないが、身の置き所がなくジッとしておれない

状態	気分	思考	行動
躁	↑	↑	↑
うつ	↓	↓	↓

においては、気分、思考、行動の三要素が同じ方向を示さない場合があります。

たとえば、興奮して行動は活発で、嫌な考えばかり浮かびしゃべり続けているが、気分は死にたくなってしまうほどゆううつな場合。気分は落ち込み、不安が強く、何も考えることができないのに、身の置き所がなくじっとしていられない場合。このように、躁とうつの症状が混ざって出てくる状態です。このような状態は、自らを傷つける行動をとる危険性も高く、医師を受診して「どうやって身を守るべきか」ということも含め治療方針について、考える必要があります。

おわりに——症状による診断を超えて

双極性障がいの診断をつけるうえで、重要な症状について説明してまいりましたが、もっぱら症状により診断や評価をしているからにほかなりません。「ご本人に何が症状か自覚していただく」ことなしに、「自分が病気で治療を受ける必要がある」と思えないかもしれません。

一方、精神科以外の診療科では、主治医が、患者さんの状態について

ご本人やご家族に説明する際、検査データや画像を示すのが一般的です。さらに、双極性障がいとうつ病では治療方針が異なりますが、現在のところ、双極性障がいの抑うつ状態なのか、うつ病なのかを、見極める方法は開発されていません。「セカンドオピニオン外来」で、「双極性障がいの診断に関する相談」が多いのも致し方ないことかもしれません。

今後、双極性障がい等の精神障がいも、症状だけではなく、病気のメカニズムによって診断分類され、その結果、病気のメカニズムにもとづいた診断・評価検査法、根本的治療法、予防法の開発が現実のものとなり、「精神疾患の克服」につながることが期待されています。そのためには、研究が必要で、患者さんやご家族をはじめ、多くの方々のご理解と協力が必要と考える次第です。

文献

(1) 髙橋三郎・大野裕監訳『DSM-5精神疾患の診断・統計マニュアル』医学書院、二〇一四年
(2) 秋山剛・尾崎紀夫監訳『双極性障害の心理教育マニュアル――患者に何を、どう伝えるか』医学書院、二〇一二年
(3) 尾崎紀夫「第12章 気分障害」野村総一郎・樋口輝彦・尾崎紀夫・朝田隆編『標準精神医学第5版 気分障害』医学書院、二〇一二年、三〇三-三三二頁

双極性障害の人の心の持ち方

●認知行動療法の立場から●

大野　裕

はじめに

双極性障害は、躁状態のときには自信満々になっていきすぎた行動をとり、逆にうつ状態では自信をなくし将来に絶望的になって引きこもってしまうという、極端な気持ちや行動が特徴のひとつです。いずれの場合も、気持ちや行動が極端になり、しかもその気持ちや行動を自分で意識できていないために、状況がますます悪化していくことになります。そこで、私が専門にする認知行動療法では、そうした極端な気持ちや行動に気づき意識することで、気持ちや行動をコントロールできるようになることを目指します。

たとえば躁状態のときには、現実に目を向ける力が極端に弱くなって、人間関係のトラブルや金銭トラブルが起きてきます。そうしたときには、他の人の注意が耳に入りません。ですから、薬を飲んだり入院をしたりして気持ちを落ち着ける必要があります。問題が大きくなりすぎないように環境を整えながら、気持ちが安定するように治療をしていくのです。しかし、そのように極端な状態になる前にできることもあります。たとえてみれば、台風が来る前に準備をするのと同じです。

台風が近づいてくる可能性があるときには、天気予報で進路を確認しながら、家の不具合を調べて修理したりします。風で飛んでいきそうな危険なものをしまい込んだり、洪水や土砂崩れが起きそうなときには、公民館に非難したりするかもしれません。進路予想をして、危なくなりそうなときには手立てを考えて、被害を最小限に抑えるのと同じことが、躁状態に対しても当てはまります。躁状態になる前に、心の変調に気づいて早めに手立てを考えることが役に立ちます。そこで次に、具体的な心の持ち方を紹介します。

基本的な対処法

少し気分が滅入ってきたと感じたり、今まで楽しめていたことが楽しめなくなったりして、うつ状態に入りそうだと感じたときには、少し体を休めるようにします。

そのうえで、心の負担になるようなことが起きていないかどうか、少し生活を振り返って考えてみます。もし何かストレスに感じることが起きていることに気づいたら、それを解決するようにしてくださ い。それも、焦って一気にすべてを解決しようとするのではなく、ひとつ、ひとつ丁寧に解決していくようにしてください。

そのときに、自分の中に閉じこもらないようにすることも大事です。うつ状態になると、どうしても自分の中に閉じこもりがちになってきて、それがストレスになってますます気持ちが落ち込んでくることもあります。もしそのようなことが起きていると感じたときには、可能な範囲で、信頼できる人と一緒に時間を過ごしたり、電話で話をしたりすることを考えてみてください。

このようなときには、テレビや本などで悲しい話を見たり読んだりするとつらい気持ちになりやすいので、避けたほうがいいでしょう。また、躁状態のときにもそうですが、腹立たしい気持ちをうまくコントロールできなくなることがあります。それだけ切羽詰まった気持ちになっているからなのですが、腹立たしさをあまり直接的に表現してしまうと、人間関係がぎくしゃくしてかえってつらくなります。だからといって、不満を心の中にためすぎるのも精神的によくないので、少し時間をおいて、穏やかにその気持ちを伝えるように工夫してください。

うつとは逆に、気持ちがうきうきしてきたり、いつも以上に活動的になってきたりしていて、躁状態になりそうだと感じたときにも、まずは疲れをためないようにゆっくりした生活を送るように意識してください。

こうしたときには、つい楽しいことばかりを次々としてしまいがちになります。そうすると、精神的な刺激を受けて、さらに元気になってしまうことになります。その結果、躁状態が強くなることになりますし、疲れてしまってうつ状態になることもあります。

そうしたときには、自分が自分に「ひとやすみ」とか「ストップ」と声をかけ、意識的にペースダウンをして、ゆっくりした生活を送るようにします。そして、してみたいと考えていることのリストを作り、優先順位をつけて並べ替え、これも意識的にひとつずつ課題に取り組んでいくようにしてください。

またこうしたときには、「寝なくても大丈夫」と考えて張り切りすぎて、睡眠不足になりがちですので注意してください。就寝時間や起床時間など、睡眠時間を日常的に記録しておくと、変化に気づきやすくなります。薬が処方されているときには、医師の指示どおりにきちんと飲み続けるということも大事です。

次に、天気予報に当たる具体的な方法について紹介します。それは、これまでの人生を振り返って変化が起きる予兆を知る「ライフチャート法」、うつや躁の症状を細かく書き出しておいて今起きている変化に当てはめてみる「症状サマリーワークシート法」、毎日の自分の気分の変化をグラフにして書き出していく「ムードグラフ法」などです。どれも気づきを助ける方法です。

具体的な対処法

人生（ライフ）チャート法

人生（ライフ）チャート法は、これまでの人生を振り返って変化が起きる予兆を見つけるための方法です。正確な天気予報のためには、それまでの気候や天気の変化を詳しく調べる必要があります。そうした情報が詳しければ、それだけ予測が立てやすくなります。

病気の予想も同じように、それまでのことがわかっていればそれだけ変化を予想しやすくなります。最初に症状が出てから病気がどのような経過をたどってきたか、症状が出てきたり変化したりするきっかけがあったかどうか、あったとすればそれはどのようなものか、どの時点で助けを求めるとよいか、そのときどのような対応（相談をする、薬を飲む、など）が役に立ったか、などを丁寧に振り返っていきます。

これは一人でやってもよいのですが、一人だとどうしても思い出せる内容が限られてきます。うつや躁の状態のときの記憶は曖昧になっていることがよくあります。自分では問題がないと思っていても、他の人からはいつもとは違うと見えていた時期があるかもしれません。どのような方法が役に立ったか、自分では忘れてしまっていることもあります。ですから、可能であれば家族や友だちなど、信頼できる人に手伝ってもらうとよいでしょう。それに、関係している人たちがこれまでの経過をわかっていれば、よいタイミングでよいアドバイスをしてもらえる可能性が高くなります。

症状サマリーワークシート法

症状サマリーワークシート法は、今起きている変化に気づきやすくするために、うつや躁の症状を細かく書き出しておく方法です。双極性障害は、基本的に気分の波が繰り返す精神疾患です。それはとてもつらいものですし、いろいろな問題も起きてきます。

その変化に早く気づけると、生活のリズムが乱れないように気をつけたり、ストレスが軽くなるようにしたり、主治医に相談をしたりするなど、早めに対応して病状がひどく悪化するのを防ぐ工夫をする可能性が高くなります。

ただ、病状の変化は、最初は少しずつ起きてくるので、自分で気づくのは難しい面があります。また、まわりの人も、一緒にずっと時間を過ごしているわけではないこともあって、忙しい日々の生活の中で早く気づくのは難しいものです。

そうしたときに、少しでも早く病状の変化に気づく手がかりとして使えるように、うつと躁のときの症状と、問題がないときの状態を書き出します。それが「症状サマリーワークシート」で、それを患者さん自身が持っているのはもちろんのことですが、ご家族や友だち、主治医などにも渡しておくようにします。そして、周囲の人たちには、少しでも症状に気づいたら警告を出してもらうように頼んでおくのです。

「症状サマリーワークシート」をつくるときには、まず自分で症状を書き出してみます。「うつや躁状態のときに生活がどのように変わるだろうか」「自分、他人、将来に対する考えがどのようになっているだろうか」と自分に問いかけながら書き出していきます。

しかし、自分で気づきにくい症状もあります。思いがけない症状を他の人から教えてもらえることもあります。ですから、親しい人に、躁状態のときやうつ状態のときにどのような変化が出てくるかを聞いてみてください。また、他の人からこれまで言われたことなども思い出してつくっていってください。

気分（ムード）グラフ法

気分（ムード）グラフ法は、毎日の自分の気分（ムード）の変化をグラフにして書き出していく方法です。これは、そのときどきの気分を点数化していってグラフに書き込んでいくことで、気分の変動をチェックする方法で、うつ状態や躁状態の兆しと考えられる軽い症状が現れたときに早めに気づくために使えます。

気分がまったく安定している状態を0、一番強い躁状態を+5、一番強いうつ状態を−5として、+5から−5の間で、そのときどきの気分を点数で書き込んでいきます。

目安としては、浮き沈みがあっても問題がないと考えられる状態が、+1または−1です。+2と−2は、躁状態またはうつ状態に進むかもしれない要注意の状態で、そうなったときのための準備を始める段階です。天気予報であれば、警戒警報が出た段階といえるでしょう。

もう一段階進んだ+3と−3は、できるだけ早く医療機関を受診して手当てをする必要がある躁またはうつの状態です。そして、それ以上に強い躁またはうつの状態を+4と+5、または−4と−5にします。点数は一日の評価でもよいでしょうし、時間ごとにつけてみてもよいでしょう。

どういう使い方をするかは、それぞれの人にあった形を考えていただくとよいのですが、書き込みをするときに、何に注目をするかを決めておくとやりやすいでしょう。それには、全体的な印象を書き込んだり、具体的なポイントに絞ったりすること、などが考えられます。

気分（ムード）グラフ法は、うつ状態や躁状態の兆しと考えられる軽い症状が現れたときに早めに気づくために使うことを、主な目的とした方法です。こうした変化のグラフは、うつや躁などの気分の変化はもちろんですが、それ以外にも、自分への評価や毎日の活動量、アルコール量など、いろいろな状態を自分でチェックするのに使うことができます。

おわりに

ここまで、躁状態やうつ状態にどう対応すればいいかを書いてきました。それは、早めに気づく体制を整えることです。自分の変化に早めに気づいて対応できれば、再発予防につながりますし、患者さん自身もまわりの人もつらい思いをすることが減ってきます。

最後に、私が監修している認知行動療法活用サイト「うつ・不安ネット――こころのスキルアップ」(http://cbtjp. net/) はうつ状態や躁状態、認知行動療法に関する情報が多く載っていますので、参考にしてください。

双極性障がいの対人関係

●対人関係・社会リズム療法とは●

水島広子

はじめに

双極性障がいにおける対人関係は、じつはかなりやっかいなものです。自分が意図しているわけでなくても、症状が対人関係に大きな影響を与えてしまい、それがトラブルにつながったり、対人関係の質を低下させてしまったりするからです。躁状態のときには、周りの人は「困った」「行動を止めなければ」「どうしてあんなひどいことができるのだろう」などと感じますが、本人に受け入れてもらえることは、医療者の手を借りないと（双極I型障害の場合はとくに入院治療をしないと）なかなか難しいものです。

逆に、うつ状態の時には、周りの家族などは「ああ、静かになってくれてよかった」とほっとしたりするものですが、本人にとって、双極性のうつ状態にあるときほど苦しいことはないと言っても過言ではありません。さびついてしまった頭、重くて動かせない身体、自分ができるはずのことがまったくできない、薬も十分に効かず、いったいいつになったらよくなるのかという見通しが立たない……こんな状況は本当に苦しいのです。とくに、その前に爽快な躁状態（軽躁状態）を体験していることが多いので、その落差は大きく感じられます。躁状態（軽躁状態）こそ、本来の自分だと思うからです。

うつ状態は、単に落ち込んでいるだけでなく、イライラする人も多いですから、そこで周りと衝突してしまうこともあります。周りから見れば、「やるべきこともやらず、ただ機嫌が悪い」と見えてしまうからです。

逆に、対人関係が双極性障がいに影響を与えることも多々あります。対人関係のトラブルやストレスから躁状態あるいはうつ状態が再発してしまうこともあります。そんな現実をふまえて開発された治療法がありますので、ご紹介しましょう。

自分でもできることがある！

その治療は、「対人関係・社会リズム療法（ＩＰＳＲＴ）」というものなのですが、他の病気にも使われている、エビデンス・ベイストな（効果について科学的根拠がある）治療法である「対人関係療法（interpersonal psychotherapy：ＩＰＴ）」と、行動療法的なアプローチである社会リズム療法（social rhythm therapy：ＳＲＴ）を融合させた、おもしろい治療法です。

ＩＰＳＲＴそのものにも、とてもよいエビデンス（効果についての科学的根拠）があります。効果的な薬物療法とともに用いることによって、双極Ⅰ型障害の躁状態・うつ状態の再発防止効果[1]があります。また、双極性のうつ状態は本当に難しい時期ですが、ＩＰＳＲＴには、双極Ⅰ型・Ⅱ型障害のうつ病エピソードを治療する効果[2]、双極Ⅰ型・Ⅱ型障害のうつ病エピソード後の心理社会機能を回復する効果[3]があることが示されています。さらに、双極Ⅱ型障害に対しては、うつ病エピソードに対して、薬物療法なしにＩＰＳＲＴだけでも効果がある人がいる（全員ではありません）ということが現在研究されています。

私はＩＰＳＲＴを発明したピッツバーグ大学のエレン・フランク教授から直接ＩＰＳＲＴを教えてもらいましたが、少しでも多くの方に知っていただきたいと、一般向けの日本語の本を書きました[4]。

なぜそう思ったのかと言うと、「自分でもできることがある」と知っていただきたかったからです。双極性障がいの診断を受けると、「一生つきあわなければならない病気」「薬を飲み続けることが重要」などと、人生そのものが病気に振り回されるようなことを言われます。それを受け入れるのがどれほど大変か、多くの患者さんで見てきましたし、十分理解できます。

とくに、双極性障がいの人は、自由や尊厳を重んじる人が多いように思います。そんな人たちが、「あなたはこれから一生病気に振り回される。自由が制限される」と言われて簡単に受け入れるわけはないと思うのです。

これからご紹介するＩＰＳＲＴは、ちょっと見ると「さらなる制限」のように感じられるかもしれません。しかし、薬の力だけではなく、「自分でもできることがある」と知っていることは、人を力づけるものです。自分がどのように病気に取り組むかによって、結果として得られる自由（病気に振り回されない時間）が増える、というのは、希望につながる考えだと思います。

「限界を認めてしまえば、可能性がさらに広がる」とでもいうべきでしょうか。

そんな力を、双極性障がいの皆さんにもっていただき、「自分は大丈夫だ」と思っていただきたいのです。

社会リズム療法

では、まず、IPSRTのうち、「社会リズム療法（SRT）」について説明しましょう。これは、IPSRTのなかでも、取り組みやすいけれどもちょっと不自由を感じる部分です。でも、双極性障がいの治療は、全体に、「ちょっとした不自由を受け入れることで、より大きな自由を得る」という性質だと思いますので、それに合っているでしょう。

社会リズム療法では、「SRM（社会リズムメトリック）」という表を使って、自分の生活を規則正しいものにしていきます。どういうふうに規則正しくするかと言うと、何かをする時間を、毎日だいたい同じ時間にしていく、ということです。「健康な一日を」と言って早起きを勧めるものではありません。毎日昼まで寝ている人は、毎日昼まで寝ているようにする、というものなのです。ある日「がんばって早起きを」などと思わないほうがよいのです。

これはどういう理屈かと言うと、人間の身体の中には「体内時計」があって、その時計に従ってホルモンや神経などの心身が動いています。しかし、この「体内時計」、じつは二四時間周期になっていないのです。何の刺激も与えないと、二四時間よりも長い「一日」になってしまう人が多いと知られています。

それでも私たちは二四時間周期の地球で暮らしていますので、毎日時計をリセットする必要があります。朝起きて明るい光を浴びると「一日の始まり」として、体内時計がリセットされます。また、床につくと「一日の終わり」としてリセットされます。ほかにも、人と初めて接触する時間、仕事（ボランティアや家事も含めて）を始める時間、夕食の時間などは、体内時計にサインを送る、かなり大きなポイントとなります。

このリズムが狂うと、体調を崩す人は多いのですが、双極性障がいの人の場合、「再発」ということになりやすいことが知られています。ですから、毎日、できるだけ同じ時間に起き、できるだけ同じ時間から人と接触し、できるだけ同じ時間から社会的活動を始め……という具合に、できるだけ同じ時間に何かをするのがよいのです。

刺激にも注意しよう

もう一つ、重要なのが、「人から受ける刺激」です。同じ時間の食事でも、刺激的なパーティと、自宅で一人で静かに食べる食事とでは、刺激が違うでしょう。コンサートやクラブなども刺激的だと思います。刺激を受けすぎると、躁状態になりやすくなります。逆に、一人で引きこもってばかりいると、うつ状態になりやすいことが知られています。

ですから、時間的なことだけではなく、「どれほど刺激的か」ということにも注目して、極端な方向にぶれないようにする必要があります。

多くの人が、それを聞くと「つまらない人生」と感じるようです。でも、本当にそうでしょうか。躁状態やうつ状態を再発させてしまうと、自分のコントロールのきかない、「つまらない人生」の時間が長くなってしまうと思います。しかし、毎日同じ時間に適度な刺激を受けていく、という人生は、自分の性格には合わないように感じるかも知れないけれども、最も自分を大切にする方法だと思います。

これは双極性障がいの人だけではなく、誰にでもいえることです。時代はだんだんと「周りに合わせて無理をする」というところから、「自分を大切にする」方向へと移ってきています。自分の心身の声とよく向き合い、自分に合った暮らしをすることこそが恵みなのだと思います。人間はそうそう無理のきかない存在なのに、今までがんばりすぎたために、いろいろな悲鳴があちこちから上がっているのだと思います。そういう意味では、無理のきかない双極性障がいの人は、時代をリードする存在になりうるかもしれません。

先ほどお話しした時間の話と、ここでお話しした刺激の話を合わせて、「社会リズム」と呼びます。単なる時間的なリズムだけでなく、「人から受ける刺激」も一緒に見ているところが特徴です。

対人関係療法

ストレスをもたらす対人関係や、生活上の大きな変化も、躁状態やうつ状態の再発のきっかけになります。また、躁状態やうつ状態の症状は、身近な対人関係に大きな影響を与えます。この関連性に目をつけて治療を進めるのが、対人関係療法（ＩＰＴ）です。一言で言えば、対人関係のストレスを解決し、対人関係からサポートをもらえるようにしていく治療法です。

対人関係療法では、すべての対人ストレスを、「役割期待のずれ」として見ます。自分が相手に期待することを相手がやってくれない、自分がやってほしくないことをされてしまう、というときにストレスを感じますし、自分がやりたくないこと・できないことを相手から期待されるのもストレスです。このような「ずれ」に注目して、いろいろな手法を使って解決を目指していきます。

また、「ずれ」を作るのは、コミュニケーション方法に問題がある、という場合もあります。コミュニケーションに注目して行うのが「コミュニケーション分析」という技法です。コミュニケーション分析は、より効率的なコミュニケーションができるように援助することを目的として、コミュニケーション方法を検討していくものです。

よく見られるコミュニケーションの問題としては、曖昧で間接的な非言語的コミュニケーション（ため息をつく、にらみつける、など）、不必要に間接的な言語的コミュニケーション（いやみを言う、婉曲な物言いをする、など）、自分がコミュニケーションしたという間違った憶測（自分の言いたいことをはっきりとさせなくても他人は自分の必要としているものや自分の気持ちがわかっていると憶測する）、自分が理解したという間違った憶測（相手のメッセージが不明確な場合にそれを確認しない）、沈黙（コミュニケーションの打ち切り）などがあります。

コミュニケーション分析を行うときには、患者さんの記憶が許すかぎり徹底的に行うことが必要で、患者さんが抵抗したり退屈したりしても、特定の会話を最後まで追っていきます。「十分に話し合った」と言っていても、実際に具体的な会話を尋ねるときちんと話し合えていないことも多いものです。実際にどういうやりとりがあったのか、それは本当に患者さんが伝えたかったことなのか、相手がそう言ったときどう感じたか、相手はなぜそんなことを言ったと思うか、など、コミュニケーションの実際を詳細に聞いていきます。そのうえで、コミュニケーションの他の選択肢を患者さんとともに探り、どういう形であれば患者さんにとって実行可能かを一緒に検討し、新たなパターンを患者さんに実際に試みていってもらいます。

私の患者さんの中には、これを自分で紙に書いてみている人もいます。実際に行われた会話、本当は自分が言いたかったこと、相手から言われて感じたこと、を色分けしてきれいに書いてくれます。それを見ると、関係者皆が「なるほど」と思うことが多いです。つまり、正直になろうと決めれば、自分である程度治療の代わりができるということですね。

医学モデル

ＩＰＴおよびＩＰＳＲＴは、「医学モデル」をとるという点でも特別な治療法です。それは、「患者さんは治療可能な病気にかかっている」という見方をする、ということです。もちろん双極性障がいの場合の「治療可能」は、「躁状態やうつ状態の再発の防止、もしも再発したときはできるだけ速やかに抜け出す」ということになり、完全に双極性障がいから自由になるということではないのですが、それでも、人生のいろいろな可能性を考えるうえでは重要なことです。

先ほど、対人関係の「ずれ」についてお話ししましたが、対人関係の問題を解決していくうえで重要なのは、「患者さんは病気だ」ということをはっきりさせることです。何が人格によるもので、何が症状によるものなのかを混同してしまうと、症状に苦しんでいるのに人格攻撃を受ける、などということになってしまいます（これが非常に多いのです）。

しかし、双極性障がいの人にとって、病を受け入れるのはとても難しいことです。人生のいろいろな可能性と楽しみが失われて感じるのは当然です。先ほどお話しした「社会リズム」を安定化させたくない、という思いも、「縛られたくない」という気持ちが強い人ほど、強く感じられるでしょう。

そんなふうに感じるのは当然だ、という理解のもと、だんだんと現実に向き合い、病気として扱った方がどれほど得で人生に本質的な自由をもたらすか、ということを受け入れていくプロセスも、対人関係療法の中で行うことができます。

Ａ子さんの例（対人関係療法の部分）

二〇代のＡ子さんは、自分がうつのときに「気合いが足りない」「怠けるな」「将来どうするつもりだ」と責めてばかりの父親との折り合いが悪いことがストレスでした。父親に反発を感じるものの、重い身体は動かず、やりたいことができない自分にも腹が立ち、イライラして過ごすことが多かったのです。それを見て、父親だけでなく、多少理解のある母親も、「元気がないのは仕方がないとしても、イライラするのだけはやめてちょうだい」「家族に嫌な雰囲気をもってこないで」「うつなら病院で治してもらいなさい」といっていました。

Ａ子さんは病院に行かないわけではないのですが、それはうつがひどくなったときだけでした。あまりのつらさに通院はするのですが、身体が重すぎて通院できない日もありました。母親は、「病院に行かないと治らないでしょう」と言うばかりで、Ａ子さんは沈黙するか、「うるさい」と言うのがやっとでした。そんな態度のＡ子さんに、母親も不満を感じ、「こんな態度では社会でやっていけないのではないか」と不安に思っていました。

うつがよくなってくると軽躁状態に入ることが多かったのですが、そうなるとＡ子さんは通院も服薬もやめてしまいました。「もうよくなったのだから必要ない」と自分で判断していましたし、両親とも、常日頃から「薬はできるだけ飲まないほうがいい」ということをA子さんに伝えてきていたからです。薬を飲まずにすむ自分もうれしかったですし、頭がよく回転する感じの爽快な軽躁状態も気持ちのよいものでした。

そしてまた次のうつ状態に、というのがA子さんの基本的な経過でした。

A子さんの治療においては、もちろん病気についての正しい知識をもってもらうところから始まりました。その席には母親も同席してもらいました。A子さんが双極性障害という病気であること、A子さんが大好きな軽躁状態も含めて全部が病気の経過であること、うつを防いでいくためには軽躁状態も諦める必要があること、などを受け入れてもらうのには少々時間がかかりました。しかし、うつのつらさと将来への不安から、ようやく「病気に取り組もう」という気持ちになってくれました。この病気に取り組まないと、常にうつに振り回される人生になってしまう、という説得が、だんだんと心に入っていったのです。

そのうえで、うつのときにどういうことを言われると辛いか、という話になりました。やはり、症状に関することを「なんとかしろ」といわれるのが一番イライラする、ということになりました。イライラするのもうつの症状であり、「家族に嫌な雰囲気を持ってこないで」と言われても自分にはどうすることもできず、迷惑をかけている自分にもイライラする、というA子さんの気持ちが語られると、母親は今までの態度を反省してくれました。

父親に対しては、母親から説明をしてもらったのですが、「そんな話はわからん」と聞く耳を持ってくれないようでした。治療で話し合った結果、父親に対しては、細やかな気づかいを期待するのはあきらめて、「現在きちんとした治療を受けているので、具合が悪そうなときにも見て見ぬふりをしてください」ということだけ頼むことになりました。この結論に達するまでには、父親が口うるさくいうのは、要はA子さんのことを心配しているからであり、安心させてあげれば「見て見ぬふりをする」ということができるようになるのではないか、ということが深く話し合われました。父親はA子さんの病気以外にも、一般的に、心配すると責める、というパターンがあることも明らかにされました。

A子さんは、今までの母親の態度は病気をよく理解していなかったからであり、父親が自分を責めてきたのは「心配」の一つの表現型だった、ということを知るなかで、両親に対して前よりも寛容な気持ちになってきました。たまに母親が「つい」言ってしまうことがあっても、「だからそれが症状だって、先生も言っていたでしょう」と言い返すことができるようになり、母親もその場で「そうだったわね」と認められるようになると、家の中の雰囲気もぐっとよくなりました。不完全ではあっても両親がそれぞれ努力している姿を見て、A子さんも「病気に取り組む」ことの意義を感じられるようになり、「軽躁状態を諦める」という自らのテーマにも前向きに取り組める気持ちになりました。

おわりに

まだまだ日本の臨床では、きちんとしたＩＰＳＲＴをどこでも受けられる状態ではありませんが、参考になる本[4]も出版していますし、本稿から「何がいいたいのか」を汲み取っていただけるとうれしいです。

社会リズムと対人関係には密な関連があり、また、双極性障がいという病気は一般に対人関係に明らかな影響を与えるものです。SRMを用いて社会リズムの安定を図るとともに、IPTによって、対人関係問題に取り組み、社会的役割の変化への適応をスムーズにするという治療的要素は、双極性障がいの患者に対して極めて現実的で価値があるものであると言えます。また、双極性障がいに多く見られる病の否認も「健康な自己の喪失」という第五の問題領域として扱われます。一般にIPTの特徴は「四つの問題領域」であり、第五の問題領域を加えるのはきわめて異例なのですが、それほどに、双極性障がいにおいては診断と治療の受け入れが難しく、同時に治療の鍵を握ることが多いという事実を反映しているといえます。

まだまだ保険適応もされておらず、誰もが受けられる治療とはなっていませんが、信頼できる主治医から効果的な気分安定薬をもらっている人は、IPSRTまたはIPTの本を読むことでかなり雰囲気がつかめると思います。

IPTに興味をもたれた方は、マニュアル等[5][6][7][8]を参照していただきたいです。また、一般向けに書かれた本としては、社会リズム療法の部分に重きを置いた本[4]とうつ状態のときの対人関係療法[9]について書いた本を併せて読んでいただくと、全体像がわかると思います。双極性障がいの方が、病気をコントロールし、自分が人生の主役だと感じられるよう、少しでもお役に立つことを祈っております。

なお、IPTの最新情報については、The International Society for Interpersonal Psychotherapy (ISIPT) のウェブサイト（http://www.interpersonalpsychotherapy.org/）で得ることができます（ただし英語）。

文献

（1）Frank E, Kupfer DJ, Thase ME, Mallinger AG, Swartz HA, Fagiolini AM, et al. Two-year outcomes for interpersonal and social rhythm therapy in individuals with bipolar I disorder. Arch Gen Psychiatry. 2005 Sep; 62（9）: 996-1004
（2）Miklowitz DJ, Otto MW, Frank E, Reilly-Harrington NA, Wisniewski SR, Kogan JN, et al. Psychosocial treatments for bipolar depression: a 1-year randomized trial from the Systematic Treatment Enhancement Program. Arch Gen Psychiatry. 2007 Apr; 64（4）: 419-26
（3）Miklowitz DJ, Otto MW, Frank E, Reilly-Harrington NA, Kogan JN, Sachs GS, et al. Intensive psychosocial intervention enhances functioning in patients with bipolar depression: results from a 9-month randomized controlled trial. Am J Psychiatry. 2007 Sep; 164（9）: 1340-7
（4）水島広子『対人関係療法でなおす双極性障害——躁うつ病への対人関係・社会リズム療法』創元社、二〇一〇年
（5）Weissman MM, Markowitz JC, Klerman GL. Comprehensive Guide to Interpersonal Psychotherapy. Basic Books, 2000（水島広子訳『対人関係療法総合ガイド』岩崎学術出版社、二〇〇九年）
（6）Weissman MM, Markowitz JC, Klerman GL. Clinician's Quick Guide to Interpersonal Psychotherapy. Oxford University Press, 2007（水島広子訳『臨床家のための対人関係療法クイックガイド』創元社、二〇〇八年）
（7）水島広子『臨床家のための対人関係療法入門ガイド』創元社、二〇〇九年
（8）水島広子『対人関係療法マスターブック——効果的な治療法の本質』金剛出版、二〇〇九年
（9）水島広子『対人関係療法でなおすうつ病』創元社、二〇〇九年

自殺を防ぐ

●全国講演から見えてきたこと●

坂元　薫

はじめに

待ちにまった日が間もなくきます。二〇一五年一月下旬のことです。その日までに、一県を除いて全都道府県のすべてで四回以上講演をしてきました。そして香川県高松市の精神科医療スタッフを対象とした講演「現代日本の躁うつ病を解剖する」が終了すれば、全国講演四周を達成できることになります。

そうした講演は精神科医を対象としたものだけではなく、一般市民対象、内科医対象、企業勤労者対象をしたものなどさまざまなものでした。これまでの通算講演数も、二〇一四年八月の鹿児島県知覧での講演で一〇〇〇回を超えました。

初めて自殺予防を目的とする市民講演に赴いたのが、郡上八幡の地です。二〇〇七年の年の瀬のことです。東京から便のよい「最寄り駅」ということで岐阜羽島駅まで公用車が出迎えてくれていました。どのくらいの時間が経ったでしょうか。次第に周囲が雪景色へと変わるころにようやく講演会場の町民ホールに到着しました。およそ一〇〇㎞の道のりであったと聞いて感謝するとともに驚いたことが忘れられません。

現地の「いのちの電話」の会長を長年にわたって務めている女性がまず演台に立ちました。母親を自殺で喪った中学生が綴った手紙が切々と読み上げられました。自殺で最も大切な人を喪った人間の哀しみの大きさに胸がつまりました。周囲からはすすり泣きが聞こえてきて、次に演台に立つのがためらわれるほどでした。なんとか演者の責務を果たしてほっとして会場をあとにしようとしたときのことです。ひとりの青年が筆者に近づいてきました。「今日はすばらしい講演をありがとうございました」と礼を述べられ、そして「私の兄も精神科医でした……」と過去形で話されたことに違和感を覚えた瞬間のことです。「でも、兄は自殺で亡くなりました……」という彼の言葉に返す言葉がとっさに思い浮かびませんでした。その後ずっと、彼のことは忘れられないでいます。

その後、今日まで自殺予防を目的とする講演のため日本全国を巡りました。これまでの全国講演で見えてきたものの一端を紹介していきたいと思います。

自殺予防「ゲートキーパー」に学ぶ

年間自殺者がかろうじて三万人を切った日本ですが、もちろんそれで目標達成というわけではありません。さらに自殺者を減らしたいという願いのもと各地で自殺予防を志す「ゲートキーパー」の養成研修が盛んに行われています。そうした研修会での講演も一〇〇回に迫ろうとしています。彼らへの期待を込めて、その活動に精神医療者として学ぶべき点を探ってみたいと思います。

各地に自殺スポットとされる場所が存在します。東尋坊、南紀白浜、青木が原などがよく知られています。東尋坊では、定年退職後の警察官によって設立されたNPO法人「心に響く文集・編集局」が自殺予防活動を展開し、年間数十人以上にも及ぶ自殺志願者を保護したと報じられています。しかもただ保護するだけではありません。保護した人に対して、一時的な住居提供やハローワークに同行しての求職活動など保護後の支援にまで取り組んでいるという話をうかがい、限りない善意と人間愛に感動しました。

首都圏での自殺スポットはどこでしょうか。それは、中央線をはじめとする鉄道各駅です。都内の鉄道各線のどこかで毎日のように人身事故が起きています。人身事故を報《しら》せる電光掲示板の表示を見ない日のほうが少ないぐらいです。そうした表示を目にするたびに、死を選択せざるをなかった本人の苦しみや残された人々の悲しみの大きさを考え胸が痛んでたまりません。人身事故を減らす方策を考えることが日本の自殺を減らす火急の課題のひとつではないでしょうか。

JR東日本の「駅での声かけ活動」を紹介したいと思います。JR東日本のOB二名とNPO法人メンタルケア協議会からの派遣員二名が一組となり、平日の夜の数時間、二組が中央線や山手線の各駅を巡回するのです。

鉄道での自殺者が出すサインは一人ひとり違うのでしょうが、共通するサインは、「長時間ホームにとどまっている」「ホームと改札を何度も行き来している」「ホームの前に出たり、後ろに下がったりを繰り返している」「ホームの電車が入ってくるあたりに留まっている」「メールを書いたり消したり迷っている様子」などであるといいます。そんなサインを見逃さないことによって、投身寸前であった二人を救い得た月もあったとのことです。

こうした活動に取り組む彼らはゲートキーパーというよりは、もはや自殺予防の「ゴールキーパー」と呼ぶべき存在かもしれしれません。

自殺未遂歴が自殺の最も重要な危険因子であることはいうまでもありません。自殺未遂者の適切なケアは精神医療に携わる者に課せられた最も大きな使命のひとつであり、自らが自殺予防の「ゴールキーパー」であるとあらためて自覚すべきではないかといつも思っています。

自殺企図後にうつ病は改善するのか？

この三〇年間、自殺企図後に救急救命センターに搬送された人々の診療にどれだけ携わったことでしょうか。縊首や投身による深刻な自殺企図後だというのに、意外にも著明なうつ状態にはない人々に何人にも遭遇しました。なかには、むしろ気分の高揚が見られ、やや軽躁状態にあるのではないかという人すらいたのです。そうした経験をするたびに、自殺企図によってうつ病は改善するのではないかという漠然とした印象をもつようになっていきました。はたしてそうした印象は事実なのでしょうか。

米国のファンプラークら[1]は、この命題に関連した体系的な研究を行い、自殺企図後のうつ病入院患者はコントロール群に比べて明らかに短期間でうつ病が改善するという結果を得ています。しかし、その後ドイツのブロニッシュ[2]は、自殺企図後に入院したうつ病患者はたしかに改善を見せるものの、そうした改善はコントロール群でも見られ、入院効果にすぎないのではないかと主張したのでした。この相反する結果をどのように理解したらよいのでしょうか。

まず考慮すべきは、方法論的な限界が双方にあることです。ファンプラークらは、自殺企図による入院前後の症状変化を検討していますが、入院前の状態評価はあくまで患者本人の回想によったものなのです。自殺企図という行為を正当化するために自殺企図前の状態をことさら重く陳述する可能性はないのでしょうか。あるいは、早期に退院したいがために、現在の状態を軽く陳述することはないのでしょうか。そうした理由により、自殺企図によりうつ病があたかも改善しているかのごとく評価されてしまった可能性は否定できないでしょう。

一方、ブロニッシュの研究では、入院後の精神状態の変化が毎日直接評価されてはいるのですが、自殺企図後の入院時にはすでにうつ状態が改善しているため、入院後にはその改善を検出できなかったという可能性は否定できないと思います。

筆者の勤務する大学病院では同一チームで外来治療と入院治療が行われるという特性を生かし、自殺企図前のうつ状態と入院後のうつ状態の変化を客観的に比較することが可能であった四〇人を抽出し、うつ状態の変化をコントロール群と比較検討しました。そうしたところ入院後一週間の時点で、自殺企図後のうつ病患者は、コントロール群よりも有意に改善していることを確かめることができたのです。[3]

しかし、そうした改善は、双極性うつ病患者には見られず、単極性うつ病患者に限定される所見でした。さらに重要な所見として、症状が改善した自殺企図後のうつ病患者の多くは三カ月以内に再燃したことです。しかも再燃の予測因子を見出せなかったのです。自殺企図はいわゆるカタルシス効果をもたらすものなのでしょうが、多くはその効果は一時的なものにすぎないことを示唆する所見でした。

自殺企図後に改善を見せるうつ病患者は、再度の自殺企図の危険性が低いと判断されてしまい、治療継続の対象とならないことが少なくないかもしれません。ここに「ゴールキーパー」の判断をも鈍らせる陥穽が潜んでいることに十分留意し、再企図の予防に努めること、それが自殺臨床の大きな課題であると考えています。

こうした自殺予防のための「ゲートキーパー」と「ゴールキーパー」の取り組みと今後の課題について二〇一三年九月、第三七回日本自殺予防学会で講演を行いました。会場は二〇〇人を超える聴衆で満席でした。筆者の講演を締めくくった「防げない自殺はないと胸に刻むべきである」という座長の言葉の重みに皆が聞き入りました。大会長でもある座長は開催地秋田県で長年自殺予防活動に注力してきた医師です。秋田県は日本でも自殺率の最も高い地域として知られます。だが彼らの総力戦ともいえる取り組みがあって徐々に自殺者も減少傾向にあるといいます。

自殺率の地域差

秋田県の自殺率はなぜ高いのでしょうか。そもそも自殺率になぜ明らかな地域差があるのでしょうか。こうした問いに対して、秋田県の日照時間の短さがその要因ではないかと思い浮かべる人もいると思います。その想像は間違いではありません。日照時間と季節性うつ病（冬季うつ病）の発症率の間には負の相関があることが確かめられています。[4] しかし、日照時間が長いはずの沖縄での自殺率も決して低くないことはそれでは説明できません。自殺率の地域差には、そうした自然環境要因だけでなく、失業問題を始めとする経済的要因、人口構成（年齢・性別・職業別）、文化的背景など種々の要因が複雑に絡み合っていることは論を俟ちません。

日照時間にさほど差のない同じ県内であっても自殺率に高低があるのが通常です。双極性障害の予防薬である炭酸リチウムの研究で知られる大分大学の寺尾教授らの調査によれば、県内の水系によって水道水中のリチウム濃度に差があり、リチウム濃度の高い地域ほど自殺率が低いという結果が示されています。[5] 炭酸リチウムは、あらゆる薬剤のなかでも唯一自殺予防効果が認められているものです。

また年齢が高くなるにつれて自殺率が高くなることが指摘されていますが、山間部では高齢者が人口に占める率が高いことが影響しているのかもしれません。

世界に目を転じてみましょう。グリーンランドや旧社会主義国ならびに日本や韓国における自殺率が高く、ラテンアメリカ諸国やイスラム諸国では自殺率が低い傾向が明らかにみてとれます。こうした自殺率の差異はなにに由来するのでしょうか。これには日照時間がある程度関与していることは想像に難くありませんが、もちろんそれだけで説明がつくわけではないでしょう。

宗教と自殺

現代社会学の始祖とされるエミール・デュルケーム[6]（一八五八－一九一七）は、その著書『自殺論』で自殺への宗教の影響に論考を加えています。彼は、スイスでは、ドイツ系の州でもフランス系の州でも、プロテスタント系の州ではカトリック教徒系の州よりも数倍以上も自殺率が高いことやカトリック系の州ではドイツ系の州でもフランス系の州でも自殺率に大きなちがいはないという統計的事実に注目しました。そして民族の相違は自殺率にさほど影響はしないが、宗教上の宗派のちがいは自殺率にはっきりと影響を与えることを明らかにしたのです。それでは、プロテスタントとカトリックの双方とも自殺を禁じているにもかかわらず、なぜ自殺率に相異が生じるのでしょうか。その理由としてデュルケームは、個人主義の道徳を強調するプロテスタントにおける社会の凝集性がカトリック社会よりも低いことが影響しているのではないかと考察しているのです。

一方、仏教ではどうでしょうか。輪廻転生を旨とし生死一如とする仏教では、もちろん自殺を容認することはないにせよ、キリスト教やイスラム教のように自殺を厳しく禁じ、ときには処罰の対象とさえしてきた歴史がないのではないでしょうか。

欧米人からは仏教国と見られている日本ですが、僧侶と接するのはせいぜい葬儀や法事のときぐらいのものではないでしょうか。京都や奈良をはじめとする各地の寺院名刹には観光目的で立ち寄ることがあっても、信仰のため訪れる人がどれだけいるのでしょうか。

そうしたなかで、浄土真宗本願寺派から自殺予防の講演依頼が舞い込んだのです。僧侶と自殺予防のかかわりに驚きの念をもって、もう六年が経とうとしています。浄土真宗をはじめとする仏教各派が自殺予防に立ち上がっていることに対して当時抱いた違和感は今日ではまったくありません。祇園祭りで街がいっそう華やぐ夏の京都で、西本願寺に全国から集まった伝道師や修行僧とともに「あなたの寺に、生きていることが辛い、死にたいという人が救いを求めてきたらどうするか」、「地域の人々の悩みにどう応えるのか。僧侶としてできることはなにか」という命題に三時間、真剣に向き合うのです。

おわりに

うつ病、双極性障害や自殺対策をめぐる啓発活動の効果は、はたして上がっているのでしょうか。そもそも効果はどのように判定したらよいのでしょうか。いつも自問自答することなのです。自殺対策がうつ病対策に偏っているという批判をしばしば耳にします。たしかにそのとおりだと思います。自殺率の低下にもっと直截に反映されるのは失業対策や福祉政策の充実ではないかと思えてなりません。

自殺対策基本法が最終目的としているのは、自殺者を減らすことにとどまらず、「国民が健康で生きがいを持って暮らすことができる社会の実現に寄与すること」です。一精神医療者としてうつ病や双極性障害をめぐる誤解を解き、偏見を少しでも減らし、その治療成績の向上に努め、そしてさまざまな講演活動を行うことでこの最終目的に少しでも貢献できることを願ってやみません。

文献

（1）van Praag HM, Plutchik R. An empirical study on the cathartic effect of attempted suicide. J Psychiatr Res 16:123-130, 1985

（2）Bronish T. Does an attempted suicide actually have a cathartic effect? Acta Psychiatrica Scand 86:228-232,1992

（3）Sakamoto K, Fukunaga T. The impact of attempted suicide on the symptoms and course of mood disorders. J Clin Psyshiatry 64:1210-1218, 2003

（4）Sakamoto K, Nakadaira S, Tamura A et al.. A nationwide survey of seasonal affective disorder at 53 outpatient university clinics in Japan. Acta Psychiatr Scand 87: 258-265, 1993

（5）Ohgami H, Terao T, Shiotsuki I et al. Lithium levels in drinking water and risk of suicide. Brit J Psychiatr 194:464-465, 2009

（6）デュルケーム／宮島喬訳『自殺論』中公文庫、一九八五年

双極性障害の薬物療法

寺尾　岳

基本的な考え方

双極性障害には、気分や活動性が上がる躁病エピソードと、その反対に、気分や活動性が下がるうつ病エピソードが生じます。一九八〇年代までは、躁病エピソードに対して定型抗精神病薬を単剤で使用することがよく行われていました。さらに当時は、双極性障害の気分エピソードがそれぞれ独立しているようにみなす（つまり気分の連続性を考えない）傾向にありました。その結果、躁病エピソードを定型抗精神病薬で鎮静したらそこで薬物は中止され、治療が終結されました。その後に、うつ病エピソードが生じたら、今度は抗うつ薬で賦活（しばしば躁転も生じていた）させ、正常気分に達するとまもなく治療が終結されました。つまり、双極性障害に対して「モグラ叩き」的な、その場しのぎの薬物療法を繰り返す精神科医が多かったように記憶しています。

しかしながら、一〇年前の気分も一年前の気分も、そして一日前の気分も、同一個人内では今の気分と連続していると考えることは、気分とは何かを考えるうえでも、治療や予防を考えるうえでも重要なことです。現在では、このような気分の連続性を考慮することは一般的になりつつありますし、リチウムをはじめとする気分安定薬を急性期から使う意味は急性期治療のみならず、その後の再発予防までを視野に入れるということでもあります。

定型抗精神病薬を単剤で躁病エピソードに用いていた当時は、気分が連続しているという認識自体が希薄であったように思います。ある時期に何らかの薬物によって無理に気分がゆがめられると、その時点では改善したように見えて、そのゆがみが蓄積され、のちのちの気分変動として爆発する危険性があることについても認識が薄かったのでしょう。たとえば、双極性障害のうつ病エピソードに三環型抗うつ薬を用いることで、躁転はもちろん、その後にラピッドサイクラー（一年に四回以上再発を生じる双極性障害で非常に難治性）に転じることがあります。このことは、気分のゆがみが後の気分に影響を与えるという証拠であり、さらに「気分の連続性」を示す傍証にもなると考えられます。

さて、ヒトの気分の神経基盤がどこにあるのか、まだ十分には解明されていませんが、気分をコントロールする神経基盤が破たんすることが双極性障害の発症と結びつくと考えるならば、ひとつひとつの気分エピソードを一方向性に鎮静ないし賦活することが、表面的には改善をもたらすように見えても、根本的な治療につながるとは思えません。やはり、気分をコントロールする神経基盤がその機能を回復し、気分の逸脱が躁方向にもうつ方向にも生じなくなることが治療や予防とつながるはずです。そのような意味で、双極性障害の薬物療法においては抑えるだけの定型抗精神病薬や賦活するだけの抗うつ薬は原則としてできるだけ使わないということが肝要と考えられます。

薬物各論

リチウム

リチウム（商品名リーマス、リチオマールほか）の抗躁作用がオーストラリアのケイドにより発見され報告されたのは一九四九年のことですが、それ以降六〇年以上にわたって、リチウムは躁病治療の第一選択薬としての立場を維持してきました。しかし、リチウムには即効性がないため、興奮や易怒性の激しい躁病患者にはリチウムとなんらかの非定型抗精神病薬を併用することが必要になります。

リチウムが反応しやすい躁病患者は、多幸感や爽快気分を呈する、いわゆる古典的躁病の患者です。逆に、リチウムが反応しにくい躁病患者は、過去の再発回数が一〇回を超える患者や混合状態や焦燥感・不快気分の目立つ患者、そして被害妄想など気分に一致しない精神病像を示す患者です。

リチウムの副作用は、手指の微細な振戦（二七％）や多尿（三〇〜三五％）、甲状腺機能低下（五〜三五％）、記憶障害（二八％）、体重増加（一九％）、鎮静（一二％）および消化器症状（一〇％）などで、まれに徐脈や洞機能不全症候群を生じることもあります。催奇形性にも注意が必要で、リチウムに特異的なものとしては心臓の重篤な奇形があります。妊娠中のリチウム服用は禁忌です。

さて、リチウムは原子番号三番の元素であり、アルカリ金属に属します。リチウムは水道水や食物から微量摂取され、健常者における血中リチウム濃度はおよそ〇・〇〇一mEq／ℓです（mEqは粒子の数を表す単位）。この値は他のアルカリ金属の血中濃度、たとえばカリウムが三・五～五・〇mEq／ℓ、ナトリウムが一三五～一五五mEq／ℓであるのに比べて、極端に低い濃度です。通常は、血中濃度が〇・四～一・〇mEq／ℓに入るように投与量を調整しますが、躁病エピソードの患者さんには一・〇mEq／ℓ近くの比較的高い濃度が必要となることが多いのです。したがって、初期投与量は六〇〇～八〇〇mg／日であっても、最終的には一二〇〇～二〇〇〇mg／日に達することもあります。

このように、大量のリチウムを投与せざるをえない背景には、そもそも躁病では高濃度のリチウムが必要ということや過剰な水分摂取のためになかなか血中リチウム濃度が上がらないという事情もあります。投与量の調整中は少なくとも毎週一回は血中濃度を測定し、リチウム中毒に至らないように注意すべきです。具体的には、血中リチウム濃度が一・五mEq／ℓを超えると粗大な手指振戦や下痢・嘔吐などの中毒症状を呈し始め、さらに濃度が上昇すると意識障害やけいれんが生じ、処置を怠ると死に至ることがあります。したがって、リチウム濃度がいくら高くても一・二mEq／ℓを超えないように、こまめに濃度を測りながら投与量を調整することが必要です。

リチウムは水溶性のため、飲水量が多くなると希釈されて血中リチウム濃度は低下し、脱水になると濃縮されて濃度は上昇します。したがって、同じ投与量であっても飲水量が少ないと濃度が高めとなり、逆に飲水量が多いと濃度が低めとなることがあります。また、併用薬でしばしば問題になるのは非ステロイド系消炎鎮痛剤です。たとえば、インドメタシンやロキソプロフェンなどをリチウムと併用すると、腎臓からのリチウム排泄が阻害されて血中リチウム濃度が中毒濃度に達することがあります。徐々にリチウム濃度が上がるためにこのような事態はなかなか気づかれにくく、気づいたときには深刻な中毒症状を呈していることがあります。あわてて血液透析を行っても脳細胞に十分に取り込まれたリチウムはなかなか排泄されず、小脳失調などの後遺症を残すことがあります。非ステロイド系消炎鎮痛剤は、内科、整形外科、歯科などいろいろな科で処方されますので、併用されないように注意しましょう。

リチウムの気分安定作用以外に、リチウムに自殺予防効果があることが最近判明してきました。おそらく、衝動性や攻撃性をリチウムが緩和してくれることから自分への攻撃性が軽減され、自殺念慮も減ると考えられます。しかし、リチウムを毎日きちんと服用しないと、この自殺予防効果はもちろん気分安定作用も消失します。そうなると、うつ病エピソードが再発して、自殺念慮が出てくるかもしれません。その時点で、飲んでいないリチウムが手元にたくさん残っていれば、それを大量服薬して自殺を企図する危険性もあります。したがって、患者さん本人に対する服薬指導はもちろん家族に対する服薬管理指導を繰り返し行うことが必要となります。このような介入が難しく、すでに大量服薬の既往のある患者さんではリチウムの投与は困難と考えざるをえません。

万が一、自殺目的で大量服薬した場合には、一過性に高濃度に至ることはあっても、適切な処置さえ行えば、後遺症が残ることは稀です。血中リチウム濃度が二～三mEq／ℓを超えた場合には、血液透析が推奨されます。注意すべきは、大量服薬が判明して救急外来に搬送された時点で採血して、たとえ血中リチウム濃度が低くても安心できないということです。それはリチウムの錠剤は小腸内で塊を作ることがあり、その場合には最初のうちはなかなか溶解せずに血中濃度は低く出ますが、そのうち溶解が進むと血中濃度が急に上昇することがあるからです。私どもの経験でも、自殺企図目的でたくさんのリーマスを服用した患者の救急外来到着時の血中リチウム濃度が〇・四mEq／ℓであったものの、三時間後には三・〇mEq／ℓに達したことがありました。当然、血液透析を行い無事に退院されましたが、来院時に測定された〇・四mEq／ℓという値だけで帰宅させずによかったと胸をなでおろした次第です。すなわち大量服薬の際には、一回だけの採血結果に安心せずに二～三時間、間隔をあけて再度リチウム濃度を測定し、濃度が上昇する気配がないか確認することが必要です。再検査で上がる気配がなければ、それほど大量に服薬したとは考えにくいので帰宅してけっこうです。

バルプロ酸

バルプロ酸（商品名デパケン、セレニカほか）は、もともと抗てんかん薬として承認されていましたが、ランベールにより気分安定薬の仲間入りをしました。リチウムと異なり、バルプロ酸は再発回数が多い躁病患者にも抗躁効果を発揮し、焦燥感の強い患者や混合状態、そしてラピッドサイクラーにも奏効する場合があります。

バルプロ酸はリチウムほどには有効濃度と中毒濃度は接近していませんが、有効濃度へ到達するためにも、早朝服薬前の血中バルプロ酸濃度を測定することが必要です。躁状態に対する有効濃度に関しては、七〇μg／mℓ以上の濃度が必要であることが報告されています。場合によっては一〇〇μg／mℓをやや越える濃度が必要となる場合もありますが、一二〇μg／mℓを超えないように注意すべきです。

副作用としては、嘔気（七〜三四％）や過鎮静（七〜一六％）血小板減少（二七％）や白血球減少、頭痛（一〇％）などがしばしば生じますが、多嚢胞性卵胞症候群、高アンモニア血症、膵炎、薬疹にも注意が必要です。催奇形性も高く、注意が必要です。バルプロ酸は薬物代謝酵素を阻害するために併用薬の濃度を上げることもあります。

カルバマゼピン

カルバマゼピン（商品名テグレトール、テレスミン、レキシンほか）も抗てんかん薬として承認されていましたが、本邦の花岡、竹崎、大熊らにより気分安定薬の仲間入りをしました。リチウムやバルプロ酸よりも強い抗躁効果を発揮します。したがって、興奮や攻撃性の強い重症の躁病エピソードにはカルバマゼピンの方が適していますが、ふらつきや過鎮静が生じやすく、まれに重篤な薬疹も生じることがあるので注意が必要です。

リチウムほどには有効濃度と中毒濃度は接近しておらず、中毒が疑われる場合など、必要に応じて、早朝服薬前の血中濃度測定を行います。カルバマゼピンの抗てんかん薬としての有効血中濃度は五〜一〇μg／mℓとされているため、気分安定薬として用いるときにもこの濃度を援用していますが、気分安定薬としての有効血中濃度は厳密には検討されていません。

副作用として、めまい（四四％）やSIADH（抗利尿ホルモン分泌異常症）（五〜四〇％）、傾眠（三二

%）、嘔気（二九%）、嘔吐（一八%）、薬疹（一三%）などがしばしば生じますし、肝機能障害、血小板減少や白血球減少などを認めることもあります。さらに、稀ながら全身症状を伴う重篤な薬疹（スティーブンス・ジョンソン症候群）を生じることがあります。カルバマゼピンは薬物代謝酵素を誘導するために併用薬の濃度を下げることもあります。

ラモトリギン

ラモトリギン（商品名ラミクタール）は新しい抗てんかん薬として承認されましたが、その後、気分安定薬の仲間入りをしました。リチウム、バルプロ酸、カルバマゼピンは抗躁効果や躁病エピソードの再発予防効果が大きく、抗うつ効果やうつ病エピソードの再発予防効果はそれほど大きくないことが知られています。他方、ラモトリギンは抗うつ効果やうつ病エピソードの再発予防効果が大きく、抗躁効果や躁病エピソードの予防効果は大きくないのです。このようなことから、疾患レベルでの目安として、双極Ⅰ型障害にリチウム、バルプロ酸、カルバマゼピンのいずれかを投与し、双極Ⅱ型障害にラモトリギンを投与することは合理的な治療となるでしょう。なぜなら、双極Ⅰ型障害は躁病エピソードの治療、双極Ⅱ型障害はうつ病エピソードの治療が焦点になるからです。

ラモトリギンはカルバマゼピンと同様に、スティーブンス・ジョンソン症候群などの重篤な薬疹を生じる危険性がある一方で、少しずつ増量すると薬疹が生じる危険性が減ることも知られています。したがって、添付文書により決められた増量スケジュールにしたがって増量することが大事です。治療者が焦って増量スケジュールを逸脱するような増量を行ってはいけません。ただし、増量スケジュールを遵守して二〇〇mg／日に達しても十分な効果が得られないことがあります。そのようなときには、ラモトリギンの血中濃度を測定することが参考になるでしょう。最近、筆者らはラモトリギンの有効濃度が五〜一一μg／dlであることを報告しました。この有効濃度に達していなくとも十分な改善が得られれば、それ以上の増量は必要ありませんが、そうでなければ、二〇〇mg／日を超えて増量すると改善することがあります。逆に、ラモトリギン濃度が一一μg／dlを超えている場合には、いったんラモトリギンを減量してみると効果が出現することがあります。

非定型抗精神病薬

従来、統合失調症の治療薬として承認された非定型抗精神病薬が第二の気分安定薬として期待されています。現時点では、最初から単剤で使用するよりは、リチウムやバルプロ酸などの気分安定薬との併用で投与を開始することが多いようです。気分が安定した時点で、維持療法や再発予防療法へ移行しますが、非定型抗精神病薬を一〇年、二〇年単位で長期に使用した場合の副作用については十分なデータがありません。現在知られている副作用としては、オランザピン（商品名ジプレキサ）は食欲増加や体重増加、脂質異常、血糖値上昇や、糖尿病の増悪をきたしやすいため、糖尿病の患者には投与禁忌です。クエチアピン（商品名セロクエル）もオランザピンと同様に、食欲増加や体重増加、脂質異常、血糖値上昇や糖尿病の増悪をきたしやすいため、糖尿病の患者には投与禁忌です。アリピプラゾール（商品名エビリファイ）は錐体外路症状や高プロラクチン血症を生じにくいのですが、アカシジアの頻度は他の非定型抗精神病薬より高いことが知られています。リスペリドン（商品名リスパダールほか）は、錐体外路症状や高プロラクチン血症による乳汁分泌や月経不順の生じることが比較的多いのです。このような副作用のプロフィールをもとに、どの非定型抗精神病薬を投与するのか決定しているのが現状です。

ラピッドサイクラーの治療

一年に四回以上再発を繰り返す双極性障害患者はラピッドサイクラーと呼ばれ、難治性双極性障害の代表です。

ＳＴＥＰ－ＢＤ（Systematic Treatment Enhancement Program for Bipolar Disorder）という米国の臨床研究では、第一の治療戦略として、再発促進性のある薬物をラピッドサイクラーの患者が服用していないかどうか検討します。それは、抗うつ薬、精神刺激薬、カフェイン、交感神経刺激薬、ステロイドなどであり、これらの薬物を服用している場合には、できるだけ減量もしくは中止することが求められます。抗うつ薬の場合には、中断ではなく一カ月に二〇～三〇％の割合で漸減することが推奨されます。

このような方法で改善しない場合には、第二の治療戦略として、維持療法期における気分安定化作用がすでに証明されている薬物を加え、至適用量へ合わせることが求められます。それは、リチウム、ラモトリギン、オランザピン、アリピプラゾール、バルプロ酸などです。これらの薬物のいずれかをおよその四カ月投与しても改善しないようであれば、次の薬物を併用することになります。併用のスタイルは、標準的な気分安定薬を二剤併用する（たとえばリチウムとバルプロ酸の併用）か、もしくは第二世代抗精神病薬を気分安定薬に併用（たとえばリチウムとアリピプラゾールの併用）となることが多いのです。このような処方でさらにおよそ四カ月経過を観察します。

これでも改善しない場合には、第三の治療戦略として、より実験的な方法を用いることになります。それは、オメガ3不飽和脂肪酸（ＥＰＡやＤＨＡ）、高用量レボサイロキシン、トピラメート、ガバペンチン、メラトニン、光線療法、電気けいれん療法などです。

以上の三段階の方法で、ＳＴＥＰ－ＢＤにおいてはエントリー時に三二％存在したラピッドサイクラーが一年後にはわずか四％に減少したというので、試してみる価値はあるでしょう。

薬物血中濃度

最後に、血中濃度を測定する気分安定薬に関して、これらの薬物の服用時刻を夕食後と就床前に固めるなど、朝食後を避けた服用にすれば、外来での午前中の採血による血中濃度測定がいつでも可能となります。それは、いずれの薬物も最終服薬一二時間以上経過した最低濃度（トラフ値）が有効濃度を同定する際の基準になっているからです。これらの薬物を朝食後に服用してきた患者の血中濃度を外来で測定しても、高めに出て参考になりませんので、注意が必要です。

双極性障がいの薬はどのように効くのか

仙波純一

気分安定薬の定義

双極性障がいの薬を一般には気分安定薬といいます。英語の mood stabilizer の訳です。躁病エピソードとうつ病エピソードを繰り返す双極性障がいの気分を安定させるという意味なのでしょう。

さて、この気分安定薬の効き方を説明する前に、この薬はどれを指していうのかを説明してきましょう。というのも、気分安定薬には現時点で定まった定義というのがないからです。日本でも海外でもお役所の書類上は気分安定薬というものはありません。あえていうと躁病の薬という意味で、抗躁薬という定義はあります。

しかし、双極性障がい（躁うつ病）の患者さんだけに使われる薬物ということであれば、通常は従来からあるものとしてリチウム（商品名リーマス、リチオマールほか）、バルプロ酸（商品名デパケン、セレニカほか）、カルバマゼピン（テグレトール、テレスミン、バレリンほか）の三つがあげられます。いずれ

表1　気分安定薬の適応症

		躁病	双極性障害のうつ病	双極性障害の維持療法
第1世代（定型）抗精神病薬	ハロペリドール	○		
	クロルプロマジン	○		
	レボメプロマジン	○		
	チミペロン	○		
	スルトプリド	○		
第2世代（非定型）抗精神病薬	オランザピン	○	○	△
	アリピプラゾール	○		△？
	クエチアピン	△	△	△
古典的気分安定薬	リチウム	○	△	△
	バルプロ酸	○	△	△
	カルバマゼピン	○	△	△
その他（抗てんかん薬）	ラモトリギン		△	○

○は添付文書で認められているもの
△は臨床的に有効であると見なされているもの、あるいは海外では適応症のあるもの

もわが国では一九八〇年から二〇〇〇年代初めまでに使用が承認されており、古典的な気分安定薬といってよいでしょう。しかし、最近では抗精神病薬（主として統合失調症などに使われる薬物）のうち、オランザピン（商品名ジプレキサ）やアリピプラゾール（商品名エビリファイ）なども躁病やうつ病エピソードに使われ、抗てんかん薬でもあるラモトリギン（商品名ラミクタール）は、双極性障がいの維持療法の適応症をとりました。ところがややこしいことに、それぞれの薬物は双極性障がいの躁病に有効なもの、うつ病エピソードに有効なもの、またエピソード予防に有効なものなど、すこしずつ適応症が異なっています。

双極性障がいに有効な薬を厳しく定義すると、「双極性障がいの躁病エピソードやうつ病エピソードに有効で、さらにエピソードの再発予防効果（維持効果）もあるもの」ということになります。しかし、このような完全な薬はありません。実際は、「双極性障がい

の躁病あるいはうつ病エピソードに有効で、ある程度予防効果もあるもの」というやや曖昧な定義にしておく方が、便利です。そこで、今回は表1で示した薬物についてお話しします。これ以外にも海外では気分安定薬とよばれている薬物があったり、まだ十分調べられてはいませんが、その資格をもつと推定される薬物が探索中であったりします。

気分安定薬の発見の歴史

リチウム

気分安定薬のうち最も速く発見されたのはリチウムです。これにはちょっとした歴史があります。はじめは、オーストラリアのケードという医師が第二次世界大戦後に躁病の患者さんに試みに使ってみて有効であることが証明されたのです。当時は臨床試験のきちんとした方法などがなかった時代なので、このような実験的な治療も許されたのでしょう。しかし、その後このリチウムには大変危険な副作用があることがわかりました。服用量が多すぎると致死的な副作用が生じることがわかったのです。そのため、有効であることはわかっていても、使うのが難しい薬とされてしまいました。デンマークのスコウは一九七〇年代にこのリチウムに再び光を当て、患者さんの血中の濃度を測定して投与量をきちんと管理すれば、重い副作用なしに使えること、躁病の治療だけでなく予防効果もあることを明らかにしました。ここから本格的な気分安定薬使用の歴史が始まったといってよいでしょう。

古典的な気分安定薬

リチウム発見の後、バルプロ酸やカルバマゼピンといったてんかんの薬にもリチウムと同様の効果のあることがわかりました。双極性障がいではエピソードを繰り返しますが、てんかんではてんかん発作を繰り返します。この繰り返すことがどちらの病気にもあることを根拠に、てんかんの薬が双極性障がいにも有効ではないかと考えたのです。しばらくはこれら三つが双極性障がいの躁病の治療とエピソードの予防に使われていました。欠点としては、これらの薬は双極性障がいのうつ病エピソードに対してはどれも効果が弱いことでした。

新しい世代の抗精神病薬による双極性障がいの治療

躁病の治療にはむかしから統合失調症を治療する抗精神病薬が使われていました。しかし、これは抗精神病薬のもつ強い鎮静作用を借用しただけで、対症療法に過ぎないと考えられていました。実際にエピソードの予防効果はなかったようです。ところが、一九九六年から発売された第二世代の抗精神病薬（非定型抗精神病薬ともよばれ、いままでの抗精神病薬と比べて錐体外路症状などの副作用が少ないもの）には、躁病の治療効果だけでなく、エピソードの予防効果もありそうだと考えられるようになってきました。その結果現在ではオランザピンは躁病とうつ病の両方、アリピプラゾールは躁病の治療にわが国で承認されています。海外ではクエチアピン（商品名セロクエル）にもオランザピンと同様の作用があることが認められおり、ジプレキサやアリピプラゾールは維持療法にも使われていますが、日本ではまだ厚生労働省に承認されていません。また、新しい抗てんかん薬であるラモトリギンには、うつ病の治療と維持療法に有効であることがわかりました。しかしラモトリギンは躁病の治療効果は弱いようです。

気分安定薬の作用機序の研究

研究の困難さ

気分安定薬の発見の歴史でお話ししたように、それぞれの薬の由来はさまざまです。リチウムは独立して発見された薬物ですが、それ以外はもともと抗てんかん薬であったり、抗精神病薬であったりします。それならば、抗てんかん薬の気分安定薬としての作用は、てんかんの患者さんに対するのと同じと考えてよいのでしょうか。同様に、抗精神病薬も統合失調症の患者さんの脳内で生じていることが、そのまま双極性障がいの患者さんでも同じように生じているのでしょうか。じつはこれが一番、精神科の薬物の研究をする精神薬理学者の悩みの種となっています。もし、系統の違うさまざまな気分安定薬に共通する作用機序が解明できれば、すばらしい発見となるでしょう。双極性障がいの病気の原因に直結するものであるかもしれません。しかし、現時点ではさまざまな仮説にとどまっています。ここではまず個々の薬物について想定されている作用機序について述べていきます。

神経の作用の仕方とシナプス（図1）

気分安定薬の作用機序を説明する前に、脳内の神経系の働く仕組みについて説明しなければなりません。脳の中には数多くの神経細胞が互いに連絡し合い回路を作っています。このなかから運動や知覚といった複雑な作用が生じてきます。この神経細胞どうしの連絡は、シナプスとよばれる構造を介して行われます。ここでは神経伝達物質とよばれる化学物質がシナプス前の神経細胞からシナプス後の神経細胞へ情報の伝達を担います。神経伝達物質にはさまざまな種類があり、有名なものとしてGABA（γアミノ酪酸）やグルタミン酸などのアミノ酸と、セロトニン、ノルアドレナリン、ドーパミンなどモノアミンとよばれるものなどがあります。シナプス前の神経細胞が興奮すると、神経伝達物質がシナプスに放出されます。放出された神経伝達物質はシナプス後神経細胞にある受容体という構造物に結合します。神経伝達物質が結合した受容体はさらに細胞の内部に向かって情報を伝達します。これを細胞内情報伝達系といい、さまざまなタンパク質が順番に活性化さていきます。一部はさらにこの神経細胞を興奮させるので、神経の情報はシナプス前からシナプス後に伝わっていくことになります。一部は細胞内の遺伝子に働きかけ、細胞のさまざまな活動を引き起こします。精神疾患や神経疾患に対して使われる薬物のほとんどは、このシナプスでの神経伝達物質の作用を修飾することによって、神経の働きを変化させることが知られています。

図1　神経細胞間の連絡の仕方

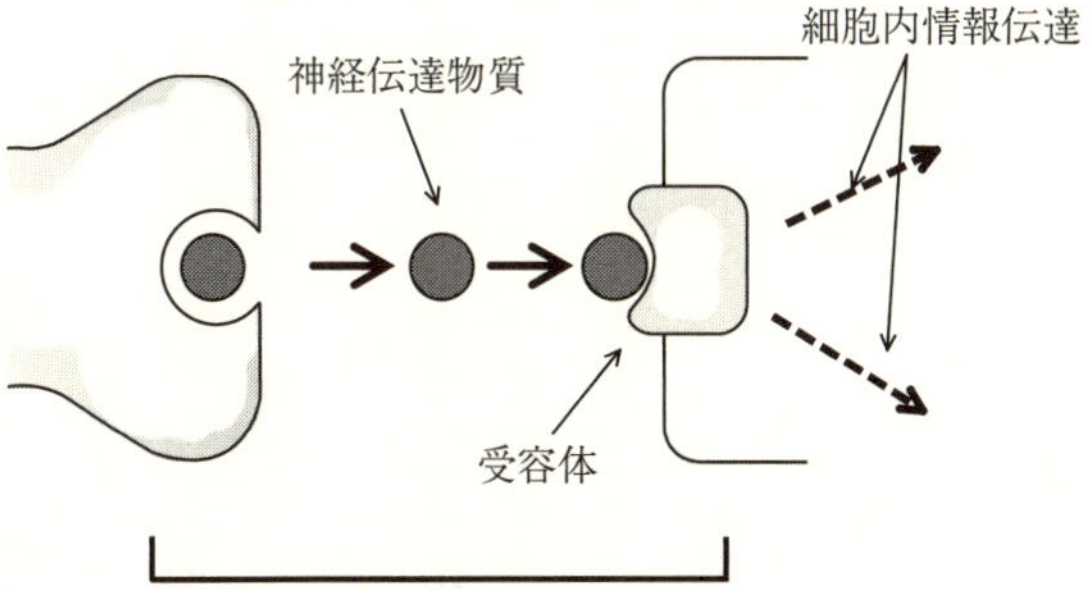

リチウム

リチウムは単なる金属イオンです。このようなイオンが双極性障がいに有効なのかは本当に不思議です。リチウムの作用としては、細胞内伝達系の一部であるイノシトール・モノフォスファターゼやグリコーゲン合成キナーゼ3などとよぶ酵素を直接阻害する作用が知られています。このほかにもリチウムにはモノアミン系の神経伝達に対しても作用を及ぼすことが多くの実験からわかっています。しかし、これはリチウムの本質的な作用ではなく、間接的な影響にすぎないかもしれません。リチウムは気分安定薬の中では最も長い歴史をもち、その作用も確実ですが、依然として作用機序については謎の多い薬です。

バルプロ酸とカルバマゼピン

バルプロ酸は研究の初期には抑制系の神経伝達物質であるGABA系への作用が注目されました。GABAの分解酵素を阻害してGABAを増やすと考えられたのです。しかしその後は神経細胞膜上のナトリウム・イオンチャネル（神経細胞の細胞膜にあって、細胞内外のナトリウムの流入流出を調節することによって、細胞膜の興奮性を維持する役割をもっている）の抑制や、興奮性神経伝達物質であるグルタミン酸の遊離を減少させる作用などが考えられています。カルバマゼピンやラモトリギンなども、抗てんかん薬としての作用機序としては、ナトリウム・イオンチャネルへの作用が想定されています。バルプロ酸の作用機序で最近注目されているのは、遺伝子の発現に影響するヒストン脱アセチル酵素の阻害作用をもっていることです。しかし、双極性障がいへの作用との関連はまだわかりません。

気分安定薬による神経保護作用

最近、古典的な気分安定薬とラモトリギンに共通した薬理作用として、神経保護作用や神経新生の促進作用などが提唱されています。ＢＤＮＦなどの神経栄養因子（細胞が分泌するタンパク質で、神経細胞の増殖や生存に働きます）を増加させ、神経細胞死（アポトーシスとよばれ、細胞が自ら死滅するような過程をいいます）を防止するタンパク質であるBcl－2やＨＳＰなどを増加させることによって、神経細胞が生き延びることを助けているようです。先ほど述べたグリコーゲン合成キナーゼ3がこの過程に関連していることもわかっています。双極性障がいはエピソードが多いほど、さらに繰り返しが頻繁になったり、病状が重篤になったりしがちです。これには脳内の神経細胞の障害が関連していると考えられているので、気分安定薬の神経保護作用は再発予防をうまく説明できるかもしれません。

第二世代抗精神病薬

気分安定薬として働くとされる第二世代抗精神病薬の作用機序はどうなのでしょうか。元来抗精神病薬については、ドーパミンとよばれる神経伝達物質の受容体への阻害がその作用機序といわれていました。つまり統合失調症への抗精神病薬の作用はこのように説明されています。それでは、双極性障がいに対してはどうなのでしょうか。現時点では双極性障がいに対する新しい抗精神病薬の特別な作用機序はわかっていません。やはりドーパミン受容体の阻害作用が主体かもしれません。ただし、第二世代の抗精神病薬はドーパミン以外にも、セロトニンとよばれる神経伝達物質の受容体（たくさんの亜型があります）にも作用することがわかっています。たとえば、オランザピンはセロトニン2A、クエチアピンはセロトニン2Cや1A、アリピプラゾールはセロトニン1Aや2Aなどのセロトニン受容体へも作用することがわかっています。このセロトニンへの作用も気分安定薬としての作用に関連しているのかもしれません。しかし、現時点では気分安定薬のもつ多彩な作用を説明できるだけの仮説はありません。今後の研究が期待されるところです。

おわりに

現在使われている双極性障がいの薬が脳の中でどう働いているかに関しては、それぞれの薬の特徴があまりに多様なために、統一した仮説がなかなか立てられない状態です。現時点では、今までに知れている薬の作用を超えた新しい機序の解明が望まれているところです。私見ですが、すべての気分安定薬は神経細胞の死滅を防ぐか、あるいは生存や機能の維持を助けるような作用をもっているのではないでしょうか。その詳しい生化学的な仕組みの解明は基礎医学者の仕事ですが、それぞれの薬物の特徴などを臨床的により明快にする必要もあります。そのためには、主治医となる精神科の医師だけでなく、患者さんの協力もぜひ必要です。作用機序がわかれば、より強力でより副作用の少ない薬の開発に大きな助けとなります、そのためにも協力をお願いしたいと思います。

双極性障がいの薬の減らし方

奥平智之

減薬については、一人ひとり個別の対応が必要であり、確立された決まった方法があるわけではありませんが、ここでは一精神科医として個人的な意見を述べたいと思います。

減薬の前に

まずは専門の医師による正しい診断が必要です。双極性障がい、統合失調症、統合失調感情障がい、うつ病、適応障がい、気分変調症、パーソナリティ障がい、発達障がいなど人によってさまざまです。それによって、どのように減薬するかまたは断薬までもっていくかなど、薬物療法の方針は大きく変わってきます。精神疾患の診断名は、一回の診察で正しい診断名がつく場合もありますが、ベテランの精神科専門医であっても、何年も経過をみないと正しい診断に至らない場合もあります。ときに、うつ病だと思っていた方が双極性障がいという診断に変わったり、適応障がいがうつ病という診断に変わったり、うつ病や摂食障がいや強迫性障がいが時間経過によって統合失調症という診断に変わる場合もあります。また、十分な検査や面接が行われなかった、または過去の本人の情報が得られなかった等の理由で正しい診断がなされていなかった場合もあるかもしれません。診断によって治療方針が大きく変わることが多いので、専門の医師にきちんと診てもらうことが大切になります。

次に、本人と家族と主治医の三者の関係が良好であることが大切です。「一緒に薬を必要最低限にしていこう」という共通の意識が必要です。多剤大量処方であったとしても、現在の精神症状が安定しているのだからあえてリスクを冒して減薬する必要はないと考える方も少なくありません。本人または家族だけが薬を減らしたいと思っていても、主治医が減らさない方がいいと思っているようなケースでは、減薬はなかなか難しいと思います。

服薬している薬のことをすべて医師任せにするのではなく、本人やご家族が現在処方されている薬の特性や副作用等をある程度理解していこうという姿勢が大切だと思います。どれがメインの薬で、どれが補助薬なのか、ご存じですか？　再燃再発に関わるようなメインの薬の減薬は慎重に行う必要があります。

減薬のタイミング

多剤大量処方など薬が多いケースにおいて減薬をするのによいタイミングはどのようなときでしょう？　例外は当然ありますが、下記のような条件が揃っているときではないかと思います。

①精神症状がおおむね安定している
②副作用がみられる
③患者を取り巻く環境がストレスフルでない
④生活環境に大きな変化がない

減薬のマニュアル化は難しい

ときおり、もっと具体的に数字をあげて減薬のマニュアルのようなものを教えてほしい、というご家族がいらっしゃいます。実際の臨床現場では、皆それぞれ飲んでいる薬が違い、服薬期間、薬の血中濃度、食生活を含めたさまざまな生活環境が違い、薬に対する個体差があり、現在の精神症状も違います。それらを総合的に勘案して、薬物調整していくものです。隣の人と比べずに、主治医の先生とともに、非薬物療法も含めたさまざまな工夫と努力をコツコツ続けていくことが大切です。

〝焦り〟は減薬の失敗のもと

本人、家族、医師の違った立場からの焦りがあると思われます。本人の些細な精神症状の波にとらわれて薬を増やしていては薬なかなか減りません。主治医と相談しながら頓用の薬を上手に使って多くは凌ぐことができると思います。減薬していく過程では、当然山あり谷ありで小さな症状のブレは出てきますが、〝待つ姿勢〟も大切で、時間が薬になることもあります。

一回の外来で処方変更は原則一種類まで

一回の外来で処方変更は原則一種類までにしたほうがいいと思います。二種類変えると、どの薬のせいで症状の悪化、または副作用が出たのかわからなくなることがあります。結果として薬物調整に時間がかかってしまうことがあります。「急がば回れで」だと思います。

脳が減薬に気づかないくらいゆっくりと

多剤大量処方時から減薬が進むにつれて、より慎重にゆっくり減らしていく必要があります。人によっては数カ月単位または年単位の減量がいい場合もあります。症状の増悪を避けるためには脳が減薬に気づかないくらい気長にゆっくりやっていくことが大切です。

毎日の食事を見直してみよう

精神症状のコントロールや減薬のためには、投薬のみの調整では限界があると思っています。睡眠・日中活動などの生活リズム、カフェイン・煙草などの嗜癖など日常生活のなかでも見直せることがたくさんあります。今回はすべてのお話はできませんが、そのなかで食生活について見直してみましょう。鉄欠乏症などの栄養障がいや、食事による反応性の低血糖症が、精神症状や身体症状に大きな影響を及ぼしている場合があります。

現代の日本は豊かになり、多くの人が食べ物に困らなくなりました。それなのになぜ栄養不足が起こるのかと、不思議に思われるかもしれません。しかし栄養学的にみると、炭水化物に偏っており、カロリーは足りているもののタンパク質やビタミンやミネラルなどの栄養素が少ない食事内容にはなっていないでしょうか？　セロトニンやドーパミンやノルアドレナリンやＧＡＢＡ（γアミノ酪酸）等の脳内の神経伝達物質の材料となるタンパク質（アミノ酸）や、それらの合成の必須因子である鉄やビタミンB_6、ナイアシン、葉酸等の栄養素の不足が慢性化すると、それが精神症状や身体症状につながる可能性があります。

鉄欠乏症

有経の女性は一回の月経で約三〇㎎の鉄分が失われるため、慢性的な鉄不足の人が多く見られます。月経の前後で体調を崩す女性が多いですが、これは鉄不足が影響している場合も多いです。鉄欠乏は、疲れやすさ、めまい、耳鳴り、咽喉頭異常感等もみられますが、知能や情動にも影響します。学習能力が減退したり、集中力が低下することがあります。また、キレやすかったり、イライラしたり、憂うつ感がみられることがあります。できれば採血時にフェリチン（貯蔵鉄）などの鉄の動態を調べておくことが有用です。フェリチンは、鉄の貯蔵および血清鉄濃度の維持を行うタンパクです。有経の女性であれば、まずはフェリチン六〇ng／㎖以上を目指して食事指導を致します。ただし、フェリチンは脂肪肝や炎症等で鉄の貯蔵細胞が壊れると上昇します。有経女性で鉄剤を飲んでいないのに、たとえば一五〇ng／㎖以上の高値が出た場合は鉄不足の指標にはならないと考えています。食べ物からとる鉄には、大きく二種類あります。赤身の肉やレバーなど動物性の食品に多く含まれる「ヘム鉄」と、野菜や穀類に含まれる「非ヘム鉄」です。ヘム鉄は非ヘム鉄よりも、体内で非常に効率よく吸収されます。その吸収率を比べてみると、ヘム鉄は一五～二五％、非ヘム鉄は二～五％と大きな隔たりがあります。レモンなどに多く含まれるビタミンCやタンパク質や胃酸は鉄の吸収を促進してくれます。非ヘム鉄で摂取する場合は、緑茶、コーヒーなどに含まれるタンニン、玄米に含まれるフィチン酸は鉄の吸収を悪くするの

表１　鉄欠乏のチェックリスト

項目	チェック
立ちくらみ、めまい、耳鳴りがする	
肩こり、背部痛、関節痛、筋肉痛がある	
頭痛、頭重になりやすい	
力が弱くなった	
よくアザができる	
のどに不快感（つかえ感）がある	
階段を上ると疲れる	
夕方に疲れて横になることがある	
生理前に不調になる	
生理の出血量が多い	

（新宿溝口クリニック提供）

で控えたほうがいいかもしれません。鉄欠乏が原因でイライラや憂うつなどの精神症状が増していた方であれば、鉄不足を解消することで、抗不安薬やＳＳＲＩなどの向精神薬を減らすことにつながるのではないでしょうか。

鉄欠乏のチェックリスト（表１）でチェック項目が三つ以上あてはまる方は、まずはフェリチンを測定してみてはいかがでしょう？

血糖調整異常（低血糖症）

食事等による血糖値の調節異常は、反応性低血糖症または機能性低血糖などと呼ばれることもあります。

病態としては、下記のようなことが考えられます。

炭水化物摂取等による血糖値の急速な上昇⇓インスリン（血糖を下げるホルモン）の過剰分泌⇓血糖値が下がりすぎてしまう（異常な疲労感、集中力の低下、物忘れ、めまい、日中の眠気、甘いものを渇望するなどの症状）⇓低血糖による意識障害を回避するため、

図1　正常の血糖曲線

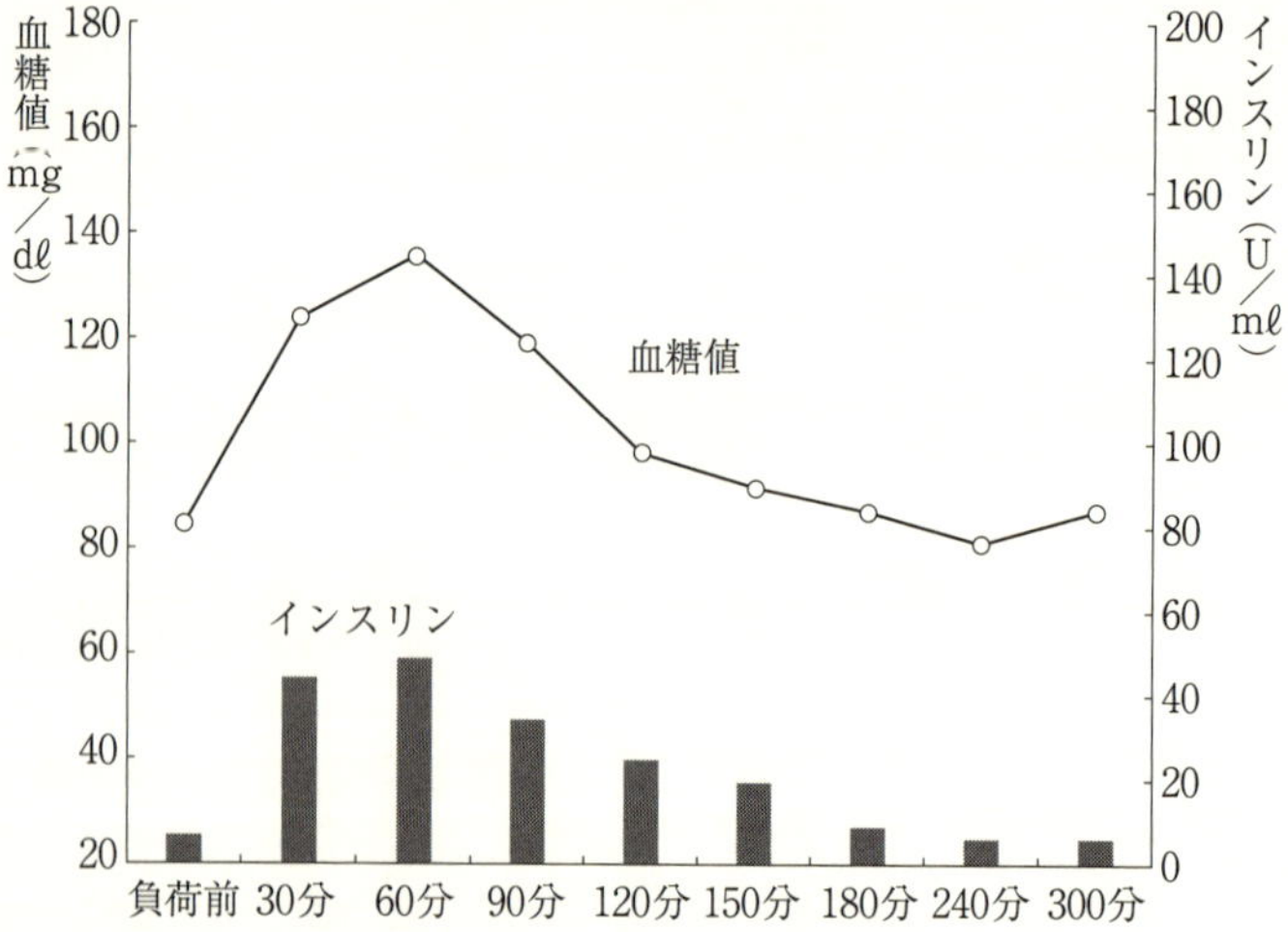

図2　反応性低血糖症

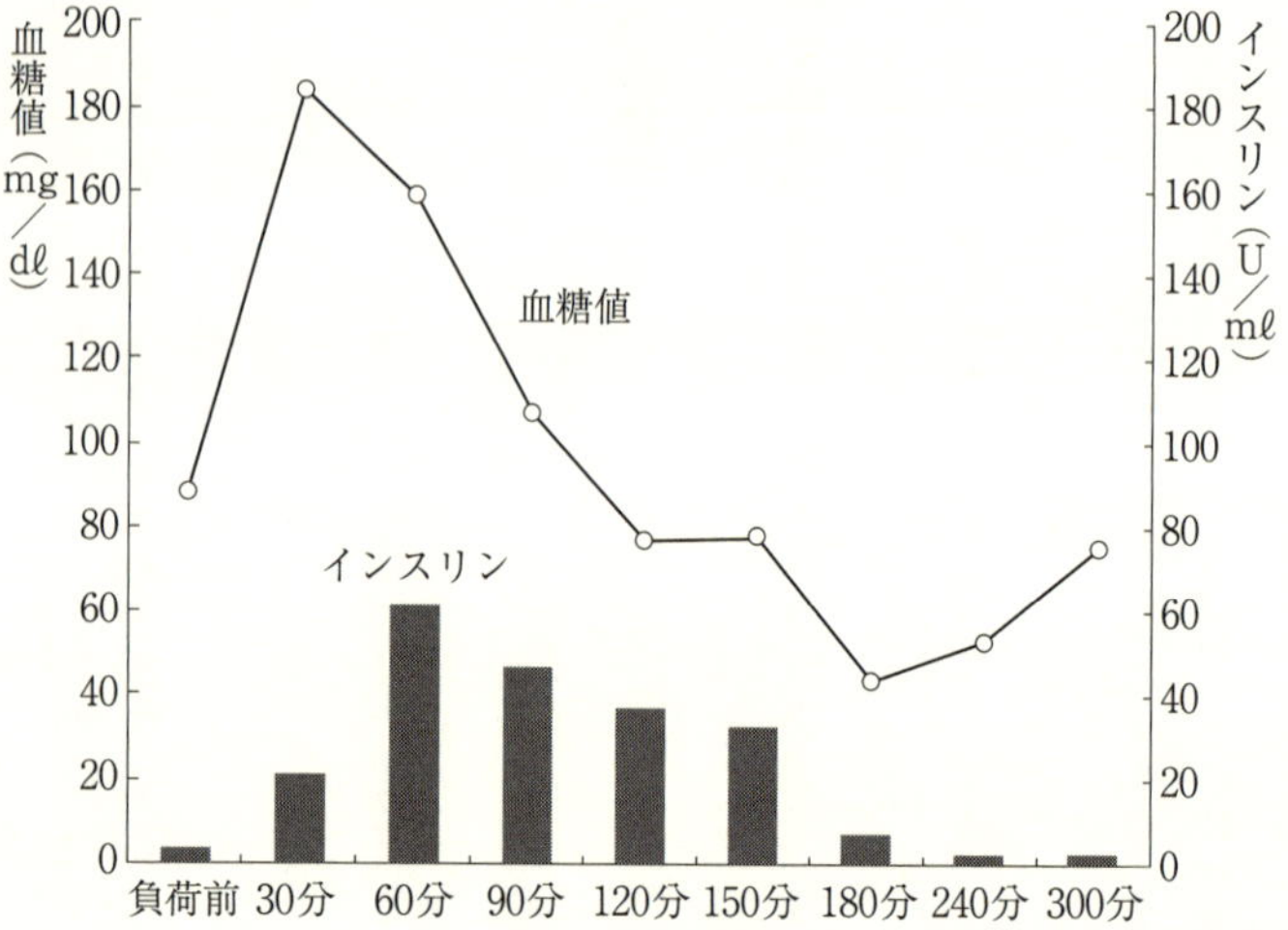

（図1 ～ 4：新宿溝口クリニック提供）

図3　無反応性低血糖症

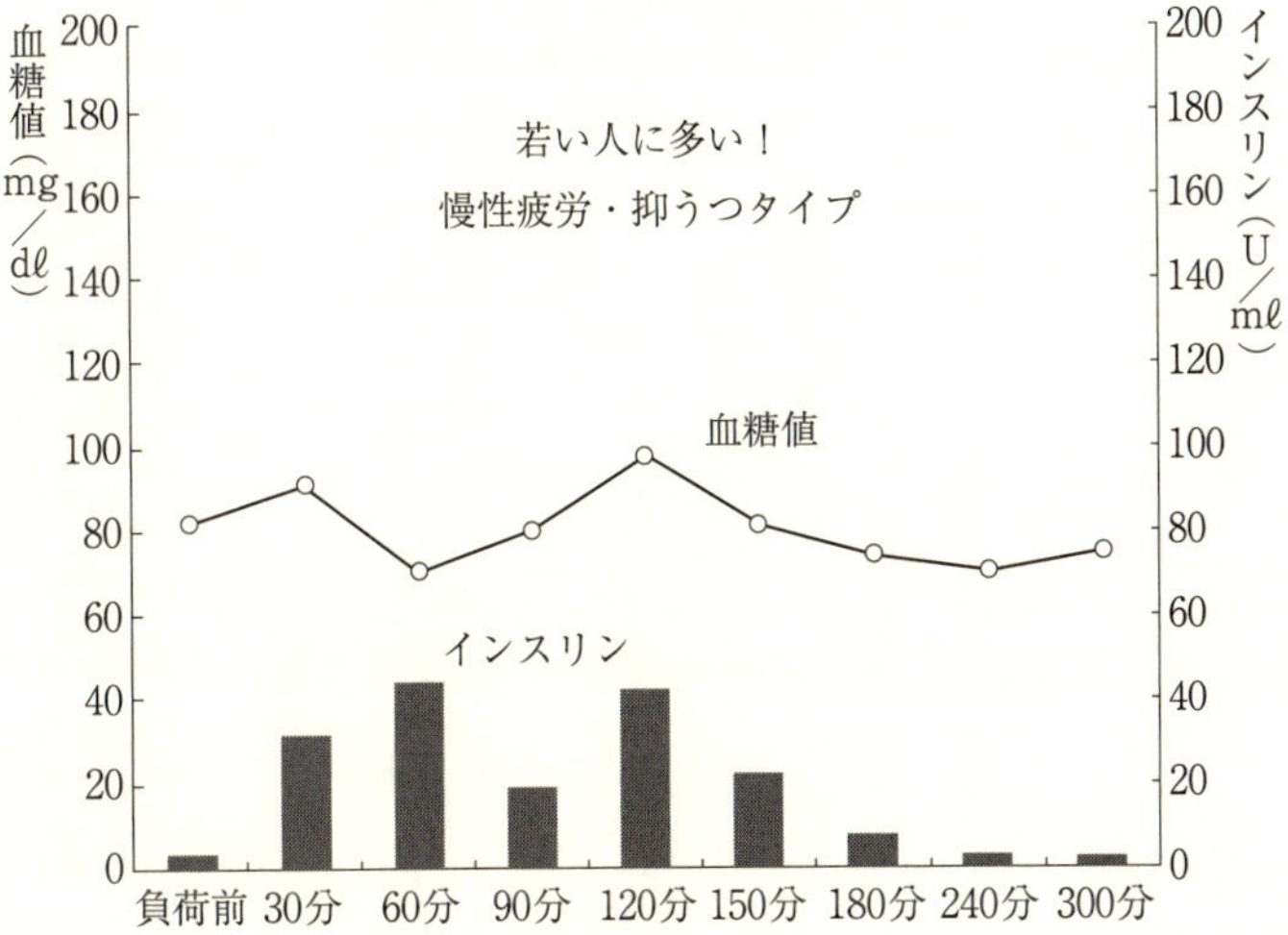

図4　乱高下型低血糖症

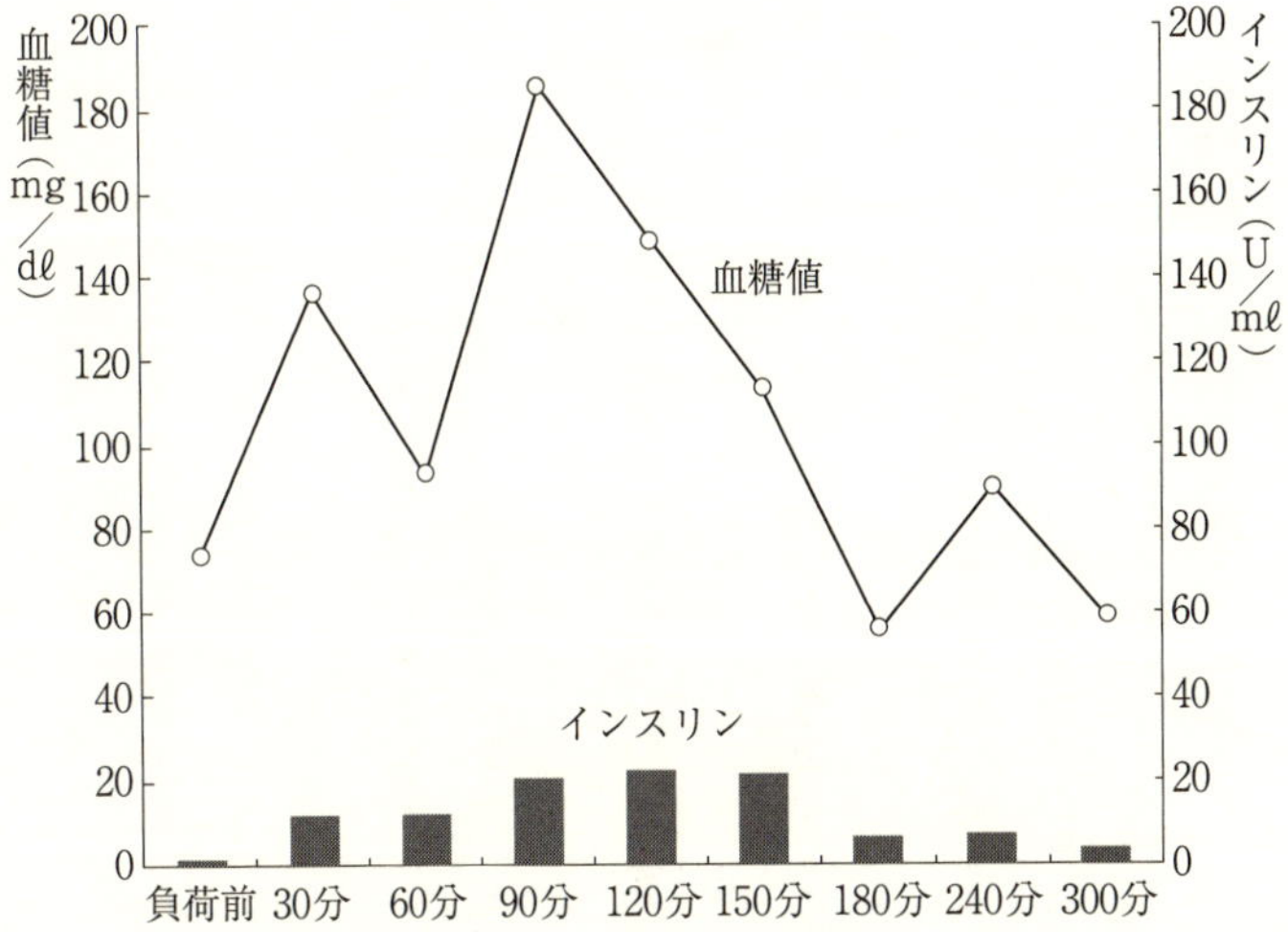

アドレナリン、ノルアドレナリン、ドーパミン等の血糖を上げるホルモンを過剰分泌⇓攻撃的になる、イライラする、緊張、動悸、興奮、神経過敏、悪夢、不眠などの症状が出現する。

五時間糖負荷試験等でみると、低血糖症には大きく分けて①反応性、②無反応性、③乱高下型の三つのタイプに分けることができます（正常な血糖曲線と低血糖症の三つのタイプの血糖曲線を図1〜4で示しました）。

①反応性の低血糖症：糖質を摂ると血糖が急激に上がってしまい、それを下げようとして大量のインスリンが分泌されることで今度は血糖が下がりすぎてしまうタイプです。急に不安や焦燥感や動悸やめまいや発汗がみられたりしてパニック障がいなどと誤診されることがあります。

②無反応性の低血糖症：糖質を摂っても血糖が充分に上がらないタイプです。一〇代から三〇代前半の若い人に多く、倦怠感や眠気が強いのが特徴です。また、食べても、満腹感を得られないという方もみられます。慢性疲労症候群やうつ病などと誤診されていることもあります。朝に強い腹痛や頭痛などの自律神経症状が出て不登校や引きこもりの原因になることもあります。

③乱高下型の低血糖症：糖質を摂ると血糖が急激に上がり、インスリンの分泌によって今度は急降下し、今度は血糖を上げようとしてホルモンが分泌されて血糖が上がりすぎる、という具合に血糖の上昇と下降を繰り返してしまうタイプです。急に不機嫌になったりして情動が安定しないのが特徴です。

血糖値は、その絶対値も大切ですが、急激に低下することが脳にとって大きな問題になります。つまり血糖値が低くなくても激しい症状を呈することがあります。カフェイン・アルコール・タバコ等も、

表2　低血糖症のチェックリスト

項目	チェック
甘い物、スナック菓子、清涼飲料水をほぼ毎日とる	
空腹感を感じ、おやつを食べることが多い	
夜中に目が覚めて、何かを食べることがある	
夕方に強い眠気を感じたり、集中力が落ちる	
体重の増減が激しい	
体重が増えてきた、またはやせにくくなった	
イライラや不安感が甘い物をとることでよくなったことがある	
頭痛、動悸、しびれなどが甘い物をとることでよくなったことがある	
安定薬や抗うつ薬を服用しても明らかな症状の改善がない	
血縁者に糖尿病の人がいる	

（新宿溝口クリニック提供）

即時に血糖を上げる働きをもっているので、過剰な摂取は血糖コントロール機能に悪影響を与えます。

チェックリストで判断がつかなかったり、ここにあげた以外の問題が関係している場合もありますが、低血糖症のチェックリスト（表2）で三つ以上の方は血糖調節異常（低血糖症）があるかもしれません。炭水化物（糖質）に偏った食事を少し見直してみてはいかがでしょう。

睡眠薬を減らすために生活を見直してみよう

睡眠は年齢によっても異なりますが、一般成人であれば、六～八時間夜間眠ることができていれば十分であるといわれています。成人が小学生のように九時間以上の睡眠を生理的にとることはできません。まずは、寝る時間と起きる時間を決めてそれを守る努力をして生活リズムを作っていきましょう。

睡眠は、脳にとって記憶の整理や、自律神経の調整など、コンディションを整える、例えるなら掃除の時間です。それに対して、日中の活動期、アドレナリンやコルチゾルが出ているときは、パーティにたとえられます。パーティを催しているときに掃除は同時にはできませんね。睡眠前に、アドレナリンが出ている状態では、なかなか寝つけない状態になります。血糖が低くなる時間があることで、身体はアドレナリンやコルチゾルを分泌して乗り切ろうとします。眠りにつけない方は、昼食や夕食の内容を見直してみることをおすすめします。具体的には、甘いものや、パンご飯麺類を減らし、タンパク質をしっかりとるといいかもしれません。

頑固な不眠症の陰に他の疾患が隠れていないか？

睡眠中の激しいいびきは、喉のところで呼吸中の空気の流れが悪くなっているかもしれません。睡眠時無呼吸症候群などの睡眠中の呼吸に関連した病気の可能性があり注意が必要です。寝酒や喫煙は、睡眠の質を下げるだけでなく、睡眠時無呼吸のリスクを増加させる可能性も指摘されています。

また、就寝時の足のむずむず感や違和感はムズムズ脚症候群、睡眠中の手足のぴくつきは周期性四肢運動障害の可能性があります。

不安焦燥や不眠に対してエキス剤でよく使われる漢方薬

漢方薬の処方は漢方医学的な問診と漢方医学的な診察（脈診、舌診、腹診）を行って決めます。抗不安薬や睡眠薬と違って、漢方医学的にその人のタイプ「証」が合わないと漢方薬は効きません。医師にきちんと診察してもらった方がいいと思います。医療用のエキス剤の中で処方されることが多く、どこの薬局にもありそうなものを少しあげてみます。

①黄連解毒湯：顔が赤ら顔、のぼせ、血圧も高め、暑がり、口臭や口内炎、胃腸の炎症症状、舌には黄色い苔ができやすい。口は苦く熱っぽい。飲酒過多の胃腸炎にも使われます。このタイプで便秘を伴うものには、三黄瀉心湯を使います。

②加味逍遥散：顔や手足のほてり、急なのぼせ、月経不順、倦怠感、更年期障がい、不定愁訴が目立つもの。どちらかというと自制心が弱く、感情をストレートに出してしまう傾向がある方です。

③抑肝散：慢性的なストレスがあるのにがんばって適応している。耐えている人でその結果感情が爆発してしまう傾向がある方。胃弱の方などには抑肝散加陳皮半夏を使うこともあります。

④柴胡加竜骨牡蛎湯：ある程度体力があって、動悸、便秘傾向、驚きやすさを伴うことが多い方。

身体の代償機構

脳の神経伝達における受容体を薬である量を超えて過剰にブロックしてしまうと、代償的に受容体を増やすまたは感受性を増やして対応しようとすることがあります。これを受容体のアップレギュレーションといいます。逆に、受容体への刺激が多すぎれば、受容体を減らすまたは感受性を減らして対応しようとすることがあります。これを受容体のダウンレギュレーションといいます。もしこのような代償機構が長期にわたって働いてしまえば、結果として長期的にはより多くの薬が必要な脳になってしまう、または、その薬を減らしにくくなる、または減らすのに時間がかかってしまう可能性があります。さまざまな意見が交わされておりまだよくわかっていませんが、抗精神病薬においては過感受性精神病という概念（仮説）もあります。また、仮にすでに長期に多剤大量処方を受けていた場合、神経伝達がその状態で適応していることが想像され、減量によりそのバランスが崩れ、離脱症状もしくは症状の悪化が現れる場合があります。ベンゾジアゼピン系薬の長期服用においては、個人差はあるものの臨床用量でも少なからず依存性がみられ、今までの薬の量では効果が減弱してくる場合があります。

結果として、脳でいえば、すべてにあてはまるわけではないかもしれませんが、〝多い薬のままにしていれば、脳が多い薬に慣れていく〟〝少なめの薬であれば、少なめの薬で脳が慣れていく〟という傾向が臨床上あるような気が致します。

自己治癒力

人には常に自己治癒力が働いています。〝治ろうとする力〟のことです。医療機関では、この自己治癒力を働きやすくするために薬物療法やカウンセリングをします。とりわけ急性期でないときは、薬物療法は自己治癒力が働きやすくするようにするものでなければなりません。また、自己治癒力を妨げるような大きなストレスがかかるような環境や生活習慣は避ける努力をしていかなければなりません。さまざまなケースがありますが、症状が出るには出るなりの理由があるものです。それを家族やカウンセラーや主治医といろいろ話し合うことにより病前よりも心が成長することがあると思います。出てくる身体や精神の症状がすべて悪いものでなく、治っていく過程の一つとして出ている可能性もあります。山あり谷ありで時間もかかるかもしれませんが、さらなる回復、より根本的な治癒に近づくことをめざして、将来薬がなくなる日がくることを信じてともに歩んでいきましょう。

良い精神科医の見つけ方

宮岡　等

はじめに

精神科や心療内科にかかっている患者さんやご家族から「医師が話を聞いてくれない」、「薬が合っていないのではないか」、「具合が悪いと話すとそのたびに薬が増える」などと相談される場面が増えました。ここでは「良い精神科医の見つけ方」としていくつかの指標をあげます。「指標を示さないといけない事態が精神医療に起こっている」のは悲しい事実ですが、きびしい指標を示しすぎると選ばれる精神科医が少なくなるかもしれません。本稿は「良い精神科医の見つけ方」というより「良くない精神科医の見抜き方」を示すような内容になっています。

本稿は、「受診する前」、「はじめて受診したとき」、「治療を続けているとき」に分けて書いてみます。「こういうときは好ましくない」と断定するのではなく、「別の医師の意見を聞いてみてもいいのではないか」という程度に考えて読んでください。

受診する前

ホームページやマスメディア

最近は病院やクリニックのホームページやそれを紹介する書籍などによって、医療機関の状況をあらかじめだいぶ知ることができるようになりました。ただ、このホームページやマスメディアを通して得た情報は頼りにならないと考えたほうがいいと思います。医療機関のホームページはその医療機関が作成していますから、よいことしか書かれてないのは当然です。患者さんや家族による医療機関の評価を載せたホームページもありますが、少数の偏った意見であることが少なくないですから、あまり参考になりません。

医療機関紹介特集のような雑誌や本もよい点ばかりが強調されています。「新聞に載ったりテレビなどによく登場する精神科医はどうか」と質問されたことがありますが、私からみれば、実際に患者さんを診る場合の良い医師の指標にはまったくならないと思います。本題から少しずれますが、薬を中心とする特定の治療の効果がマスメディアで強調されることがあります。これも専門家がみると、情報が偏りすぎて心配になることが少なくありません。全体として、医学に関係するマスメディアがもう少し成長することを願っています。

医師や友人からの情報

かかりつけ医などの身体各科の医師や職場の産業医が「あの精神科医にはよく患者さんを紹介するけれど、よく話を聞いて、本当に必要な薬だけ出してくれる」などという場合は比較的信頼してよいようです。

実際にその精神科医にかかっている患者さんから直接情報を得られれば貴重ですが、精神疾患の種類は多いし、患者さんの考え方もさまざまですから、良い医師の十分な指標とは言い切れません。

はじめて受診したとき

生活状況や環境の変化を質問されなかった

精神疾患を診断し治療方針を決めるためには、「調子が悪くなる前はどんな状態だったか」、「症状が出るきっかけがあったか」、「現在はどんな生活状況か」などを尋ねることが必要です。たとえばうつ病であれば、「ゆううつか」、「好きだったことへの興味もなくなったか」などのように、現在の症状だけ聞いて診断し、薬物療法を始める医師が最近、増えているようです。面接のなかで、生活状況や環境の変化に触れない医師は避けたほうがよいでしょう。

面接の後で、話し足りないことがたくさんあると感じた

良い医師は傾聴、受容、共感などという面接技法をもっていて、患者さんやご家族が話しやすい雰囲気を作れるものです。「患者さんが話したいこと」と、「治療方針決定のために医師が聞きたいこと」は必ずしも一致しませんし、診察では時間も限られています。「話し足りない」という印象をもたれる患者さんが多いのはやむを得ない気もしますが、あまりにそれが強ければ別の医師の受診を考えてもよいでしょう。

薬をのむ以外のアドバイスがなかった

治療に薬が必要な患者さんは少なくありませんが、薬物療法を中心に治療を行うにしても、他のアドバイス、たとえば生活リズムの修正、環境調整や家族の対応などは不可欠です。たとえば不眠に対して、コーヒーやお茶を飲む習慣や昼寝の有無を尋ねずに、いきなり睡眠薬のみ処方する医師は避けたほうがよいでしょう。

初診時に同系統の薬剤が二剤以上処方された

精神科の薬はうつ病に用いる抗うつ薬、気分の変動が激しい場合に用いる気分調整薬、統合失調症に用いる抗精神病薬、不安などに対して用いる抗不安薬、不眠に対して用いる睡眠薬などに分けられます。精神科で治療を受けたことがない、あるいは精神科の薬剤をのんだことがない方に、いきなり同系統の

薬剤を二種類以上処方するのは不適切と考えてよいでしょう。

薬の副作用に関する説明がなかった

効果のある薬には必ず副作用があります。その説明がないときや尋ねてもあまり説明してくれないときは、その医師は避けたほうがよいでしょう。

診断や予想される経過を説明してくれなかった

精神疾患では診断確定が難しい場合があるにせよ、その診察時点で可能性の高い病名と治療したときに予測される経過が医師の頭には浮かんでいるはずです。あまりに断定的に説明する医師も問題かもしれませんが、患者さんの状況に応じて何らかの説明をしてくれるはずです。

夜間や休日は対応できないと説明された

診療時間でない時間帯に症状が悪くなったとき、日直医や当直医として精神科医がいる医療機関は電話や直接の受診などの対応をしています。クリニックでも院長が携帯電話番号を患者さんに伝え、適宜アドバイスしている施設もあるようですし、提携している医療機関に診療時間外の診療を依頼している場合もあります。

「診療していない時間に具合が悪くなったらどうしたらよいか」という質問に対して、対応方法がない、あるいはその医療機関と特別な提携関係のない医療機関の受診や公的な精神科救急医療システムへの連絡しか方法がないという答えであれば、その医師は再考する必要がありそうです。

質問しにくい雰囲気であった

病名、治療方針、薬の副作用など、十分理解できない点は遠慮なく主治医に尋ねてほしいと思います。適切な治療のためにはそういう質疑を通した信頼関係が不可欠です。もし医師が説明するのを拒否したり、質問しにくいような雰囲気になるとすれば、医師を変えたほうがよいでしょう。

治療を続けているとき

前節「はじめて受診したとき」に記載したことの多くは治療を続けているときにもあてはまると思います。ここではそれ以外の点について書きます。

悪くなったというと薬がどんどん増える

どのような精神科の病気でも、もし患者さんが「具合が悪くなった」あるいは「これまでなかった症状が出た」といえば、病気が悪くなったか、のんでいる薬の副作用が出ている可能性を考えなければなりません。薬の副作用には薬を減らしたときに出る退薬症状も含まれます。また薬には他の薬に与える影響がありますから、その増減によって、他の薬剤の血液中の濃度が変わって、増減した薬ではない薬の副作用が新たに出ることもあります。

もう一点、精神科で注意しないといけないのは、病気の症状、薬の副作用、薬の退薬症状が似ていて、症状だけからは区別しにくい場合があることです。患者さんが「症状が悪くなったというと薬がどんどん増える」という印象をもつ状況であれば、一度他の医師の意見を聞いたほうがよいと思います。

何種類以上の薬剤は不適切か

「薬がたくさん出ている。何種類を超えたら問題か」はよく受ける質問です。「便秘や低血圧など向精神薬の副作用治療のために出ている薬は除いて数える」という考え方もありえますが、副作用に対して副作用治療薬を追加するのではなく、向精神薬を減らしたり変えたりするという方法もあるわけですから、薬の数という場合、すべての薬剤を含めるべきでしょう。

この答えは非常に難しいと思います。同系統の薬剤が三種類以上処方されているのは他の医師の意見を求めるべき指標になるとは思いますが、難治性の症状が長期間持続するようなやむをえない場合も絶対にないとはいえません。このような場合、今の治療が不適切というわけでなく、「他の医師はどう考えるか聞く」という程度の気持ちで、意見を求めてみてはどうでしょうか。

調剤薬局薬剤師の活用

「あの医師の薬物療法は不適切ではないか」という質問にしばしば出会います。よい治療とはいえないが、だめともいえない治療も少なくありません。筆者は、患者さんは調剤薬局の薬剤師にもっと意見を求めてほしいと考えています。ただしいわゆる門前薬局（その医療機関の近くにあって、医療機関とのつながりが強い調剤薬局）の薬剤師はその医療機関に気を遣ってか、正直な意見を言ってくれない傾向があるようです。最初からその医療機関と関係のない調剤薬局で薬をもらい、処方について薬剤師の意見を聞くことをお勧めします。本来、医師とは独立して薬剤の適切性を判断して医師や患者さんに助言するのが薬剤師の役割ですから、それをもっと活用すべきでしょう。

おわりに

「良くない精神科医の見抜き方」のような内容になりましたが、「良い精神科医」を探すよりは現実的な方法でしょう。総じて、受診前に見抜くのはかなり難しく、治療を始めて時間が経つと、その医師の治療の良い部分まで断って医師を変えることになります。私は初診時が最も重要であり、患者さんが医師を評価する最適の場面であると考えています。本稿が精神科医選びに少しでも役立つことを願っています。

参考書籍

（1）宮岡等『うつ病医療の危機』日本評論社、二〇一四年
（2）宮岡等『こころを診る技術』医学書院、二〇一四年

心とホルモンの密接な関係

●われわれはどこから来たのか　われわれは何者か　われわれはどこへ行くのか●

高橋　裕

私たちは何者なのか？

仕事でボストンに行くと合間にかならず訪れる場所がある。それはポール・ゴーギャンの代表作「われわれはどこから来たのか　われわれは何者か　われわれはどこへ行くのか」があるボストン美術館である。そこではゆっくりと椅子に座って横幅三mを超えるこの大作の前で思いにふけることができる。ヨーロッパで絶望したゴーギャンは、楽園を求めてタヒチに移住し、この絵を完成させた。書き上げた後には自殺を決意していたという。それは楽園が結局存在しなかったからなのだろうか？　右側の子どもと若者は人生の始まりを、中央の人物は青年期を、左側の人物たちはあきらめと死を受け入れる老婆が描かれ、その足下には白い鳥が言葉がいかに無力なものであるかということを物語っている。私たちは、自我に目覚めて以来ずっと、自分はどこから来てどこに行くのか、そしていったい何者であるのかを考え続けているように思う。一方で、自分が何者かを突き詰めて考えすぎると心は迷い袋小路に陥ってしまう。

なぜ心は動くのか

心を制御しているものは何だろうか？　私たちは、笑ったり、泣いたり、ときに些細なことで幸せを感じたり、やりきれぬ怒りを感じたり、どうしようもなく落ち込んだりしながら生きている。そして内からあふれる感情に支配され戸惑うこともめずらしくない。そして自分の心がなぜそのように動くのか意識していない場合も多い。

離見の見という言葉がある。室町時代の能楽師世阿弥がその著作『花鏡』のなかで残した言葉だが、「目を前に見て、心を後ろに置け、我が目の見るところは我見である、離見の見にて見るところはすなはち見所同心の見なり」と前をしっかり見る一方で自分の所作振る舞いを後ろから客観的に見ることの重要性を指摘している。世阿弥は芸事としての能の上達のために、自分を離れて客観的に見ることの大切さを説いているが、心理学的にはメタ認知と同じことであり、自分の中で何が起こっているのかを客観的に認識するためには重要な考え方である。これは実際に人生において短慮を避けて品格のある振る舞いするためにも必要である。また感情で心がいっぱいになり、物事を一断面あるいは自分の立場でしか見ることができない状況のときに非常に助けになる考え方である。

そのような目で私たちの心の動きを見てみると興味深いことが見えてくる。私たちは家族で何気ない会話をしながら食事をしているときに幸福を感じたり、期待していたものが得られなかったり他人が自分を認めていないと感じたときに怒りを覚えたり、大切なものを失ったときに悲しみに打ちひしがれたりする。あるいは自分の命を犠牲にして人を助けるような行動を見て感動する。このように見ていると、感情の動きは社会の中で生き延びていくために非常に適応的であることに気づく。

約二〇万年前に生まれたヒトの祖先は森を出てサバンナで狩猟生活をしていた。ヒトは集団で生活し社会性を身につけていった。これは獲物を得るのには大勢で協力が必要であり、獲物を分配したり、外敵から身を守るために必要な方法であった。約一万二〇〇〇万年前に農耕生活が始まるとさらに集団は大きくなり、社会も複雑になっていった。財産や土地といった概念が生じ、貧富の差も出現していった。このような環境で生き延びるためにヒトの心は進化したと考えられている。つまり集団で食事をしたり分けあったりしたときに幸福という感情、獲物を得られなかったときや集団の中で認められなかったときに怒りという感情、大事な道具や仲間などを失ったときに悲しみという感情を引き起こし、集団としての適応力が最適化されるような行動を取るように進化してきた。そしてその行動の元になるのがさまざまな強い感情である。

心の進化

ヒトは進化の過程で心を創ってきた。動物にも心はある。しかしヒトのように考えているわけではない（おそらく）。思考には言語が必要であり、心、思考も言語の発達とともに進化してきたと考えられている。また動物とヒトの最も大きな違いのひとつは、ヒトは自分が存在している意味を、そして行っていることの意味を求める点であろう。一方で、ヒトを含む動物は生き延びるための本能というものをもっている。本能には、食欲、性欲、睡眠欲などがありその力には抗いがたいものがある。そして本能を失うと生きる力そのものの低下につながる。

動物は基本的に本能に従って行動する。ヒトが生きていくうえではそうはいかない。本能の赴くままに行動するとヒトは社会から排除されてしまう。おそらくそのような行動が集団にとっては不利であるため、人は他人が本能的な行動すなわち下品な行動をとるのを見ると、不快に感じるようにプログラムされている。

動物も本能だけで行動しているわけではない。野生動物でも餌を前にした状況においてより強大な敵の前ではがまんすることにより行動を律する必要がある。そしてこのような行動をとるための遺伝的素因が進化してきた。なぜなら、強大な敵に対して歯向かって殺されてしまうような行動を規定した遺伝子をもった個体は容易に淘汰されてしまうからである。ヒトを含めた動物の社会では、序列やその社会の掟があり、厳格に守られている。社会学的には、タブーを含めて社会のルールを作り守ることによって無用な争いを防ぐという集団としてのメリットがあるからこそ、そのような行動パターンが進化の過程で守られてきたと考えられる。

怒りの意味

怒りという感情は不快なものであるが、一方でエネルギーを生むものである。二〇一四年のノーベル物理学賞を受賞した中村修二氏が、自分のエネルギーは怒りであったと記者会見で述べ注目されたのは記憶に新しい。怒りのエネルギーは何らかの行動につながり、それは現状を変化させるきっかけになりうるものである。そのような怒りに伴う行動は、生物として短期的に生き延びるために遺伝的にプログラムされていると考えられる。しかしながら、そのような本能にもとづく適応的反応は多くの場合、短期的視点にもとづいた反応であり、人間としての長期的展望や品格、理性とはかならずしも一致しない場合も多い。

一方、このような心の動きは扁桃体などの脳だけではなく、自律神経系、そして内分泌系すなわちホルモンが深く関わっている。怒りや恐怖の感情が沸き上がったときには、交感神経系の興奮とともにFight and flight hormoneであるアドレナリンが副腎から分泌される。アドレナリンは心拍数を増加し、発汗、瞳孔の散大、筋肉の血流を増やし、全身を戦闘態勢にするホルモンである。いわゆる火事場の馬鹿力が発揮できるようになり、必死になると普段持ち上げることのできない大きな家具を運んだりできるようになる。超人ハルクという映画のキャラクターは普段はおとなしい知的な男性であるが、怒りとともにおそらくアドレナリンによって筋肉の固まりのようなハルクに変身する。

アドレナリンの分泌は、とてつもないパワーを発揮できるようにする一方で、エネルギーの消費も激しい。神経内分泌腫瘍の一種で褐色細胞腫というアドレナリンを分泌する副腎髄質の腫瘍があるが、過剰に分泌され続けた結果、動悸、発汗、頭痛、高血圧、糖尿病、心不全などを合併し、ときに致命的になってしまう。野生の小動物は追いかけられて捕まると突然死してしまうことがある。捕捉性心筋疾患とよばれ、過度のアドレナリン分泌によると考えられている。人においても、アドレナリン過剰はたこつぼ型心筋症を引き起こす。阪神淡路大震災では、外傷もなくショック死した人も少なくなかった。災害時のストレスは心筋梗塞による死亡率を上昇させる。つまり非常時の限界を超える適応の代償は決して小さくないのだ。

アドレナリンは非常時のホルモンなので、必要がなければ分泌されないほうがよい。人間の社会は無用な争いをさけるべくさまざまな規範、タブーなどをつくってきた。どこにでも沸点の低い人がいるが、そのような人ではアドレナリンが容易に過剰分泌されている。怒りや恐怖は主に原始的な脳である大脳辺縁系や扁桃体から生じるが、人は前頭葉を発達させることにより理性と感情の制御を身につけてきた。またあるがままを受容する姿勢や感情を昇華する高度な心理的手法も発展させてきた。怒りや恐怖といった感情は動物的反応を惹起する。この反応によって生じる行動は短期的には適応的であるが、中長期的にはさまざまな生物学的、社会的損失を生じる場合が多く、感情による動物的反応をうまく制御できる人、すなわち倫理的規範を他人より守り理性的行動ができる品格のある人が、社会では尊敬されることになる。

愛情のホルモン――オキシトシンとバゾプレシン

私たちは愛する人とハグしたり、大好きなペットをなでていると得も言えぬ幸福感に満たされる。そのようなときにはオキシトシンというホルモンが分泌されている。オキシトシンは、脳下垂体後葉から分泌され、出産時の子宮収縮や授乳時の乳汁分泌に重要なホルモンであるが、最近心における大切な役割が注目されている。

オキシトシンの最も大切な役割のひとつは母性本能の形成である。オキシトシンは乳汁分泌に重要であるが、そもそも母親が赤ちゃんにお乳を上げたいと思わなければ授乳は成立しない。オキシトシンはそのようなときに乳腺を刺激するだけではなく、母親が赤ちゃんを愛しいと感じ抱きしめておっぱいをあげたいと感じさせる気持ちすなわち母性本能を引き起こす。そして母親を幸福感で満たすのだ。

ヒトが社会で生きるときに他人に対する信頼や慈愛の心というものは非常に重要な意味をもつ。オキシトシンはそのような信頼や慈愛を引き起こすことも明らかになってきた。オキシトシンを点鼻された人は相手をより信頼するようになる。また自閉症の子どもにオキシトシンを投与すると多動や不安など少なくとも一部の症状が改善する。興味深いことに長い握手はオキシトシンを分泌するが、まさに信頼を形成する儀式と考えられる。また私たちがペットを撫でると私たちだけではなくペットにおいてもオキシトシン血中濃度が上昇する。

オキシトシンが上昇すると、ストレスによって刺激されるＣＲＨというストレスホルモンの作用を減弱し、ストレスに耐えられるようになる。ストレスにさらされたときに私たちが癒しを求めるのはオキシトシンを求めているのである。このようにオキシトシンは愛情、信頼、幸福のホルモンであり、いかに人の心をオキシトシンで満たすかは幸福を考えるうえで大切なことである。

脳下垂体後葉からはオキシトシンとともにバゾプレシンというホルモンが分泌される。バゾプレシンは抗利尿ホルモンと呼ばれ、腎臓で水分の再吸収を調節している。間脳下垂体腫瘍などでバゾプレシン分泌が障害されると大量の尿が出る尿崩症という病気になってしまう。バゾプレシンも心の調節に重要である。バゾプレシンは主に男性におけるパートナーシップの形成に関与すると考えられている。

アメリカハタネズミとプレーリーハタネズミは外見や特徴にほとんど差がないが、オス、メスの関係が異なる。プレーリーハタネズミはメスとつがいを形成し巣を作る。一方、アメリカハタネズミは大変浮気性で、特定のメスとのつがいを形成しない。この二種類のネズミの違いの原因は、腹側淡蒼球のバゾプレシン受容体１Ａ型の発現量の違いであることがわかった。発現の少ないアメリカハタネズミに分子生物学的手法を用いて無理にこの受容体を発現するとちゃんとつがいを形成したのだ。つまりバゾプレシンがきちんと働くことが、オスが特定のメスとの絆を維持することに重要であった。このことはヒトでも関連しているらしい。バゾプレシン受容体１Ａ型の発現量を調節している遺伝子多型と男性におけるパートナーとの絆の強さ、離婚のしにくさと関連していることが報告された。このように愛情、母性本能、信頼、浮気性などもホルモンの作用が密接に関わっている。

試練における心の動きとホルモン

人生は試練の連続である。悲しみや苦しみは突然やってくることが多い。そのような状況において非常に深刻な場合にPTSD（Posttraumatic stress disorder：心的外傷後ストレス障害）を引き起こす。PTSDとは危うく死ぬまたは重症を負うような出来事の後に起こる心に加えられた衝撃的な傷がもとなるさまざまなストレス障害を引き起こす疾患のことである。一生の間に五〇～六〇％の人は外傷的体験にさらされるという。しかし深刻な外傷性ストレスでもPTSDを発症するのは一四％で全員が起こすわけではない。

PTSDと同様さまざまな試練に対して、抑うつ状態もよく見られる。動物を用いた行動実験においてうつ状態のモデルがある。これはマウスを休むところのない水槽に入れると、最初は一生懸命泳いでいるが、そのうち何もせず浮かんでいる。この状態はマウスが無力感に満たされ抑うつ状態になっていると推測されている。実際、抗うつ薬はこのような症状に効果がある。うつ病は苦しい病である。しかし、この病気にもちゃんと意味がある。つまり抗ってもどうしようもない強大な敵や状況に直面し、逃げようもないとき、動物は固まる。そしてそのような死んだふりが唯一の生存戦略である場合がある。人の場合にも、自分ではどうすることもできないストレスにさらされたとき、抑うつ状態を引き起こす。そのときには行動することもしゃべることもできない。しかし多くの場合、抑うつ状態は時間が解決してくれる。そして、そのときには状況も変わっている。多くの困難の唯一の解決策は時間であることも多い。自分が制御できない抑うつ状態になったときには、そのような客観的視点で理解することも意味があるのではないかと思う。

人の心は傷つきやすい一方、試練を乗り越えていく強さ、しなやかさをもっている。そのような「極度の不利な状況に直面しても、正常な平衡状態を維持することができる能力」をBonannoはレジリエンスと定義した。レジリエンスというのはもともと物理学的用語であり反発力から精神的回復力、立ち直る力という意味で使われている。

ナチスドイツによって収容所に監禁され家族を殺されたビクトール・フランクルは著書『夜と霧』のなかで、極限状況のストレスにもかかわらず生き延びた人々から「収容された人の生と死を分けるのは、体格や栄養ではない、未来があると信じたものだけが生き延びられた」と書いている。そして人生はどんな状況でも意味があると述べた。実際生き延びた人は、人生に何らかの意味を見出している人、すなわち自分にはやり遂げなければならない仕事がある、あるいは愛する人ともう一度一緒に過ごしたいなどの目的をもっている人であった。フランクルは家族を強制収容所で失っているが、そのようなどん底の状態で彼は人が生きることの意味について考え続けた。そこにフランクルの悲しみとともに心の強さ、冷静さ、人としての成長を見ることができ、読む人の心を打つ。

そのようなレジエンスをもつための要素として、Ahmedは自尊感情、安定した愛着、ユーモア、楽観主義、支持的な人の存在をあげている。多くのＰＴＳＤは人との関わりの間で引き起こされる。自らの身体的心理的存在意義を否定されたとき、人は深い心の傷を追うことになる。そのようなときも他人がなんといおうが、私はこのような存在なのだと開き直れる自尊心を持っている人は強い。そして愛する存在、自分がそのために生きているというものをもつ人も強い。さらに、どのような状況に置いても楽観的でユーモアを持てる心の余裕も助けになる。そして自分を支えてくれる人の存在も大切である。あなたはつらいときに自分を支えることのできる芯となるものをもっているだろうか？

一方、このようなＰＴＳＤを引き起こすような強い心的外傷を受けても心の成長の糧にできる場合もある。そのような心の動きをTedeschi & CalhounらはＰＴＧ（Posttraumatic Growth）、心的外傷後成長と名づけた。Positive change experienced as a result of the struggle with trauma（「トラウマを引き起こすような可能性がある大変つらい出来事をきっかけとした人としての成長」）と定義されている。艱難辛苦、汝を玉にすという言葉があるが、ポーランド出身のドイツ哲学者ニーチェも「あなたを殺さないものはあなたを強くする」と言っている。人が成長するにあたり試練を経ずに飛躍はありえないといえる。

フランクルは自らの強制収容所体験にもとづいて、人は生きている限り、どれだけ苦痛や苦悩があろうとも、最後の最後まで人生の意味を実現できる可能性をもっていることを示した。このような心の成長とは具体的にはどのようなものだろうか？　この心の成長をとらえる一つの観点は自我の強さである。

心理学者の宅香菜子は著書『悲しみから人が成長するとき――ＰＴＧ』の中で自我の強さとは、自我機能という心の働きがうまく機能している状態と述べている。それは以下のような機能である。「現実に起きていること、自分が感じたり考えていることの区別がしっかりできること」「過去と未来の流れの中で今をとらえられること」「自分の置かれている状況を理解し、現実の生活に根ざしている感覚があること」「自分自身の衝動をうまくコントロールできること」「ストレスにうまく対処できること」「社会の中で他の人たちとよい関係を築けること」「自分がこの世に何らかのよい影響を及ぼせる存在だと思えること」「自分に人間としての価値があると思えること」。

どうすれば、このように確信することができるようになるのだろうか？　これは、じつは大変難しい。なぜなら人間は他人は欺けても自分をだますことはできないからだ。自分に対して一生嘘を着き続けることはできない。重要なことは現実をありのままに受け入れる勇気をもつこと、他人とともに自分自身を大切にできること、そして人のための思いやり、行動をし続けることではないかと思う。そして小さな成功体験を積み重ねていく達成感を経て自分に対する自信を身につけていくことであろう。マハトマ・ガンジーは、幸福とは、考えること、言うこと、することが、調和している状態であると述べた。私たちは普段あまり意識していないが、確かに考えること、言うこと、することが一致、調和することは決して容易ではない。調和させるためには、自分に正直に生きること、自分の心のありようが常に人として正しい方向に向いていること、一方で弱さやずるさをもった自分も含めて不完全な自分をありのままで受け入れることが必要である。

人生においてストレスはなくなることはない。ストレスという言葉を学問的に初めて使ったのはハンガリー出身の生理学者、ハンス・セリエである。彼はストレスにおけるホルモンの作用について深い洞察を行ったが、ストレスについて、有害ストレス（ディストレス）と有益ストレス（ユーストレス）に区別している。確かに人の成長には適度なストレスが必要である。アメリカの心理学者、エリク・エリクソンはそれぞれの発達段階に応じた危機を乗り越えていくことによって、その人となりが徐々につくられていくと考えた。そしてその危機を乗り越えたときに達成感や喜びを感じ、成長とともに次の挑戦を行うことができる。ではそのようなストレスや危機に本質的な善悪はあるのだろうか？　そのようなストレスの意義はやはりそれを受けた人との相互作用によって決まると考えられる。たとえば愛するかけがえのない人との死別は誰にとっても堪え難い悲しみと喪失感を引き起こす。一方で、それでずっと打ちひしがれてネガティブな人生を送る場合と、そこから立ち直り悲しみとともにではあるが、より強くより意義のある人生を送ることができる場合がある。すなわち、レジリエンスをもつかがいかに重要かということである。また人生は諸行無常であり、すべてのものは変化していく。私たちは生きている限り喪失を避けることはできず、一方、再生する力はかならず内在している。

興味深いことにこのようなレジリエンスにもホルモンは関わっている。ＰＴＳＤを引き起こすような強いストレスにさらされたときにはＣＲＨ－ＡＣＴＨ－コルチゾールというホルモンが分泌され肉体がストレスに耐えられるような反応を引き起こす。しかしながら、ストレスが持続すると長期にコルチゾールにさらされ、心身が消耗していく。高濃度のコルチゾールは脳における海馬の神経細胞のアポトーシス（細胞死）を引き起こしたり、ひどい場合には脳萎縮を引き起こし、ＰＴＳＤに関連する。ＮＰＹという食欲を調節しているホルモンは、ＰＴＳＤに対して保護的に働くことが報告されている。ＮＰＹの血中濃度が高い人はＰＴＳＤを起こしにくく、動物実験ではＮＰＹを投与することにより保護することができる。また副腎から分泌されるＤＨＥＡというホルモンや前述のオキシトシンにもＰＴＳＤに対する保護作用がある。さらにストレッチなどの運動や深呼吸も、リラックスすることにより血中コルチゾール濃度を低下し、ＰＴＳＤを引き起こしにくくすることが報告されている。私たちはホルモンを自分で制御することはできないが、心のあり方によって好ましいホルモン分泌が自然に起こるようにすることはそれほど難しいことではない。

心というもの

私たちに心は制御できるのだろうか？　それはイエスでもありノーでもある。原始的な脳から湧き上がる情動は生きている限り存在し、逆にそれがないと生きていくことはできない。一方で、私たちは高度に発達した前頭葉をもち、経験から学ぶことや知恵を蓄積し、少なくとも情動をコントロールしようとすること、あるいはどうにもならなくても自分を客観的に眺めることはできる。しかしながら、生物として生き延びてきた生存戦略としての自律神経や内分泌系におけるホルモンの分泌は意思の力で制御できるものではない。むしろありのままの状態を受け入れ、自然に任せることは重要である。そして生きている限り遭遇するさまざまな試練に対して、自分の心が一時的に制御不能になることも決してめずらしくない。しかし、そこで悲観して人生の結論を出す必要はない。万策尽きたように感じる状況においても、天（神様）にまかせる、時間にまかせるという誰にも平等に割り当てられた解決方法はいつでも存在しているのだ。

いったい自分は何者なのか。その答えはありのままの自分の心の中にある。そのためには考えること、言うこと、行うことが調和している状態、すなわち自分に対して偽りがなく、ありのままの自分を好きになること、そしてありのままの他人を認めることが大切なのだろう。同時に、人間は社会的な動物であり、他人との相互作用、他人による承認が必要である。安定した心のためには、自分による承認と他人からの承認のバランスがとれている状態が必要なのかもしれない。そして、他人との関わりの中で自分の主体的な存在の意味を見つけることが大切である。そこでは、主体的であることが重要であり、他人に依存したり、何かしてもらうことを期待するのではなく、自分が他人のために何ができるかということを考え行動に移すことである。そのような行動は心の相互作用を生み、相手とのより心地よい交流のきっかけになる。そしてそのような自分自身の存在に意味があることを信じ続けることであろう。

おわりに

心とホルモン、そして人の心のあり方についてこれまでの学術的報告とともに、最近感じることを書いてきた。このような機会を与えていただいた鈴木映二先生に深謝するとともに、この拙文が心のあり方について悩み苦しんでいる方に少しでもお役に立てば幸いである。

双極性障害の原因はどこまで解明されたか

加藤忠史

はじめに――病気の解明はどのように行われているか

双極性障害の原因は、まだまだ解明途上です。一方、この一〇年ぐらいの間に研究が大きく進展したのが、自閉スペクトラム症です。自閉スペクトラム症の原因解明の進展をみると、双極性障害研究の進展のために何が大切かよくわかってくると思いますので、双極性障害研究についてお話する前に、自閉スペクトラム症の研究の進展の状況を見てみましょう。

一九九〇年代には、自閉スペクトラム症の原因はほとんどわかっていませんでしたが、まず、コピー数変異（CNV）という、ゲノムの中のかなり大きな領域が増えていたり減っていたりする現象との関係が調べられ、その後、数千家系の自閉スペクトラム症の方とその両親のすべてのエクソン（ゲノムのうち、タンパク質の配列を決めている重要な部分）の配列を解読する研究が行われました。これらの研究により、自閉症の方の何割かは、両親がもっていないようなゲノム変異（デノボ変異）により発症するということがわかりました。ゲノムのたった一カ所に突然変異（デノボ点変異）が生じただけでも、それがそのタンパク質の働きをすっかり失わせるものであれば、大きな影響を与えます。そうした変異が自閉症の原因となっている場合がわかってきたのです。

また、こうした点変異は、父親の年齢が高いほど多くなることがわかりました。自閉スペクトラム症でみられるゲノム変異には、二つの神経細胞同士が繋がるところ（シナプス）で、両方の神経細胞をつなぐ働きをする分子の遺伝子が多いことがわかりました。

さらに、こうしたゲノムの変異をもつ自閉症のモデルマウスが作られ、生きているマウスの脳の中のシナプスを観察する研究が行われました。その結果、複数のモデルマウスで共通に、シナプスで情報を受けとる側の、トゲのような構造である、「スパイン」というものが、より盛んに作られていることがわかりました。このようにスパインが盛んに作られているのは、いったんシナプスができても、これが安定しないためであると考えられました。同じことが本当に自閉スペクトラムの方の脳内で起きているのか、それがどのように症状に繋がるのかなど、わからないことはたくさん残っていますが、自閉スペクトラム症の原因の大枠はかなり見えてきたといってよいでしょう。

なぜこんなにながながと自閉スペクトラム症の話をしたかというと、多くの方のDNAサンプルを収集して、たくさんの研究者が研究に参入し、集中して研究を進めれば、病気の解明が進むことは間違いないということをいいたかったからです。先ほどの自閉症モデルマウスの一つを世界で初めて作った理研脳センターの内匠透・シニアチームリーダーも、モデルマウスでスパインの解明を行った東京大学の岡部繁男教授も、医師ではいらっしゃいますが、児童精神科医というわけではなく、基礎研究者です。このように一流の研究者が自閉スペクトラム症研究に取り組んだことによって、初めてゲノム研究の成果が原因解明につながってきているのです。

アメリカでは、お子様が自閉スペクトラムに罹った大きな会社の社長さんが多額の研究費を寄付されたことが、研究推進の大きな力になりました。日本でも、二〇一一年度から、脳科学研究戦略推進プログラムの課題F「精神・神経疾患の克服を目指す脳科学研究」が始まるなど、うつ病や双極性障害の研究を進める機運は高まっていると思います。

双極性障害のゲノム研究の現状

それでは、双極性障害の研究はどのような状況にあるのでしょうか。

双極性障害では、自閉スペクトラム症と違って、CNVの関与はあまり大きくないようです。自閉症では数千家系でデノボ変異が調べられているのに対して、双極性障害にデノボ点変異が関係しているのかどうかについては、いまだに論文が一本も報告されていない状態です。現在、双極性障害研究ネットワークを通してご参加いただいた方々のご協力をいただいて、私たちはこの「デノボ点変異」が双極性障害にも関係しているかどうかを調べています。まだ解析の途中ですが、近々結果を報告できればと思っています。

双極性障害でデノボ変異の研究が盛んでない理由の一つは、もともと双極性障害では遺伝的体質が大きく関係していると考えられてきたからです。そこで、どのような遺伝的体質が関係しているのかを調べるために、ゲノム全体の代表的な五〇万から一〇〇万個の配列を調べるゲノムワイド関連研究（GWAS）が行われ、こちらは数万人のデータが集まっています。その結果、CACNA1Cという遺伝子との関連が見出されました。

CACNA1Cは、カルシウムチャネルという、細胞の外から中にカルシウムを取り込むタンパク質の遺伝子の一つです。身体の中にカルシウムはたくさん含まれていますが、細胞の中は、小胞体とミトコンドリアという二つの細胞内小器官を除けば、ほとんどカルシウムが存在しない状態になっています。

以前から、双極性障害患者さんの血液細胞（血小板など）の中では、カルシウムの濃度が高いということが報告され、日本でも私たちを含め、多くのグループが血液細胞を使った研究を進めてきました。GWASによって、そのカルシウムに関わる遺伝子が関係していることがわかったことから、とくに注目されたのです。双極性障害やうつ病をしばしば伴う遺伝病である、ダリエ病、ウォルフラム病、ミトコンドリア病などが、いずれもカルシウムをため込む細胞内小器官であることも、細胞内のカルシウムのコントロールが双極性障害と関係していることを示しています。

さて、GWASでカルシウム関連の遺伝子との関連が見つかったのは手がかりにはなるのですが、これは頻度が高い個人差で、どの配列が直接病気と関係しているかもわかりません。じつは、先に述べたCACNA1Cという遺伝子の機能を失った人は、双極性障害ではなく、ティモシー（Timothy）症候群という、別の重症の遺伝病になってしまうため、この遺伝子の変異マウスは、双極性障害のモデルマウスとはいえません。適切なモデルマウスを作って研究を進めるには、自閉スペクトラム症で見つかっているような、遺伝子の機能に大きな影響を与える原因変異を見つけることが必要となりますので、前述のような、デノボ変異を探す研究は重要だと考えています。

iPS細胞を用いた研究

患者さんの細胞を用いた研究も手がかりになると期待されています。しかし、血液細胞は神経細胞のように興奮しないので、カルシウムチャネルが働いておらず、以前のような血液細胞を用いた細胞内カルシウムの研究では、もはや研究を進めることができませんでした。しかし、山中伸弥教授が発見したiPS細胞が、画期的な進展をもたらしました。患者さんの神経細胞を調べることができるようになったのです。現在、患者さんのiPS細胞から神経細胞を作って、カルシウム濃度などを調べる研究が盛んになっています。

脳画像研究

双極性障害の解明には、脳画像研究の貢献も期待されているところです。以前から、皮質下高信号領域という、軽い脳梗塞に近い所見がみられる場合があることや、前部帯状回という感情の制御に関わる場所体積が小さいこと、感情が現れた表情を見たときに、恐怖に関わる脳部位である扁桃体の反応が強いことなど、さまざまなことがわかっています。前部帯状回の体積減少は、リチウムを服用している患者さんでは見られず、これはリチウムの神経保護作用によるものではないかと考えられています。

最近多く行われている研究は、大脳皮質どうしをつなぐ大脳白質の神経線維の走行を調べる研究、そして、安静時機能結合ＭＲＩ（resting state functional connectivity MRI：rs-fcMRI）という方法です。これは、とくに心理的課題を行わずに機能的ＭＲＩをとり、どの脳部位とどの脳部位がよく同時に活動するかを調べることで、脳部位間の機能的な結合の強さを見るものです。その結果、前部帯状回と扁桃体の間の結合が弱まっている、といった研究成果が報告されています。

薬理学研究

双極性障害の第一選択薬は、躁状態への作用、うつ状態への作用、両者の予防作用、そして自殺予防効果をすべてもつ薬剤であるリチウムです。リチウムは、多くの酵素が必要とするマグネシウムイオンに拮抗して、酵素の活性を阻害することで作用すると考えられています。標的酵素として最も有力なのは、イノシトールモノフォスファターゼ（IMPase）とＧＳＫ-３βの二つです。IMPaseが阻害されると、細胞内カルシウムの制御に関わる情報伝達系が変化することが作用メカニズムの一つであると考えられています。一方、GSK－3βは、さまざまな作用があり、細胞死、細胞増殖、生物リズムの制御など、さまざまなメカニズムを介して、作用する可能性が考えられています。最近では、既存の薬の中から、IMPase阻害作用をもつ薬を探索する研究が行われ、エプセレンという薬がIMPase阻害作用をもつことがわかり、イギリスで臨床試験が行われているそうです。

また、この一〇年、研究者の間で関心を集めている薬が、麻酔薬として日本でも使われているケタミンという薬です。この薬は、双極性うつ病に対して、投与直後二時間以内に抗うつ作用を発揮し、その効果が一週間続くということで注目されています。この薬は、神経細胞のスパインを増やす効果があり、うつ状態ではスパインが減っているのではないかともいわれています。しかし、ケタミンは、幻覚などの副作用があり、依存性も懸念されています。

脳組織研究

患者さんの脳組織における研究では、抑制性神経細胞の数が海馬で減少しているというハーバード大学からの報告が注目されています。しかし、双極性障害患者さんの脳を多く蓄積しているブレインバンクは、スタンレーブレインバンクとハーバードブレインバンクくらいしかなく、スタンレーブレインバンクの脳組織はすでに何百もの研究者により研究されて、もはや海馬などの重要な脳部位の試料は残っていないため、このハーバード大学からの研究結果を確認できる施設がほとんどないのが現状だと思います。

バイオマーカー

双極性障害患者さんの半数以上はうつ状態から始まるので、うつ病と診断されて、長い間、うつ病として治療されることが少なくありません。なるべく早く正しい診断にたどり着いて、より早く適切な治療が受けられるよう、検査法を開発することも重要です。

私たちは、一人だけが双極性障害にかかった一卵性双生児の方々の間で、ＤＮＡメチル化という、エピジェネティックな違いを探しました。エピジェネティクスとは、ゲノムＤＮＡの配列には影響しないけれど、遺伝子の働きが変化するようなＤＮＡの化学的変化のことです。その結果、セロトニントランスポーターという、抗うつ薬の標的分子の遺伝子のＤＮＡメチル化に違いがあることがわかりました。この違いは脳組織でも確認され、病気の解明に役立つのではないかと期待していますが、診断に使えるほどの大きな違いとはいえそうにありません。

双極性障害の検査法の研究では、ＩＬ‐6、ＴＮＦαといった、炎症にかかわる物質（サイトカイン）の変化が注目されていますが、こうしたサイトカインがどうして変化するのかはわかっていません。

動物モデル

双極性障害では、まだ強い影響をもつ遺伝子変異が見つかっていないため、動物モデルが確立していません。最も広く研究に用いられているのは、Clockという、時計遺伝子の変異マウスです。このマウスは、持続的に多動を示し、これが躁状態のモデルマウスとして提案されているのですが、実際に患者さんがこの遺伝子に変異をもっているわけではないので、その研究が双極性障害の解明につながるのかどうか、議論のあるところです。

私たちは、双極性障害やうつ病を伴うことのある遺伝病であるミトコンドリア病の一種である慢性進行性外眼筋麻痺の原因遺伝子の一つ、ポリメラーゼγ（Polg）の変異マウスを調べています。このマウスの脳と双極性障害患者さんの脳組織で共通に働きが変化していた遺伝子を探した結果、シクロフィリンDという、ミトコンドリア内外のカルシウムの輸送にも関係している分子複合体の構成要素の遺伝子に注目しました。この分子に働く薬には、神経保護作用があることから、研究を進めているところです。

おわりに——研究の進展への期待

これらの研究を総合すると、双極性障害は、細胞膜のカルシウムチャネル、小胞体、ミトコンドリアなどの変化によって、細胞内のカルシウム制御に変化が起き、これが神経細胞の働きを変化させた結果、通常は気分を安定させている神経回路が変調をきたす病気ではないか、と考えられます。

ゲノム研究やｉＰＳ細胞を用いた研究が進展することによって、今後一〇年の間に、双極性障害の原因解明に、大きな進展があると思います。

Part 2.
支援編

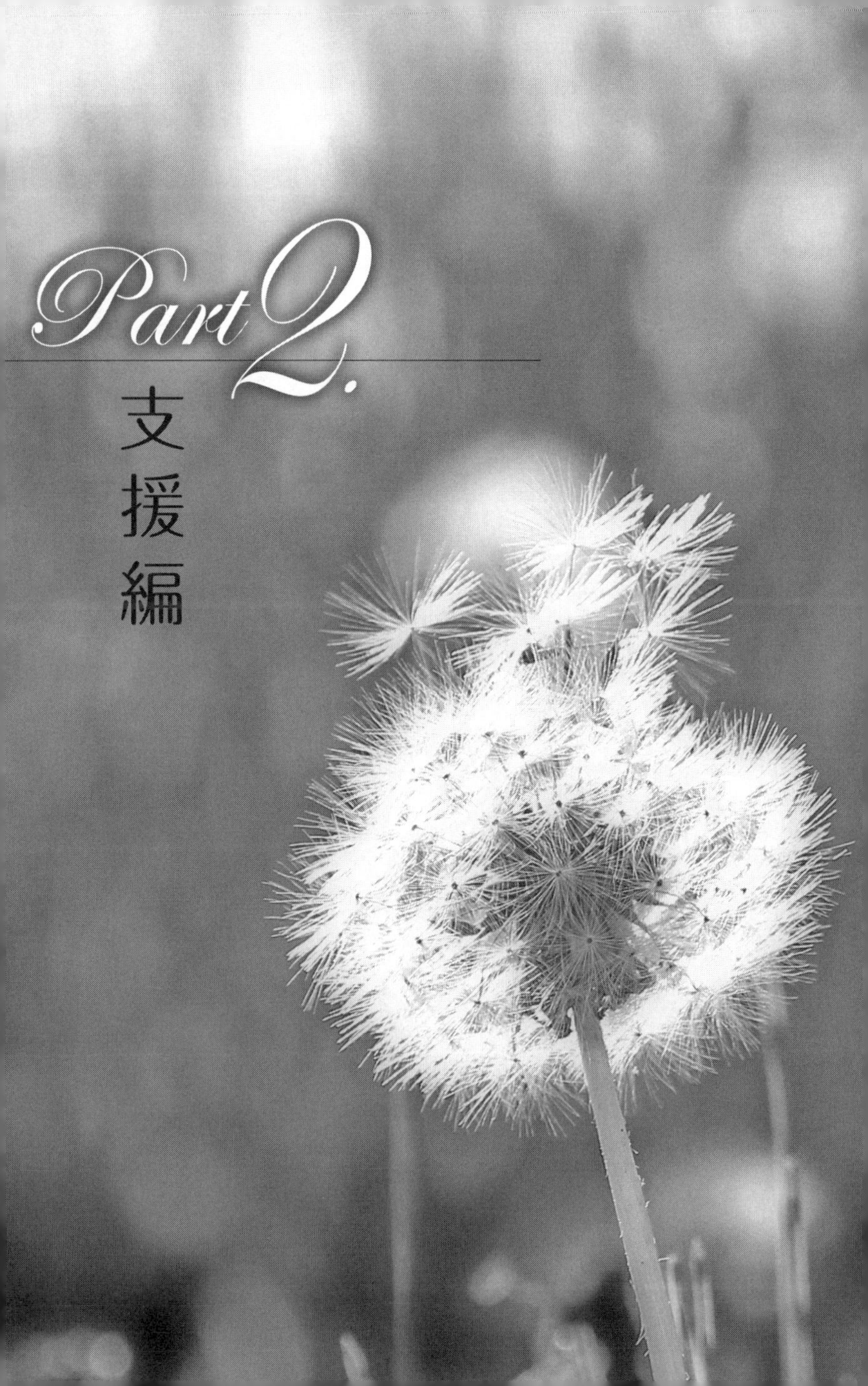

当事者どうしの支えあい

鈴木映二

■当事者とは

当事者は「ニーズを持った人びと[1]」と定義されます。

歴史上、さまざまな人びとが当事者として差別される立場に追いやられてきました。被差別部落民、ユダヤ人（ホロコーストの対象になったことはあまりに有名）、ジプシー（ちなみにジプシーとは欧州において移動型民族を指す差別用語で各部族にはきちんとした名称がある）、有色人種、女性……このような具体例を見ると、当事者とは本人にはまったく問題がないにもかかわらず社会によって問題を抱えさせられニーズを持たせられた人びとではないかと思います。

双極性障がい当事者の場合、この病気に襲われた人はどんなにがんばっても以前のようにコンスタントに働いたり気分を一定に保ったりすることが難しくなります。最初は心配してくれた周囲の人も病気が長引くにつれ「あの人のせいで私の仕事が増えた」「病気に甘えている」などと思い出します。ついには退社や離婚を迫ったりします。最終的にダメ人間の烙印を押され、マイノリティーの一角に押しやられます。このようにして双極性障がいの患者さんの多くは当事者としての苦しみを背負わされることになります。

こうした当事者が互いに身を寄せ合い、当事者会は自然発生的にできあがります。しかし、当事者会は単なる自衛の場ではありません。骨髄バンクの設立やがんの緩和ケア政策のように当事者会の働きかけが大きな影響力を発揮した例は数多くあります。

■当事者会は人間回復の場

当事者が集まり対面で行う交流会（ノーチラス会では集いと呼びます）では、独特の連帯感が生まれます。当事者にとって、同じ体験をした人に会うことは、それ自体が癒しになります。つまり、当事者会では、自分が当事者というだけで相手にとって価値（癒し効果）があるのです。

実際に集いで起きたことです。その日はなんとなく自殺企図の話題になり、いつもは陽気なシステムエンジニアが「じつは私、いつでも死ねるようにカッターを持ち歩いている」と発言しました。診療室でこんなことを話せば、精神科医はカッターをとりあげようとするでしょう。私も思わず口を挟みそうになりましたが、その場に居合わせた人たちは「わかるわかる」「当然」「私も同じ」と共感しました。その方は背中を押されたかのように、辛い思いをして出社していること、本当につらくなったらトイレで首を切ろうと思っていること、カッターを持っていつでも自殺できるということは自分にとって気を楽にする唯一の方法で、それをとりあげられたら会社に行けなくなり、自分の将来はなくなると思っていることなどを一気に打ち明けました。自分一人で持ちつづけていた思いを解き放つことができたおかげか、その方は以来カッターを持ち歩かなくなったそうです。

当事者会では他人から良し悪しの判断はされません。そこにあるのは大いなる共感と懐の深さです。

私がどんなにがんばっても当事者のまねはできません。精神科医と当事者の「わかります」には、愛想笑いと赤ん坊の笑顔くらいの本質的な違いがあるからです。作り笑いは大脳皮質の運動野という部分に支配された頬骨筋（唇を動かす筋肉）によって意識的に作り出されます。一方、赤ん坊や動物たちの笑顔は視床下部というより原始的な脳の部位によって支配された眼輪筋によって無意識に作り出されます。目は口ほどにものを言うといわれるゆえんです。一流の俳優さんは、演技を作るのではなく、その状況に瞬時に入り込むと聞いたことがありますが、当事者は容易に相手の気持ちを追体験することができます。頭で想像する私がかなうはずもありません。

また、ノーチラス会の場合は専門職も参加しますが、当事者会の原則に従って全員が平等の立場にあります。このことは診療室で築かれる患者—医師関係とは違い、患者から人間への回復効果を内包していると思います。部下と上司がノミュニケーションすることで同じ人間として触れ合えるように、医師も積極的に対面交流会に参加したほうがよいと私は思っています。

■当事者会で情報を得る

病気に罹り始めの方は情報不足に悩みますが、当事者会には情報があふれています。当事者同士のそれは、ときにあやしいこともありますが、話し合っていくうちになんとなく正しい方向に話が収束していきます。私はこれを当事者会の情報淘汰と呼んでいます。

ある日の集いは、話の流れで「双極性障がいは抗うつ薬を服用すべきか」というまるで学会のシンポジウムのようなテーマになりました。とくにAという薬に話が集中し、ある人は吐き気がひどいと言い、他の人は私にはとてもよかったと言い、またある人は感情が抑えきれなくなって怖くて捨てたということでした。人それぞれの反応があることを知ったのは皆にとって有意義であったようでした。

ノーチラス会の集いでは「主治医とうまく付き合う方法」もよく話題になりますが、これなどは当事者会ならではの情報だと思います。また、リチウムという薬の血中濃度（注：効果と安全の両面から定期的な検査が必須）が話題になったとき、朝薬を飲まないで採血を受けなければならないという話を聞いて驚いていた人がいました。その方は私の患者さんで採血時の注意を受けているはずですが、当事者から教えてもらったほうが身につくようです。社会支援のこともよく話題になります。なんとなく障害者手帳を取ることを躊躇している人も、同じ当事者に勧められると気が変わるということはよく見る光景です。

集いなどに参加するうちに、もっと人に教えてあげたい、教えるには確かな情報を伝えたいと情報に対して主体的になります。この主体性を発揮するということは病気を克服していくうえで大変重要な要素ではないかと私は思います。

■支える人が最も支えられる

ノーチラス会はほとんどの活動（後述）がボランティアの人々に支えられています。そのため、たとえば月刊誌は、そのときどきのボランティアの都合や健康状態で配信が遅れたり、ミスがあったりします。ノーチラス会に入会したばかりの方は、事情がわからず苦情を言ってくることもありますが、同じ当事者が（支援者とともに）一生懸命に記事を書き、編集し、印刷してホチキスで止めて送ってくれていることを知ると、逆に自分にもできることがないかと考えるようになります。

同じことは集いでも起きます。最初は支えがほしくて参加する人も、そのうち自らが支える側に立場を変えていきます。私の患者さんで何度も薬を飲むのを怠けて病状が悪くなった人がいますが、その方は集いに出るようになってから「薬を止めたい」という人に自分の失敗を話し、「絶対に続けないとダメだ」と説得するようになりました。

ノーチラス会では、さらにリーダーシップを発揮して理事となり、地元で地方会を主宰している当事者もいます。このような方は「援助されることへの慣れ」から脱却し、逆に援助する側にまわり、社会性を取り戻しています。私が見るかぎり、このような方は決して最初から病状が安定していたわけではなく、よくいわれる「支える人が最も支えられる」(2)という当事者会の効果を享受しているように思われます。

■ノーチラス会の活動

ここで少しノーチラス会について簡単に紹介します。ノーチラス会は、年輪の会という四〇年近くの歴史をもつ品川区の精神病当事者会のメンバーを中心に、症状や治療などが異なる他の精神病の方とは別に、双極性障がいに特化した当事者会が必要と感じた有志により設立されました。当時、同じような当事者会が全国に一つも見つからなかったので、ノーチラス会を全国組織にしたということです。

ノーチラス会は、サービスがなるべく全国に平等に届くために平成二五年度から雑誌や電話相談などを活動の中心に据えてきました。雑誌は毎月五〇ページを超える当事者情報を中心としたものを作っています。また、電話相談はボランティアの臨床心理士さんやピアカウンセラー(当事者自身が行う傾聴中心のカウンセリング)が月に一〇日以上無料で相談を受ける体制になっています。その他、研修会や講演会などのイベントを行ってきました。なお、カウンセリングに関してはピアカウンセラーを今後増やしていきたいと考え、ノーチラス独自に相談員の研修・資格制度を作りました。将来は三六五日相談を受けられる体制を目指しています。

しかし当事者会の基本は集いなどの対面交流です。そこで、集いの回数を増やし、会員さん以外が参加できる日も設定しました。さらに、最近最も力を入れているのは全国の会員さんのために地方会を設立することです。熱海市、沼津市（こもれび）、津田沼市（ナディアの会）、相模原市（アナベルの会）を皮切りに仙台市、川越市、札幌市の地方会も集いなどを中心とした活動を始めています。現在、盛岡市などでも地方会立ち上げの準備を行っています。今後も地方会を主催してくださる方を全面的に支援したいと思っています。

■当事者会の適用と副作用

当事者会に参加したほうがよいのでしょうか、あるいは治療効果があるのでしょうかという質問をよく受けます。厳密な検証は行っていませんが、私個人は効果を実感しています。しかし、すべての治療がそうであるように、個人によって向き不向きがあり、副作用もあります。

集いなどのようなミーティングに定期的に参加することができる人が最もよい適用となります。しかし、病状や地理的問題などで参加できない人も、会報（雑誌）で情報を得たり、電話相談をしたりすることもできます。現在病状が寛解状態にいたっている方の場合は、積極的に運営に参加することができます。そう考えるとほとんどの方が当事者会の適用になると思います。

ノーチラス会の過去を省みると、当初は当事者だけで運営することにこだわりＮＰＯ法人として定期的に理事会や総会を開き、年度末に煩雑な各種報告書などを管轄省庁に届け出るというプレッシャーに押され、体調を崩す方が続出したようです。また、設立まもない時期にマスコミに取り上げられ、会員数が膨れ上がり、運営が混乱しました。一気に多様化したニーズに対応できなくなり、当初目玉だったソーシャルネットサービスも管理が行き届かなくなり、会員同士の確執が生まれ、運営に携わっていた人たちが疲弊し、次々に辞めていってしまいました。さらには、集いの場で勝手に話し合いのテーマを決めたり、運営の問題をあげつらったりする人まで出てきました。人間どうしが集まれば互いを傷つけあうことも当然あるので、それがいちばん大きな副作用といえるかもしれません。

当事者会の副作用を減らすには、会が安定して維持されることが大切です。上記のような現象は一般社会でも起きえますが、当事者会の場合は、平等性（ヒエラルキーを作らない）がときに解決の足を引っ張ります。さらにノーチラス会の場合は、イベントや年度末などのプレッシャーが悪化に結びつきやすいという病気の特徴が事態をより複雑にします。ノーチラス会に関しては、副作用を減らすためには、運営する側に双極性障がいのことをよく理解した支援者が入る必要がありました。そして会員も健全な自浄作用を一人一人が発揮しなければなりませんでした。支援者は平等な立場を貫くよう常に自己コントロールしなければなりませんし、逆に当事者も非当事者に対して逆差別的な意識をもつことなく、互いが相互補助の精神で活動を維持することが大切です。このように、ノーチラス会は当事者会の副作用を自ら制御してきました。

■当事者の役割

ノーチラス会の理事で地方会を主催しているマークさんは、社会復帰が果たせずリハビリに通っていますが、ノーチラス会では皆から頼りにされる、なくてはならない存在です。

二〇一四年に開催したノーチラス会講演会は「復職」をテーマにしましたが、そのとき会場に集まった当事者に行ったアンケートで、ほぼ全員が復職を経験したものの、そのうち正規雇用に戻ることのできた人は四人に一人もいないことがわかりました。マークさんもノーチラス会の活動を見るかぎり、人一倍技能も協調性も兼ね備えています。病状によって社会のペースに合わせられないことだけが問題のように私の目には映ります。

ひとつのたとえですが、駅員さんが車いすを押して電車に乗せる姿を稀に見かけます。それは心温まる光景……なのでしょうか？　車いすを使っている私の友人は、電車を利用することはありません。もし誰の手助けも借りずに乗り降りできる電車であれば利用するといいます。また，視覚障がい者の三人に一人が駅のホームから転落した経験をもっているそうです（日本盲人会連合）。交通手段のない多くの視覚障がい者は自宅に引きこもってしまいます。

交通手段がないというだけの理由で、多くの障がい者が高い潜在能力を発揮できないままでいます。同様に企業のペースに会わないという理由だけでマークさんをはじめ多くの優秀な双極性障がいの人びとの能力は埋もれたままになっています。

もし障がい者が自由に利用できる交通手段があったら、誰にとっても安全な交通手段であることは間違いありません。同様に双極性障がいの人びとが働ける職場は、そうでない人にも働きやすいのではないかと思います。たとえば、多少年収が下がっても一年間くらい留学したり、見聞を広めるために海外にホームステイしたいと思う人は少なくないはずです。女性も妊娠・出産をちゅうちょしなくなるでしょう。社会全体がそうなれば、雇用が増え（これは多様な才能を集めることにもなります）、社会保障費も削減され、何より一人一人がより主体的に働けるようになるでしょう。

人は変化に対して恐怖心を抱きますが、当事者目線でシステムを変えることは悪い方向にはいきません。今あるシステムに当事者をはめ込もうとするのではなく、ニーズに対して真摯に耳を傾けるべきだと思います。

当事者の側にも重要な役割があります、それは、声を上げることです。待っていたら世の中が変わってくれると思うのは、努力をしないでスポーツがうまくなるのを待っているようなものです。ノーチラス会も声をあげつづけていきます。

いつの日か、双極性障がいになってもなんらニーズを感じなくなったとき、ノーチラスな人びとは当事者でなくなります。ノーチラス会も解散するでしょう。その日までノーチラス会はがんばりつづけます。

文献

（1）中西正司・上野千鶴子『当事者主権』岩波書店、二〇〇三年
（2）久保紘章『セルフヘルプ・グループ——当事者のまなざし』相川書房、二〇〇四年

双極性障がいを持つ方々を支える社会資源

佐藤　拓

双極性障がいの方々が抱える問題を一言で示すことは難しいです。それぞれの方々の生活背景、病状の程度は異なっており、そのときの状態像や他の精神障がいを併存することによっても様相が異なってくるからです。このため、双極性障がいの方々へ特化した支援のみを考えるのではなく、精神障がいの方々への支援サービスを広く知ることが、諸問題に柔軟に対応していくうえで必要となってきます。

本稿では、精神保健福祉行政、保健所（横浜市では各区保健福祉センター）の精神保健福祉業務、精神障害者の方々が利用できる社会福祉資源（精神科医療機関、相談機関、通所施設・日中活動施設、入所施設・居住支援施設、訪問サービス・在宅生活支援、医療費・所得補償、精神障害者保健福祉手帳によりできるサービスほか）といった支援サービスの概要について述べさせていただきます。

社会福祉サービスは、全国共通で受けることができるものと地域ごとに独自の取り組みが行われているものがあります。このため、個々の方々に合った社会福祉サービスを受けるためには、みなさまがお住いの地域の各相談先を知っておく必要があります。また、法律等の改正により、サービス内容にも随時変更がなされますので、どのような支援サービスを受けることが可能なのか、以下に述べる窓口に相談されてみることをお勧めします。

■相談先

ご自身やご家族が、精神障がいによると考えられる問題を抱えた際に、どこに相談すればよいのでしょうか。医学的な症状以外にもさまざまな問題が生じえますので、医療機関だけでなく、複数の相談先を把握しておくと安心です。

(1)保健所(横浜市では区福祉保健センター)

みなさんは保健所と聞いて、どのような所をイメージされますか。公衆衛生や身体の病気の予防等の業務を思い浮かべる方が多いかもしれません。保健所では、心の悩みや病気に対する相談機関として、医師、保健師、精神保健福祉相談員によるさまざまなサポート業務が行われています。医療機関の受診について判断に迷われる場合などに、相談をされてもよいかと思われます。自治体によっては、福祉と保健に関する相談からサービス提供までを一体的に対応できるよう、福祉事務所と保健所の機能を統合された福祉保健センター(保健福祉センター)といった名称のところもあります。

(2)生活支援センター

精神科の病気がある方が地域で安心して生活ができるよう、精神保健福祉相談員などの専門スタッフによる日常生活についての相談や、日常生活に必要な情報の提供が行われています。日中過ごしていただける場としてフリースペースが設けられており、規則正しい生活を送るための食事、入浴、洗濯サービスの提供や、レクリエーション、イベント等の催し、地域との交流なども行われています。

(3)病院(相談室・地域連携室)

医療機関によっては、医療相談室や地域連携室等とよばれる相談室を設けているところがあります。ここでは医療ソーシャルワーカーとよばれる専門スタッフが、社会福祉の立場から、ご本人やご家族からの病気や治療について不安なこと、退院後の生活等に関すること、生活のなかでの心配なこと、治療費などの経済的な問題まで、幅広い内容の相談を受けています。

(4)家族会

精神疾患をもつ方のご家族が集まり、病気や福祉制度についての理解を深めるための勉強会の開催や福祉施策について行政への働きかけなどが行われています。

■医療を受けるには

(1)医療機関

専門の医療機関には、精神科・神経科・心療内科といった表示がなされています(心療内科は、主に精神的なストレスが原因で身体的な症状が出ている場合を対象にしています)。精神科の治療は、精神科医が薬物療法を行いながら、併せて、面接を通して人間関係の改善や社会適応能力の向上を図るための指示や助言等を行うのが一般的です。外来治療では治療効果が出にくいとき、十分な休養が必要なときなどには、入院治療が有効な場合もあります。

医療機関には、外来のみの診療を行う診療所（クリニック）、入院施設を有する病院、総合病院のなかの精神科といったような形態があり、状態やご希望に合わせて医療機関を選んでいただくことができます。診療所（クリニック）は駅周辺にあることも多く、通院に便利、気軽に受診しやすいなどの特徴があります。一部ではデイケア（通所による精神科リハビリテーション）も行われています。

精神科病院は、入院施設も備えており、さまざまな症状の方に対応でき、多くの場合、作業療法やデイケアなどさまざまな治療方法を備えているため、包括的な治療ができるなどの特徴があります。総合病院の精神科は、身体的な病気をもった方の治療が可能であり、他科（内科・外科など）にかかりながら精神的なケアを受けることができます。

(2) 精神科救急医療情報窓口

夜間・休日で精神疾患の急激な発症や病状悪化の際に、必要に応じて電話で精神科医療機関の紹介等が行われています。

(3) 訪問看護

通院しながら地域で生活している方が家庭や地域で安心して日常生活を送ることができるように、看護師・ソーシャルワーカーが定期的に自宅へ訪問して、服薬指導や、病気の悪化、再発防止のための支援を受けることができます。利用は主治医の指示のもとで行われます。費用については、各種健康保険が一部適用されます。自立支援医療制度（通院による精神医療を継続する必要のある方に、通院のための医療費の自己負担を軽減する制度）も対象となります。

(4) 精神科デイケア

在宅で生活をしている方が、生活リズムの改善、対人関係の練習、体力や集中力の回復などを目指し、グループ活動を通してリハビリテーションを行います。主に精神科病院やクリニックなどで取り組まれています。利用に際してかかる費用については、各種健康保険が適用されます。自立支援医療制度も対象となります。

■生活のなかでの支援

医療における支援は大切ですが、多くの時間は医療以外の日常生活に割かれることになりますので、生活のなかで受けられる支援について理解しておくことも大切です。「障害者総合支援法」は障がいや難病ある方が、尊厳をもって日常生活を営むことができる社会の実現を目的に、「障害者自立支援法（平成一八年施行）」の改定を経て、平成二五年四月に施行されました。この法律にもとづく精神障がいの方への福祉サービスには、以下のようなものがあります。

・居宅介護（ホームヘルプ）

・移動支援（ガイドヘルプ）
・短期入所
・グループホーム・ケアホーム
・自立訓練（生活訓練）
・宿泊型自立訓練
・就労移行支援
・就労継続支援（A型・B型）
・地域活動支援センター（デイ型・作業所型）など

サービス利用にあたっては、サービスの提供に要した費用の一割の利用者負担があります。ただし、負担額を免除する等の軽減措置もありますので、所管窓口にご相談ください。

(1)居宅介護（ホームヘルプ）・移動支援（ガイドヘルプ）

精神障がいによる疲れやすさ、意欲の低下などの影響で家事などを行うことが難しい方などに対して、ヘルパーが自宅に訪問し、食事づくりや、掃除、買い物、洗濯などを提供しています。また、定期通院や公的機関を訪れる場合に、付添いなどの支援を行う通院等介助、買い物などの外出の付添い支援を行う移動支援もあります。

(2)短期入所

障害者支援施設に短期間入所することで、入浴、食事などの提供やスタッフによる見守りなどの支援を受けることができます。同居家族が病気などの理由で家族からの支援が受けられない際の利用、将来一人暮らしを目指したい方が一人暮らしに慣れるための利用、家族と距離をとり一人の時間を作るために利用などがあります。一人暮らしをしている方の休息や気分転換を目的とした利用も可能です。

(3)自立訓練(生活訓練)

一人暮らしをしている方や、家族と同居しているが今後一人暮らしを目指していく方などが、食事や家事などの日常生活能力を向上するための支援や、日常生活を送るうえでの相談などを受けることができる通所施設です。宿泊による生活訓練も行われています(宿泊型自立訓練)。

(4)グループホーム・ケアホーム

デイケアや就労継続支援などの日中活動をしている方が、世話人とよばれる職員の支援を受けながら、共同で生活する場所です。住居の形態は、一軒家を活用しているところ、アパート形式で運営しているところ等さまざまな形態があります。また、一人暮らしができるようになるためのサポートを行う「通過型」グループホームもあります。

■一人暮らしに向けて

一人だけの居住空間での自立した生活を目指される方がいらっしゃいます。一人暮らしをするにあたり、どのような問題が生じ得るのかを体感して克服することで、安心して一人暮らしに移行していくことが可能になります。

(1)短期入所

前節「生活のなかでの支援」の項目を参照されてください。

(2)宿泊型自立訓練

長期にわたる入院から在宅生活に移行する際や、一人暮らしを目指している方が一定期間入所し、在宅生活に必要な生活能力の維持・向上をはかり、グループホームやアパートなどでの一人暮らしを目指します。具体的には、入所生活を送りながら、食事づくり、洗濯、掃除などの家事能力の習得や、余暇の楽しみ方、交通機関の使い方、コミュニケーションなどが学べます。

■日中の活動場所

居住空間で過ごすだけでなく、他の人たちと交流することを希望される方々も多くいらっしゃいます。それぞれの方々が日中を有意義に過ごされるために、次のような支援を知っておくとよいと思われます。

(1)地域活動支援センター作業所型（地域作業所）

障がいのある方が地域において自立した日常生活・社会生活を営むことができるよう、通所により、創作的活動・生産活動などが行われています。

(2)区生活教室

病院やクリニックで行うデイケアのほかに、公的機関が行うデイケア（生活教室）があります。

(3)フリースペース

日中過ごす場所がほしい、ひきこもりがちの生活で外出する機会がほしい、同じ病気を抱える方との交流の場がほしいなどの希望がある方に、日中の居場所（フリースペース）が提供されています。

■就労への支援

双極性障がいの問題を抱えている場合、安定して長く就労を続けるためには、いくつかの注意点があります。うつ状態の際には、意欲や集中力が低下し、些細な身体的な不調も顕著に感じられるようになります。躁状態の際には、ご本人は調子よく感じていたとしても、職場の周囲の方々はご本人のテンションの高さに振り回されていると感じていることもあります。このような調子の悪さは、ご本人よりも周囲の方々のほうが、早めに感じ取れるかもしれません。もし、ご本人の状態を客観的にみてくれる協力者の方がいらっしゃれば、おおいに助けになると思われます。医療、ご家族、信頼できる協力者の方との連携をとることで、トラブルが生じても迅速に対応することが可能になると思われます。

(1)就労移行支援

一般就労等を目指す方に対して、就労に必要な知識の習得や能力向上のために必要な訓練が行われています。具体的には、事業所内での作業訓練や講義、企業における職場実習などを通じ、適性に合った職場さがしを支援するとともに、就職した後の職場定着のための支援も行われています。利用期限は原則二年以内です。

(2)就労継続支援事業所（A型・B型）

一般企業に雇用されることが困難な方に対して、就労や生産活動の場を提供するとともに、その知識・能力の向上のために必要な支援が行われています。利用者が事業所と雇用契約を結ぶ「A型」と、雇用契約を結ばない「B型」があります。

【A型】通所により、雇用契約にもとづく就労の機会を提供するとともに、一般就労に必要な知識、能力が高まった方に対しては、一般就労に向けた支援が行われます。利用期限はありません。

【B型】年齢や体力面等で一般就労が難しい方などを対象に、雇用契約を結ばずに、就労の機会が提供されます。利用期限はありません。

(3)公共職業安定所（ハローワーク）

就職を希望する精神障がいの方に対して、専門の窓口で障がいの特性に応じた職業相談、職業紹介が行われています。また、就職に必要な知識・技能の習得するための、職業訓練の紹介もあります。

■経済的援助

双極性障がいの特性を考えた場合、安定して働くことや日常生活を過ごすことが難しくなる場合も考えられます。その際に問題となってくるもののひとつに経済的問題があります。経済的不安があることで、治療を継続することができなくなってしまっては、不安定な病状がさらに悪化するという悪循環に陥ってしまいます。下記の制度を利用することにより、経済的援助を受けることができますので、ぜひ活用を検討していただければと思います。

(1) 精神障害者保健福祉手帳

精神障がいのために長期にわたり日常生活または社会生活への制限がある方に対し、精神障害者保健福祉手帳の交付という制度があります。精神障害者保健福祉手帳は、障害の程度によって一級・二級・三級の三区分に分かれており、等級によって利用可能なサービスが異なります。手帳を取得することで、障碍者雇用の対象となることができる、障碍者控除などの税制上の優遇措置を受けることができるなど、さまざまなサービスを受けることができます。

《精神障害者保健福祉手帳の申請に必要な書類》

・精神障害者保健福祉手帳用の診断書または、精神障がいを理由としている障害年金を受給中の方は年

金証書の写し
・写真（タテ四cm×ヨコ三cm、上半身の写真で撮影から一年以内のもの。※写真は不要な場合もある）
・印鑑（年金証書の写しを使って申請する場合）

(2) 自立支援医療（精神通院医療）

精神科領域の疾患（統合失調症、うつ病、てんかんなど）のために治療中の方について、外来医療費（薬代、デイケア、訪問看護を含む）の窓口での負担が一割に軽減されます。医療保険が適用にならない治療、診断書料などは対象外となります。有効期間は、原則一年間です。有効期間の終了後も引き続き利用するときには、更新手続きが必要です。また、「世帯」の所得などによって、月額の自己負担上限額が設定される（自立支援医療制度における「世帯」は、医療保険単位で認定します）。所得状況や病状などにより、制度対象外となる場合があります。

《自立支援医療（精神通院医療）の申請に必要な書類》
・自立支援医療診断書（精神障害者保健福祉手帳と同時に申請する場合は、手帳用の診断書で手帳と自立支援医療の両方の申請ができる。※更新手続きの際の診断書は二年に一回必要）
・印鑑
・保険証（写し）
（以下は必要に応じて求められることがあります）
・課税（または非課税）証明書

・年収がわかるもの…市民税非課税世帯の場合（年金証書、年金振込通知等）

(3)障害年金

病気やケガなどが原因で一定程度の障がいが継続する場合に、生活を保障するための制度です。ご本人の病状や初診日（病気やケガによって医療機関に初めて受診した日）、年金保険料の納付状況といった要件があります。初診日時点で加入していた年金によって受給できる障害年金が異なります。

《障害年金の窓口》

初診時に国民年金に加入していた方（障害基礎年金）は市町村担当課国民年金係

初診時に厚生年金、共済年金に加入していた方（障害厚生年金、障害共済年金）は年金事務所、または加入していた各共済組合

(4)生活保護

病気やケガなどで働けなくなった際や、高齢や障がいなどのために経済的に困ったときなどに、最低限度の生活を保障し、自立を手助けするための制度です。家族全員の所得や資産を合算したものが、国が定める生活保護費の基準を下回っていることが条件となります。

■その他

(1)成年後見制度

自己の判断のみでは意思決定に支障のある方の財産管理や身上監護を、法廷に権限を与えられた後見人等が行い、安心して生活ができるようにご本人を保護し、支援しています。制度の利用にあたっては、親族等による家庭裁判所への申し立てが必要となります。

(2) あんしんセンター

自分で金銭や大切な書類を管理することに不安のある高齢の方や障がいのある方の財産や権利を守り、安心して日常生活が送れるように支援しています。

以上に示されたような社会福祉的支援サービスについて知識をもっていただくことで、今より少しでも納得ができる生活が送れるようになっていただければと願います。

＊資料の作成にあたって、医療ソーシャルワーカーの保坂正勝氏より多大なるご協力をいただきました。心から感謝するとともに御礼を申し上げます。

家族はどうしたらよいのか

●ノーチラス会での家族からの相談への取り組み●

辻　松雄

■家族と患者の認識のギャップ

ノーチラス会での双極性障がいの家族の方々への取り組みとしては、①一カ月に三回ほど行っている東京都品川区西大井での当事者や家族が自由に話し合う「集い」の開催、②各地（神奈川県、千葉県、埼玉県、宮城県、北海道等）での地方会の開催、③臨床心理士やカウンセラーによる一カ月一〇回ほどの電話相談、④ノーチラス会誌（月刊）上での家族からの悩み相談の受付といったものがあります。

集いや電話相談を行うと、表1のようなことが話題になります。この内容を見ていただくと、家族は、双極性障がいの当事者に対してどう接したらしたらよいかと迷っている一方で、当事者は、家族は自分の病気のことをわかってくれないと言っており、病気についてなかなか両者の間で共通の認識が得られないことがわかります。

双極性障がいは、うつ病と異なること、躁状態とうつ状態で状態がまったく異なること、躁とうつとをくり返しやすいことなどを知るだけでも、当事者に対する家族の気持ちや対応が異なってくると思います。したがって、私の経験上も、私の家族が双極Ⅱ型障害と診断されていますが、まずは家族が双極障がいという病気の特徴を理解することが当事者の方の病気への対応に向けた重要な第一歩となると思います。

■双極性障がいをどう理解し、どう対応するか

それでは双極性障がいという病気をどう理解するかというと、身近な例としては、当事者の方と一緒に主治医の面談を受けられれば、主治医の話を聞くということが病気を理解する一つの方法になります。そうしたことが無理な場合には、参考になるのは日本うつ病学会双極性障害委員会がまとめている「双極性障害（躁うつ病）とつきあうために」と大塚製薬がとりまとめたパンフレット「患者さんとご家族のための双極性障害のＡＢＣ」（監修は当会の加藤忠史顧問）が役に立つと思います。

前者の「双極性障害（躁うつ病）とつきあうために」には「(6)ご家族へのお願い」というページがあり、「うつ状態でのご家族の対応」と「躁状態でのご家族の対応」が掲載されています。このほか、当会のホームページ、フェイスブック、ツイッター、会誌で家族に役立つ情報を提供しています。

なお、当会の集いや地方会に参加できない方々でも、会誌上で集いや地方会の記録によって当事者や家族の方々の思いを知ることができます。このほか、加藤忠史顧問が双うつ病のホームページ（双極性

障害Webサイト、http://square.umin.ac.jp/tadafumi/）で有益な情報を提供しています。

表1にみられる家族からの相談事例への回答としては、たとえば「患者さんとご家族のための双極障害のABC」のなかで「本人・家族が病気を正しく理解して病気を受け入れよう」「双極性障害の治療で最も大切なことは治療を継続して再発を予防することです。薬の飲み忘れを教えてくれたり、再発のサインに気づいて注意してくれたり、ご家族や仲間のサポートは治療を進めていくうえで大きな力になります」と記されています。

また、「躁状態の接し方」として「躁状態になり、普段のその人とは思えないような言動をしたり、突然、高価な物を購入したりしてしまうこともあります。これはあくまでも病気によるもので、その人の性格によるものではありません。感情的にならずに受診を促すことが大切です」と記されています。

さらに双極性障がいについてもっと知りたいという方は、単行本としてはノーチラス会の加藤忠史顧問が監修している『双極性障害ってどんな病気』（大和書店）という本が薄くて簡単に読めるかと思います。

この本のなかにも同様に「躁状態が発症すると、周囲の人に暴言を吐いたり、暴れたり、借金をしたりといった、それまでのその人には考えられないような行動をとります。そのため、『あの人は変わった』とショックを受けて離れていってしまう人も多いものです。実際、ひどいことをいわれたりするのですから、その気持ちもわからなくはありません。けれども、そんなときにはその人の過去に目を向けてください。今まで普通だった人が急に問題行動ばかり起こすのは、冷静に考えれば明らかにおかしな

きか？
・夫がイライラして怒りっぽくなり、私や子どもに当たる。躁やうつが収まったときにこういうことはしないようにとの約束をしたが、その約束もすぐに破られてしまう。
・うつ状態のときは寝込んだままで動かないのにそんな状態でも酒は飲んでおり、アルコール依存気味。暴言を吐いたり、切れたり、大変。どうしたものか。
・職場とトラブルを起こし会社を辞めた。退職金を全部使って事業を起こすと言っている。止めようとしているが、言うこと聞かない。どうしたらよいか。
・夫の理解が得られない。自分が双極性障がいで寝込んでしまうことがある。たとえば夫に洗濯を頼むと洗濯物をきちんとたたまずにタンスに入れてしまい、注意すると、それではお前がやれと言われてしまう。いちいちこんな調子である。
・自分が双極性障がいで毎日食事を作るのが大変。スーパーから買ってきたものでは夫が嫌がる。専業主婦なので負い目もあるが。

【子から親への不満事例】
・病気について両親や親族の理解がまったくない。薬は飲まないほうがよいと言われる始末である。両親がもっと見守ってサポーティブになってくれていれば、もっとよくなっただろうにと思う。
・双極性障がいと診断されて10年経ているのに親はまったく理解してくれない。夫はずっと支えてくれているが、病気のことは今ひとつわからないようだ。ひとりで闘っているのがつらい。
・家が病院のようで閉塞感がある。閉じ込められているようだ。じっと耐えるのがつらくて外出して時間を潰している。
・家族が本を買ってきたり、理解もして支えてくれる。しかし、病気がよくならず、ときおりどうすればよいかわからずたまらなくなる。
・家族にはよくしてもらっているし、子どももがんばってくれている。でも、もうこれ以上迷惑をかけたくない。

（注）上記相談事例等は個人情報保護の観点から改変してあります

表1　親・配偶者からの相談事例、子から親への不満事例

【親からの相談事例】

・子どもは躁状態になると金使いが荒くなり、数十万円単位の買い物をしてしまう。このため親が金やカードの管理をしているが、それによってお互い嫌な気持ちになってしまう。なんとかならないか？

・子どもが、20代の若さで発症し、人生の一番楽しいときを棒にふっていてかわいそう。アルバイトをするもなぜかすぐに辞めてしまう。よい方法はないか？

・双極性障がいと発達障害を抱えている。薬をきちんと飲んでいるが一向によくならない。つらいことがあると、すぐ死にたいといわれてしまい、親として困っている。

・３年前にうつ病の診断。その後、抗うつ薬で躁転したこともあって、診断名が双極Ⅱ型障害に変わった。本人は向上心があるが、気分の波があり、また、うつのときが多く、かわいそう。今後働けるようになるのか心配である。病気がよくなると働けるものなのか？

・息子の就職のことを心配したところ子どもから心配しすぎと拒絶されてしまった。親だから娘のことを心配するのは当たり前だと思うがどうしたらよいか。

・子どもが昼夜逆転している。どうすればよいか。天気が悪いとだるいようである。みんなそうか。

・子どもが双極性障がいの診断を受けた。なんとかしてあげようとがんばってきたが、振り回されるし、退行もし、限界である。もう疲れてしまった。過食嘔吐、自傷行為（リストカットや薬の大量服薬）、アルコールやたばこの依存もある。親の育て方が悪かったのか。飛び降りもしたが、自分の意思ではないと言っている。こういったことは病気のせいなのか。

・子どもが双極性障がいで、引きこもり状態。そうした状況が長く続き、自分もうつ病になってしまった。こうした状況をなんとか解消したいが。

【配偶者からの相談事例】

・夫から暴言、時には暴力もある。子どもの安全を考えるともう一緒に住めない。別れようと思うが、病人を見捨てるようで複雑な気持ちである。どうすべ

表2　家族が手助けできること

①当事者が治療を継続できるように手助けする。たとえば当事者が薬を継続的に飲むことができるように手助けするとか、当事者が規則正しい日常生活および睡眠がとれるように手助けする（経済的、人的サポート）
②回復期間中の当事者に対する期待のレベルを下げる
③できる限りでよいので双極性障がいの勉強をして、第三者として当事者の再発サインに気づいてあげる
④できる限り通常の自然な家族生活を維持するようにする（一喜一憂しない）、また、子どものニーズにも気を配るようにする
⑤当事者のよい行動や前向きな変化はほめてあげる
⑥非生産的になる当事者と家族とのやりとりからは抜け出す。たとえば双方の怒りはできる限り建設的に表す

出典）David J. Miklowitz. Bipolar Disorder：A Family-Focused Treatment Approach New York: Guilford Press, 2008

ことで、病気を疑うべきです。今までの姿がその人の本来の姿であり、今は病気の症状が出ているだけなのです」と書いてあります。これは双極性障がいを的確にとらえた説明だと私は思います。

ノーチラス会は、双極性障がいに特化した会ですのでご本人やご家族の方々に大いに役立つと思いますが、その利用方法は参加者によりさまざまです。「他の家族がどう対応しているかを知りたい」、「当事者がどんなことを考えているのかを知りたい」、「当事者が家族に対して何をしてもらいたいかを知りたい」などです。他の家族や当事者から直接話を聞きたいということであれば、西大井で行われる集いや地方会に参加して話を聞けばよいでしょうし、大勢の前よりも個別に相談したいということであれば、電話相談を利用するとよいと思います。地方の方は電話相談やメールでの質問、会誌や地方会の報告が役に立つと思います。

家族が集いに参加された際、双極性障がいの方への質問で多いのは、双極性障がいの人にどう接したらよいか、どのくらいの距離感で接したらよいかという質問です。これに対して当事者からは、たとえば「調子が悪いときは本当に調子が悪いので、静かしておいてほしい」といった発言がされています。確かに娘さんや息子さんにとっては、調子が悪くて寝込んでしまったとき、親に「大丈夫か、大丈夫か」とつきっきりで言われたら、眠ることも休むこともできず、背中を向けて眠りたくなるし、さらにたたみかけるように「大丈夫か」と繰り返されたら、「うるさいから向こうへ行ってくれ」と言ってしまいたくなりますよね。

それでは、家族はどのようなことができるかですが、二〇一三年一月のノーチラス会主催講演会で内海健先生が話された『双極性障害：家族焦点つけ療法』(David J. Miklowitz. Bipolar Disorder : A Family-Focused Treatment Approach, The Guilford Press, 2008 : 邦訳なし)を題材に手助けできることを表2に記載してみました。一つの材料としてお使いください。ただし、くれぐれも家族の方が過度に介入しすぎないようにご注意ください。

双極性障がいを友に働き続けるために

秋山　剛

■はじめに

医療の目的は、病気があっても社会生活を送れるように患者さんを支援することです。「働き続けられるかどうか」は、社会生活に影響します。本稿では、双極性障がいを友として働き続けるために、理解していただきたいことを述べます。

■社会生活を送るポイント

第一のポイントは健康管理です。病気の症状や体調には波があります。双極性障がいでは、体調の波の幅が大きい傾向があります。体調の波が大きくぶれないように健康管理することが、働き続けるための第一のポイントです。

第二のポイントは、職場での適応について理解することです。職場のストレスとは、基本的に対人ストレスです。双極性障がいの方は、自分で気づかずに周囲との人間関係を悪化させ、自分の対人ストレスを増している場合があります。これをなるべく最小限に抑えることが第二のポイントです。

第三のポイントは、職場の情報を主治医に伝えることです。主治医は職場での勤務継続に影響する情報について、必ずしもよく認識していない場合があります。主治医に職場や業務について知らせておくと、よりきめこまかくアドバイスしてもらえるでしょう。

■健康管理のコツ

以下に、体調の波を最小限にするための、健康管理のコツについて述べます。

(1)活動記録表

双極性障がいでは、体調の波の流れを把握することが、とても大切です。体調の波を把握するために「活動記録表」を用います。活動記録表にはいろいろなバージョンがあり、表1は、私が使っている基礎的なものです。こういったフォーマットを使って、自分の体調の波を記録して、主治医にみせてください。

(2)就寝、起床

規則正しい就寝、起床は、生活リズムを整えるための基本です。就寝前の一〜二時間の、パソコン、

図1　活動記録表

平成　年　月　日　～　月　日

氏名

	月　日 月曜日		月　日 火曜日		月　日 水曜日		月　日 木曜日		月　日 金曜日		月　日 土曜日		月　日 日曜日	
時間	活動内容	状態	活動内容	状態	活動内容	状態	活動内容	状態	活動内容	状態	活動内容	状態	活動内容	状態
1:00														
2:00														
3:00														
4:00														
5:00														
6:00														
7:00														
8:00														
9:00														
10:00														
11:00														
12:00														
13:00														
14:00														
15:00														
16:00														
17:00														
18:00														
19:00														
20:00														
21:00														
22:00														
23:00														
0:00														

ゲーム、スマホ・携帯での会話、食事、考えごとは、就寝に影響する可能性があります。双極性障がいの方は、活動に熱中する傾向がありますので、おもしろくても、楽しくても、パソコン、ゲーム、スマホなどは、就寝前一～二時間は控えてください。

(3)軽い運動

軽い運動をする習慣は、睡眠薬に頼らずに、よい睡眠をとるのに役立ちます。ただ、体調が軽躁状態になると、長い時間運動したくなることがあります。規則正しく、決まった時間に、軽い運動をしていただくのがポイントです。

(4)飲酒や飲み物の影響

飲酒、夕方以降の（カフェインを含んでいる）コーヒー・紅茶・エナジードリンクの摂取は、就寝に影響する可能性があります。これらの摂取をしても、決まった時間に就寝できるのであれば問題ありませんが、就寝時間が乱れがちな方は控えてください。

(5)同居者の協力

体調が躁、軽躁に向かっているときに、自分では気がつきにくいことがあります。同居者がいれば気がついてくれますので、あらかじめ、「自分のテンションが高くなっているようであれば、注意してほしい」と頼んでおくとよいでしょう。

(6)早期発見・早期対応

軽躁の状態が長く続くと、職場などの人間関係を傷つけてしまいます。躁、軽躁の症状をおさえる薬はいろいろありますので、体調の変化に早く気づき、医師に報告して、早めに服薬することが重要です。躁、軽躁の状態になりかかったときに、どんな感覚、行動のパターン、体調の変化が現れるか、同居者などと一緒に確認しておき、そういう兆候がいくつか現れたら主治医に相談するとよいでしょう。軽うつの状態は、それほど職場での人間関係に影響しません。軽うつになったときにいきなり多量の抗うつ薬を処方してもらうと、躁転してしまうことがあります。軽うつは、「気分調整薬などで、あわてないでじっくり改善を目指す」のがコツです。

■職場適応のコツ

双極性障がいの方の職場適応には、以下のような項目が影響してきます。自分の長所を伸ばしつつ、短所が職場適応の妨げにならないようにしましょう。こうした事柄については、自分では気がつかない場合がありますので、信頼できる上司や同僚に確認するとよいでしょう。

⑴欠勤、遅刻、離席、邪魔

欠勤や遅刻をするときは、必ず連絡しましょう。体調が悪いと離席して休憩をとることがありますが、あまり頻繁になると周囲の人が心配します。他人に頻回に話しかけたり、業務に関係がない話をすると相手の迷惑になります。

⑵物言いが激しくなっていないか

軽躁的になると、自分が正しいと思い込み、物言いも激しくなってしまいがちです。「相手の会話をさえぎる」「大声で話す」「なれなれしい」「横柄」「自己顕示的」「拒否的」など思われていないか、確認してください。

(3)他の社員との協力、協調

仕事は、お互いに支えたり、支えられたりですから、他の社員との協力・協調についても心がけてください。双極性障がいの方は、「気前がよい」「親切」と評価される場合も多いようです。これは、長所ですね。

(4)ミーティングへの参加

ミーティングは、他の社員との話し合いの場です。他の社員の意見を聞き、理解し、自分の考えを述べることは、重要な業務です。うつ、軽うつの状態では、ミーティングに参加するのがおっくうになってしまう場合があります。一方、躁、軽躁の状態では、相手の意見を聞かずに自分の意見をながながと述べるなど、ミーティングを過度に仕切ってしまう場合があります。

(5)他の社員によるカバーやチェック

業務は、本来ある人に任されるものですから、他の社員のカバーやチェックを必要とする状態では、本当に仕事をしているとは言えません。軽うつ、軽躁の状態になって、仕事のミスが出やすくなると、他の社員にカバーしてもらうことがあるかもしれません。この状況が長く続くと、他の社員の負担が増大し、職場での人間関係が悪化します。上司や産業医と相談してください。

(6)問題解決

定型作業でない業務は、新しく検討しなければいけない点があります。検討点が自分一人で解決できればよいですが、そうでない場合は、知識や能力がある人に助けてもらう必要があります。仕事の課題を自分で解決できないのに、他の人に相談できずかかえてしまうというのが、職場のストレスで病気になる一番よくみられるパターンです。うまく助けを求めることが重要です。

(7)報《ほう》・連《れん》・相《そう》

業務でトラブルや疑問点が生じた場合には、上司に、報告、連絡、相談して指示を仰がなければいけません。「あの上司は能力がないから、自分が代わりに判断する」などという行動をとると、職場で問題になってしまいます。

(8)上司の指示

企業は組織として動いていますので、上司の指示には基本的に従わなければなりません。上司の判断がおかしいと思われる場合は、上司の上司に相談し、その指示に従ってください。「うちの会社では誰もきちんとした判断ができない」などと考えて、上司の言うことや指示に従わないと、職場での適応上、大きな問題になります。重要な指示に従わないと、処分の対象になることもあります。

表2　職場や業務についての情報

(1)	休務・休職した合計回数
(2)	休務・休職した期間の合計
(3)	現在の会社の勤続年数
(4)	他社の勤続年数を合わせたこれまでの勤続年数
(5)	通勤に要する時間
(6)	会社の業種
(7)	あなたの職種
(8)	職場での地位――具合が悪くなった場合の影響度
(9)	雇用・契約形態
(10)	現在の業務の経験年数、習熟度
(11)	時間外勤務の状況
(12)	会社、職場、上司、業務内容のストレス
(13)	配偶者、家族、パートナーなどとのストレス
(14)	配偶者、家族、パートナー以外のプライベートなストレス

■主治医との相談

主治医に表2の項目について、知らせておくとよいでしょう。主治医は、普通こういった項目について情報収集しないと思いますが、職場での就労継続には重要な情報です。プライベートなストレスも、職場のストレスの影響と重なり合ってきますので知らせておきましょう。これらの項目についてまとめることは、自分の経過や現在の状況の把握にも役立つと思います。

■自己節制

以上、双極性章がいをもちながら働く際に注意していただきたいことを述べました。一般にあまり知られていませんが、精神疾患があって働いている人に、企業がどんな支援を行うべきかについては、法律的な規制はほとんどなく、大部分が企業の裁量に任されています。つまり、企業がどんな支援をしてくれるかについては、企業ごとに差があります。

企業に支援体制があれば、支援してもらうことに問題はありません。ただ、今述べたように、どのような支援体制があるかは企業次第です。また、働き続けるために一番大切なのは、自己努力であり自己節制です。フォーマルな支援体制に乏しい企業でも、患者さんが、自己努力、自己節制をしている姿勢をみせれば、周囲との関係もよくなり、インフォーマルな支援をしてもらえると思います。

双極性障がいの方の積極性は、企業では、基本的に長所ととらえられています。また、能力が高い方もいます。双極性障がいという診断で私の外来に通っている方で、きちんと働き続け、企業で活躍している人はたくさんいます。本稿で述べたことに気をつけて、双極性障がいを友として、よい仕事、よい社会貢献をしてください。

双極性障害と会社の共栄

渡邉幸義

■アイエスエフネットグループとは

アイエスエフネットグループは、創立一五年目を迎えるＩＴベンチャー企業で、二〇一四年一〇月一日現在、国内外に二九社の関連グループ会社を展開し、従業員数は約三一〇〇名います。二〇一五年から新たに「25大雇用」を掲げ、独自のビジネスモデルを確立し、とくに障がい者雇用や就労困難者雇用の分野においては、実績のある会社として、多くの自治体や企業、学校、ご家族からも注目され、高い評価をいただいています。

■5大採用、10大雇用、20大雇用、25大雇用

二〇〇〇年一月、私はわずかな資本金で、ネットワークエンジニアを育成して企業に派遣する会社、

アイエスエフネットを立ち上げました。当時、三六歳。設立メンバーは、私を含め四人の小さな会社でした。ちょうどそのころ、インターネットのインフラが急ピッチで整備されていた時代で、ネットワークエンジニアのニーズも急速に高まっていました。当社としても、早急に人財を確保する必要がありました。

ところが、実際に募集や採用面接を始めてみると、無名のベンチャー企業ゆえ、能力の高い人財は集まらず、たまに来る経験者のエンジニアは、態度が横柄であったり、遅刻をしたり、なかには履歴書すら持ってこない方もいました。どうしようかと頭を悩ませていたとき、未経験者の応募に目がとまりました。未経験者たちに話を聞くと、「どんな仕事でもやってみたいんです。しっかりと覚えますから、やらせてください」と謙虚な態度で、意欲もありました。その出会いから、未経験者を採用し、エンジニアとして教育することを始めました。また、この採用をするなかで、未経験者のなかには一般的に就労が困難とされる方も多くいました。たとえば、ニートやフリーター、障がいのある方、時間や場所に制約のある方、統合失調症の方、ひきこもりだった方、発達障がいの方などさまざまな事情を抱え、働きたくても雇用してくれる先が見つからないといった方々です。

これらの方々の採用をきっかけに、「働きたくても働けない人」が働ける環境をつくり、安定した雇用を実現していくことは、私の使命にかなうものだ、との想いが強くなりました。二〇〇六年に「5大採用（シニア、ワーキングプア（働く時間に制約のある方）、障がいのある方、ニート・フリーター、ひきこもり）」を掲げ、就労が困難とされている方々が働ける環境を整備し、雇用を創造していくことを当グループの目標としました。

就労困難者の多くは、就労の経験が少なくスキルもあまりありません。働こうとしても、いきなり一般企業に就職することは困難です。そのために「就労の入り口」として、経験やスキルのいらない業務を体験しながらITスキルを磨いたりと、まずは社会経験を積んでいただきました。そうすることでキャリアパスが築け、次のステップに進むことができるようになります。当グループでは、これらを独自のビジネスモデルとして構築し、多くの方を雇用する環境を整えています。

二〇一〇年には「5大採用」を達成し、二〇一一年三月からは目標を「10大雇用（5大採用に加えて、ボーダーライン（軽度な障がいで障がい者手帳を不所持の方）、DV被害者、難民、ホームレス、小児がん経験者）」とあらためました。二〇一一年一一月には、さらに「20大雇用（5大採用、10大雇用に加えて、ユニークフェイス（見た目がユニークな方）、感染症の方、麻薬・アルコール等中毒経験者の方、性別違和（性同一性症）、養護施設等出身の方、犯罪歴のある方、三大疾病、若年性認知症、内臓疾患、失語症）」をスローガンに掲げ、二〇一五年一月、「25大雇用（5大採用、10大雇用、20大雇用に加えて、難病、生活保護、無戸籍、児童虐待の被害者、その他就労困難な方（破産者））」という新たな挑戦を開始しました。

25大雇用を実現するにあたり、これまでさまざまな困難や課題がありました。それらの課題解決のため、社会的弱者の就労支援を行うNPO法人FDA[1]や、一般社団法人アイエスエフネットベネフィット[2]の設立をし、さまざまな就労形態で多くの障がいのある方をはじめ、事情のある方に合わせた雇用の場を提供しています。

その理由として、私は、企業は社会の縮図であるべきだと考えています。女性も多く活躍してほしいと思っておりますし、シニアの方や、障がいのある方にも働いていただきたいと考えています。

また、どんな人間関係においても、相手への配慮は欠かすことはできません。そのため、当グループでは、哲学をとても大切にしており、そのなかの一つに「利他の心」があります。利他の目線を持つことで、自身の行動が変わり世界が広がります。

以前、私がとくに「利他の心」の大切さを実感したエピソードがあります。

当グループでは、障がい者雇用促進のため、二〇〇八年に特例子会社アイエスエフネットハーモニーを設立しました。ハーモニーの社員の中に、車椅子の方がおりました。当時、青山で就労をしていたのですが、私も含めた幹部社員が本社から最寄りの青山一丁目の駅まで交代で車椅子を押しておりました。車椅子を押すことで、歩道にごみが落ちていることが気になったり、エレベーターの場所を意識するようになりました。また駅員さんの配慮に感動しました。こうしたことは、車椅子を押すことではじめて気づいたことです。

このように、障がいのある方と働くことで多くの気づきを得てまいりました。

■双極性障害の方と働く

双極性障がいをお持ちの方と、ともに働くときの配慮等についても、ご紹介しましょう。

当グループでは、二〇一四年一一月現在、二六名の双極性障害の方が仕事をしております。前述のように当グループには、いわゆる障がい者（障がい者手帳、療育手帳などを持っている）の方だけではなく、さまざまな事情があり、一般の企業では働きにくいといわれている方が多くいらっしゃいます。一緒に働く場合、ご家族や主治医の方、時には当グループの産業医も交えて、どのような働き方が最善であるのか、何に注意をしなければならないのか、強みは何か、などを個人カルテに記載をしていきます。また、ご家族から定期的にご家庭での様子や気になったことを提出していただきます。そして、業務日報とともに、気分や服薬状況、睡眠時間、食事などを記載する生活リズム表を毎日、本人からも提出していただきます。

私たちが、気をつけていることは、通院をしているのか、服薬をきちんとしているのか、生活のリズムに乱れがないか、ご本人の表情や様子に変化がないかなどです。また、一人に対して、担当支援員をつけるのではなく、支援員全員で各人を見て、何か問題がなかったか、変わった様子がなかったか、を日々話し合う時間を設けています。さらに、障がいのある支援員もおりますから、当事者の視点からの意見も多く出ますので、様子がおかしいなどの事態は早期の段階で、ご家族や医師への相談および報告ができる体制を整えています。

とくに、双極性障害と診断された方は、まじめでこつこつ仕事をしてくださる方が多く、当グループにおいては、ＩＴの保守対応や管理業務などに向いているようです。一方で、勤怠が安定しないことがあり、感情の起伏もあるので、お客様先での業務ではなく、当グループ内で支援員とともに業務をしていただいております。

ある事例をご紹介いたします。

A君は、他の移行施設で約一年半過ごした後、二〇一二年にアイエスエフネットライフに入所されました。通所や講義（就労に向けての講義を受けていただいております）に慣れるまでに時間がかかり、常に不安定な状態で、自身のことを〝無能である〟と思っていました。そして、ITの資格を取ることで安心できると考え、一つずつ資格を取得されました。通所半年が過ぎ、A型社員となってお客様先での業務に就くこととなりましたが、自身の思い込みが主な原因で、トラブルが相次ぎました。自分の思いどおりにならなかったり、考え込んでしまったりすると作業がとまってしまうことが主な原因でした。また、他人と比較し、「支援員は自分のことを心配してくれない。がんばっているのに認めてくれない」「支援員の〇〇さんは、自分のことを理解していないので変更をしてほしい」などの要望もありました。

依頼をした仕事に対して、一度熱中すると寝る間も惜しんでインターネットを活用して調べ物をしたり、自分なりのアイデアを考えたりします。一方で、少しのミスでも極度に落ち込んでしまいます。ですから、彼の適正にあった仕事を依頼するようにして、日報（日々の業務報告書）に必ず、支援員は目を通し、返信を欠かさずコミュニケーションを取り、様子を把握するようにしています。

攻撃的な面も持っているため、気に障ると攻撃的なメールを頻繁に送り、そのことを業務中に思い出し体調を崩すこともあります。そのため、気分が落ち込んでいる様子や、攻撃対象がいる状態のときは支援員が気を配り、声をかけたり、面会をしたりするようにしています。そして、本人の話をじっくり聴き、本人が納得するまで話し合います。考えていることや思っていることを紙に書き出し、吐き出してもらい、自分が認められていることがわかると納得して落ち着きます。

医師との連携に関しては、当グループの産業医に二週間に一度通院をしていただき、半年に一度は通院同行をして、症状の悪化が見られるときなどは、電話にて相談をするような体制となっております。季節の変わり目などに情緒不安定になることがありますが、このような対応をすることで、安定して業務に就くことができております。

ご家族との連携は、半年に一度はお目にかかり、ご家庭での様子や、就労しているご様子、医師のコメントなどをお伝えしております。

■就労困難者の雇用の創造

自分が「放っておかれているのではないか」と思い、落ち込んでしまうのは、双極性障害の方だけではないと、私どもは考えております。支援員やご家族、医師との連携を密にして、双極性障害の方だけでなく、「雇用はすべてを救う」という信念のもと、常にチャレンジを続け、一人でも多くの方の雇用環境の創造ができるように、今後も尽力していくつもりです。

企業が継続してこうした取り組みを行うことは、課題や問題も多くあり、難しいと思われている方も多くいらっしゃると思います。当グループでは、これまでのノウハウや就労困難者の現状を多くの方に知っていただくため、見学会なども行っておりますので、ご興味があれば、是非、現場を見にお越しください。

注

（1）特定非営利活動法人FDA（Future Dream Achievement）：社会的弱者（引きこもり、ニート、うつ病）の社会復帰を目的に就労支援・トレーニングなどの活動を行っている。

（2）一般社団法人アイエスエフネットベネフィット：多機能型事業所（就労継続支援A型・就労継続支援B型）として二〇一二年に開所。障がいのある方が将来的に自立をして就労できるよう、企業への就労を目指す支援を行っている。

Part 3.
闘病・生活編

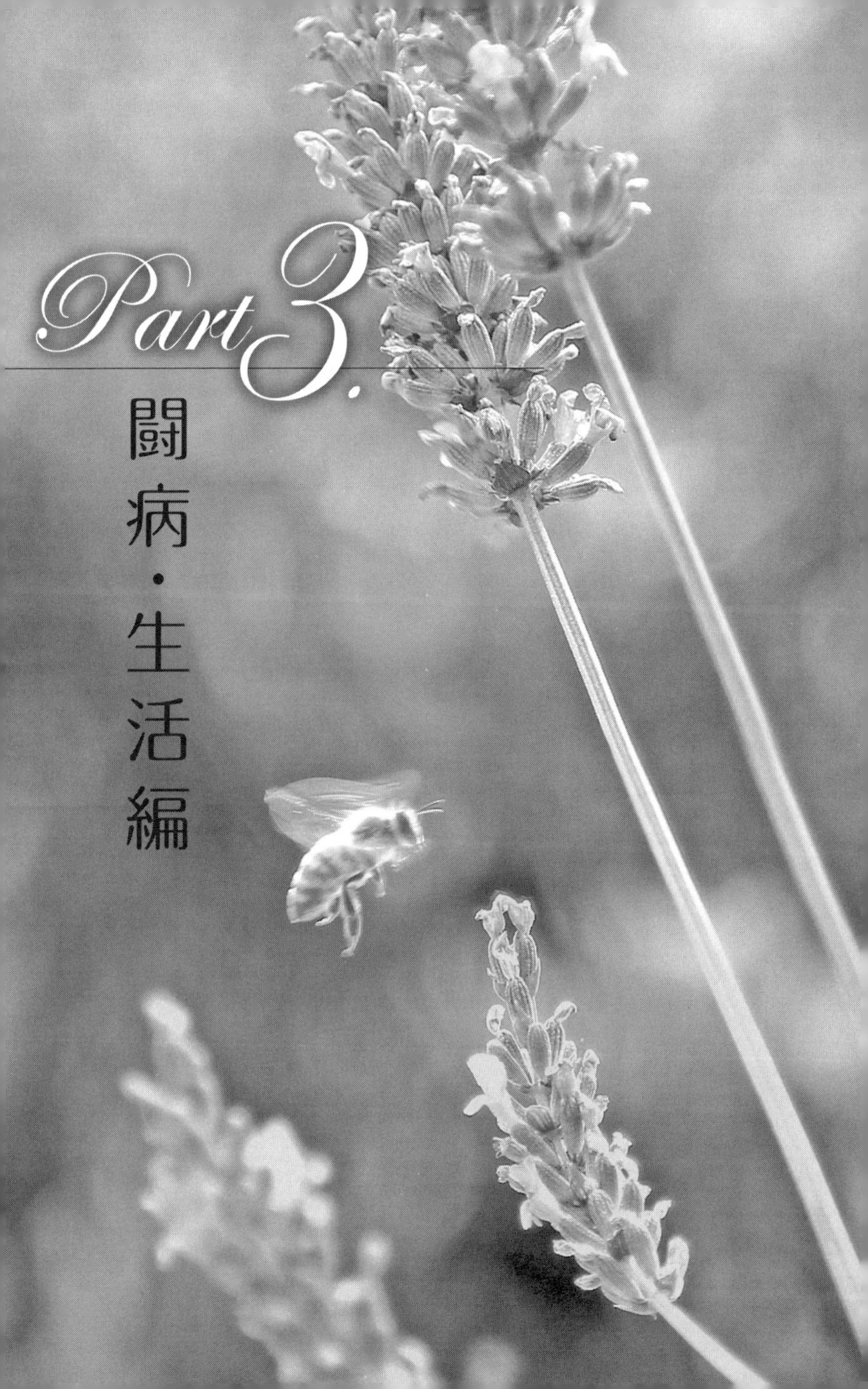

闇の中の光をかぞえる

咲 セリ

第一章 発症

●……私なんて、愛されるわけがない

私はどこかおかしいのかもしれない——。

はじめてそう思い至ったのは、二四歳。六年間遠距離恋愛をしてきた恋人と同棲生活をはじめてほどなくのことだった。

傍から見れば、幸せ絶頂のはず。だけど、しあわせとは程遠い人生を送ってきた私にとって、しあわせは「恐怖」だった。

「私なんて、愛してもらえるはずがない」

「いつかきっと捨てられる」

四六時中、確信に近い妄想を抱き、彼のささいなしぐさに愛情を疑っては怯えた。少しでも彼の帰りが遅くなると、「もう私なんて捨てればいい」と取り乱す。「そんなことはしたくない」と答える彼に、簡易クローゼットのポールを持って殴り掛かった。

「捨てられないなら、殺してよ！」

暴力行為は日を追うごとにエスカレートした。やがて、二人の写真やソファーをびりびりに破いたり、「死にたい」と言っては、自分にも包丁を向けるようになった。

愛されたいのに、愛を信じられない。

しあわせになりたいのに、しあわせを壊さずにはいられない。

そんな歪んだ思考の背景には、子どもの頃の家庭環境があった。


私が生まれ育ったのは、私鉄駅近くにある、のどかな住宅地だった。砂利の敷きつめられた共同ガレージでは、いつも近所の子供たちが走り回り、それを片手間にたしなめる母親たちの声が響く。その一角にある中古の一戸建てが、私の住まいだった。

両親は、大手生命保険会社勤務の父と、専業主婦の母。ごく普通の、むしろ一般家庭より、恵まれた家だと思われていたかもしれない。

だけど、その内側では、かみあわない歯車が日ごと崩落の一途をたどっていた。

アルコール依存だった父は、酒を飲むたび、私と母を大声で罵った。怒鳴られるきっかけはいつも突然だった。私や母が何か気に障ることをしてしまったこともあれば、さっきまで笑っていたかと思ったら、急に人が変わったように激高することもあった。

父が怒鳴りだすと、どれだけ理不尽なことだったとしても、母は貝のように口を閉ざして、嵐が過ぎ去るのを待った。ちいさな私を守ってくれる人は、誰もいない。毎日が、いつ天災が起こるかわからない場所で生きているようだった。

酒を飲んでいない時も、私は、父に褒められたことは一度もなかった。テストで99点をとれば、「なぜ100点じゃないのか」となじられた。100点を取って褒めてもらおうと駆けつければ、「100点なんてあたりまえだ」と吐き捨てられる。

「こんなこともできないのか」

「本当に俺の子か」

父に厳しい言葉を投げかけられるたび、胸がちぎれそうなほど傷ついたが、その都度、私は自分を否定した。

「悲しむ資格は私にはない。できない私が悪いんだ」。

弟が生まれたのは、私が小学五年生の時だ。

待望の男の子を、父は掌中の珠として溺愛した。わずかな嫉妬心を持ちながらも、歳の離れた弟は私にとってもかわいかった。

おぼつかない足取りで、「ねっちゃん、ねっちゃん」と駆け寄ってくる。私は学校から帰ると、毎日弟を連れ出して公園に行った。帰り道、かならず弟は「もう歩けない」と駄々をこねた。「だから言ったでしょ」と、私はお姉ちゃんぶった口調で言うと、弟をおぶる。その背中に柔らかな寝息を感じ、「こんなできそこないの私でも頼ってくれるんだ」と、家庭内ではじめて居場所をみつけたような気がした。

ところが、その事件は、ある日の夕食の席で起きた。

いつものように酒を飲む父の前で、弟はおぼつかない手つきでスプーンを握っていた。思わず犬食いのようになる。私はかつて自分がそれで父に怒られたことを思い出し、弟に注意をした。

「ちゃんと食べなきゃだめでしょ」

その瞬間、父は烈火のごとく私をどなりつけた。

「おまえにそんなことを言う資格はない！　失敗作のくせに！」。

自分がこの家に「いらない人間」なんだと思うようになったのは、それからだ。

「私は、なんで生きてるんだろう……」。

漠然とそう思うようになった。誰にも愛されていないのに。必要とされていないのに。

はじめて行った自傷はハサミだった。誰に教わったわけでもないのに、私は文具ばさみを握りしめ、左の手首にきつく当てた。ぷくりとした血がにじむ。驚いてティッシュで血をぬぐうと、浮かび上がる赤い染みに、言いようのない安心感がこみあげた。

「生きている……」

涙がこぼれた。

「親に必要とされなくても、私は今確かに生きていて、傷ついている……」。

その日から、傷つくことがあるたび、自分の腕に刃を当てた。

自傷行為は日に日にエスカレートした。リストカットだけでなく、髪の毛をばっさり切り刻んだり、市販の頭痛薬を一気飲みしたりした。

どこかで、親に止めてほしかった。テレビドラマのように、「気付かなくてごめんね。あなたのことも愛しているからね」と抱きしめてほしかった。

だけど、「死にたい」と奇声を発し暴れる私の手を取ると、父は無理やり風呂場まで引きずった。浴槽に私の頭を沈め、上からシャワーをかけて言い放った。

「そんなに死にたいなら、今すぐ死ね！」。

私にはもう、愛される方法がわからなかった。

●……「病気」なら治る

私は、誰にも愛されない人間なんだ――。

その思いは、大人になり同棲をはじめてもつきまとった。

彼がいくら「愛している」と言ってくれても信じられない。彼の心を試すために暴力をふるったかと思えば、その一方で、私は掃除に躍起になった。女性として、家事を完璧にすることだけが、愛される唯一の方法かもしれないとすがりついたのだ。

毎日、目が覚めると、掃除機をかけ、拭き掃除をする。それだけじゃ飽き足らず、私は踏み台に乗って、壁や天井まで拭くようになった。

点ほどの汚れをみつけただけで、「掃除もできない私なんて捨てられる」と取り乱す。

一日中目を光らせ、掃除をしていない間は、「汚れがついていたらどうしよう」と山ほどのティッシュを持ち歩いた。

あまりに異常な行動に見えたのだろう。心配した彼は言った。

「掃除をしなくても、何もできなくても、俺はセリが好きなんだよ」

信じることはできなかった。だって私は、親からも「いらない」と思われていたような人間なんだから――。

不安は、やがてさまざまな方向に進んだ。

「家を空けている間に泥棒が入って、飼い猫を傷つけたらどうしよう」と、出がけに何度も鍵を確認するようになった。踏ん切りをつけて外に出ても、一歩歩くごとに不安がこみあげ、たまらずバス停で引き返す。無理をしてバスに乗っても、そこここに飼い猫の幻覚が見え、「こんな危ない場所にいたら大変」と、見知らぬ停留所でバスから駆け下りた。

アルバイトに行くこともままならなくなった。


「強迫性障害」という診断名と出会ったのは、そんな時だった。

偶然たどり着いたインターネットのメンタルヘルス系のサイトに目が釘付けになる。

自分でも「ありえない」とわかっているのに、ある特定の考えが消えず、何度も確認行為などを繰り返してしまう心の病気なのだという。

「私は、病気なのかもしれない……」

それは、私に一縷の希望を与えた。

「病気なら、治る」。

「治れば、普通のしあわせを手にすることができる」。

心の病気というものへの漠然とした偏見はあったが、それ以上に、この苦しみが消えるかもしれないという可能性にすがりたかった。

すぐさま私は、家の近所で、なるべく強迫性障害に特化している病院を探し、予約を入れた。これで何もかもが解決するのだと、この時の私は信じて疑わなかった。

●……診断難民

その診療所は、昔ながらの商店街の中にあった。重いガラス製の扉を開くと、待合室は想像していたより薄暗かった。ソファーにはまるでカッターナイフで切り裂いたような傷が刻まれている。

愛想のない受付で、私は問診票に記入した。同時に、困っている症状について家でまとめてきた紙も手渡した。「すぐにカッとなり彼に暴力をふるってしまう」「包丁で自分を傷つける」「死にたいと思う」「家中を掃除しなければ気が済まない」「家を出るのが怖い」「あちこちで猫の幻覚が見える」「眠れない」。

名前が呼ばれた。緊張しつつも期待してドアを開けると、目に飛び込んできたのはひどく散らかった机だった。筆記具やファイル、本などが無造作に重ねられており、ところどころ埃も積もって見える。当時、家のささいな汚れすら気になってしまっていた私にとって、その光景はあまりに衝撃的で、思わずめまいがした。逃げかえりたい気持ちを「今、私は試されているのかもしれない」とぐっと飲み込む。

医師が、私の書いてきた紙を眺めた。すべてを読むには数分かかるだろうと思っていたら、ものの数秒もしないうちに、ひらりと手元に伏せられた。

「うーん……」。

医師がうなる。

「こんな症状、聞いたことがないなあ」

「えっ」

目が点になる。慌てて私は訊いた。

「私は、病気じゃないんでしょうか……?」

「しいて言えば、うつかなあ」

「うつ……」

母方の祖母がうつ病だったため、ぼんやりとは知っていた。やる気が出ず、寝込んでしまうような病気。だけど、と思った。

「私、元気だけは、すごくあるんですけど……」

「ふうん」

「それでも、うつ病なんでしょうか……?」

「だから、しいて言えば、ね」

戸惑った。しいて言えばではなく、もっと正確に診てほしかった。インターネットでこれだと思う病名があったから来たのだ。

だけど私はそれを口にすることができなかった。専門家に逆らうことは許されないような気がしたのだ。

「それよりも……」

そう言うと医師は立ち上がり、私の前まで来て、顔を覗き込んだ。

「あなた、目が大きすぎるね」

「えっ、目、ですか?」

「うん。突き出すぎてる。甲状腺の病気かもしれないよ」。

混乱した。そんなこと想像もしていなかった。医師は続ける。

「血液検査でわかるから、検査してみようか」

「えっ、今ですか?」

「うん。うちでできるから」

今にも注射器を持ってきそうな医師を前に慌てて立ち上がると、言い放った。

「今度でいいです!」

逃げるようにして診察室を飛び出した。

薬も出ず、病気が何かもわからなかったのに、財布からはなけなしの三千円が消えた。

それからは、彼と一緒に様々な診療所を訪れるようになった。その都度、インターネットで調べてから出向いたが、納得できる診断と出会うことはなかった。

「うちでは手におえない」と匙を投げられたかと思えば、「病気じゃないので、病気になったら来てください」と門前払いをくらうこともあった。

「こんなに苦しそうなのに、病気じゃないわけがあるか！」

彼は憤ったが、しだいに私はそれすらわからなくなってきた。

「皆、苦しみを抱えながら、それでも必死で生きている。病気だなんて思う私があまえてるんじゃないか」と。

病気という一筋の光に望みをかけたのに、気が付けば、真っ暗闇の中にいるようだった。

●……向精神薬依存

診療所めぐりは気が付けば五軒目になっていた。

その診療所は開院したばかりだということもあり、待合室は明るく清潔感が漂っていた。ところどころに観葉植物が置いてあり、心地よいヒーリング音楽が流れているのも落ち着く。「今度こそ」と心の中で祈った。

診察室に入ると、くせ毛の医師が落ち着かない様子で私を出迎えた。声が小さく時々吃音のようになる。気がかりだったが、「開院したばかりで緊張しているんだろう」と自分を納得させた。

「うつ病ですね」。

思いがけずあっさり診断がくだった。

強迫性障害という診断名ではなかったが、その頃には、深く考える力も残されていなかった。

抗不安剤と睡眠導入薬が処方され、受け取る。本当はできるだけ薬も飲みたくなかったがしかたない。

もうこれ以上、病院をたらいまわしされるのはこりごりだった。

家に帰り薬を飲むと、心なしかひりひりした感覚が和らぎ、ぼうっとした。もっと早くこうしておけばよかったと、後悔しながらも、救われた。

だけど束の間の安らぎは、数時間後に途絶えた。薬の効き目が切れると、反動で倍不安になる。不安を紛らわせたくて、薬を飲む。眠る。起きる。不安になる。また薬を飲む――。

不安が限界に達すると、彼に「死にたい」「殺してくれ」と言っては暴れた。家じゅうのものを投げ、壊し、包丁で自分を傷つけた。症状が好転しているとはとても思えなかった。

わらにもすがる思いで、診察日に医師に相談をした。専門家なのだから、きっと何かいいアドバイスをもらえるのではと期待した。

だけど医師は、私の話を聞くなり、顔を真っ赤にして立ち上がると、声を荒げた。

「そんなこと、絶対にしないでください！」

私だって、したくないから相談しているのに――。

頓服として新たに処方されたきつい薬を飲むと、朝、起きられない日も増え、アルバイトにことごとく遅刻するようになった。やがて外に出ること自体不安になり、近所のスーパーに行くだけでも、フード付きのパーカーを目深にかぶり、目だけを出しているような状態でなければ、人の目が怖くなった。誰もかれもが私を嘲笑い悪口を言っているのだと思い込んだ。逃れたくて、また薬を飲む。

ある日のことだった。薬が切れたのでもらおうと病院を訪れると、臨時休診の張り紙があった。その瞬間、私は人の目も気にせず、その場に泣き崩れて、叫んだ。

「薬がなきゃ……！　薬がなきゃ……！」

閉じられたドアを必死で叩く。気が付けば、薬なしではいられない、精神安定剤依存に陥っていた。

●……病人としても「落第」した

「このままではいけない」。

私は、これまでの個人病院ではなく、このあたりで一番大きな精神単科病院を受診することを決意した。

私には、ひとつの考えがあった。今までの病院では、抗不安剤や睡眠導入剤しか処方されなかった。もっと根本から病気を治療する薬を処方してもらえたら、何かが変わるのではないかと。

住宅街の中の細い道を抜けると、広い駐車場に白い建物がそびえるように立っていた。通路には季節の花が咲き誇っている。

開放的な受付で問診票を書くと、総合病院のような待合でソファーに腰かけた。入院病棟ともつながっているのだろうか。部屋着の患者たちが談笑している。

名前を呼ばれ、彼とともに診察室に入った。坊主頭のまだ若い快活そうな医師が座っている。彫りの深い目でまっすぐに私をみつめると、言った。

「強迫性障害ですね」

「やっぱり……」

ようやく納得できる診断名にたどり着いた。医師ははきはきと、その症状を説明する。ひととおり訊いた後、私はずっと知りたかったことを尋ねた。

「治るんでしょうか……?」

すると医師は、力強くうなずいた。

「治ります」

涙があふれた。振り返ると、彼の目も赤くなっていた。

その日から治療がはじまった。薬は、これまでの抗不安剤と睡眠導入剤のほかに、ＳＳＲＩという脳の伝達物質に働きかけるものが処方された。

「これで治る……」

祈るような気持ちで薬を飲んだ。だけどその翌日に、淡い期待ははかなく砕けた。目が覚めると、激しい頭痛と吐き気が私を襲った。ＳＳＲＩが副作用の起こる可能性のある薬だということは、自分で調べて知っていた。だけど想像以上だった。

起き上がることもできず、診察日を待たずに病院を訪れた。ところが医師は、私が椅子に座らないうちに、冷たく言い放った。

「予定通りの診察日に来なければだめです」。

それも治療の一環なのだという。

私は重い体を支えて家に帰り、吐き気に苛まれながら毎日を過ごした。

医師に言いつけられたことはそれだけではなかった。これからは、健康な人と同じような生活をしなければいけないという。朝は6時に起きて、夜は10時に寝ること。アルコールは絶対に飲まない。普通の人からすれば造作もないことだったのかもしれない。だけど私は、精神の状態を崩してから、夜型生活を送っていた。また、日中は常に緊張状態であったため、それをほどくアルコールがなければ、満足に眠ることもできなかった。それが禁じられた。

吐き気と頭痛と眠れない苦しみで、日に日に自我が崩壊していく。耐え切れずアルコールを飲んでしまった日、診察でばれ、激しく叱責された。副作用の苦痛を訴えても、「耐えるのも治療」だと取り合ってもらえない。

助けてくれない医師への不信感を募らせながら、私は自分に対しても失望していた。普通の病人ならできるだろうことが、私はできない。私は「病人」としても、落第したのだと。

一か月が過ぎ、また診察日が訪れた。怒られるのを覚悟して、再度、副作用を訴えた。すると医師は今度はあっさり決断した。

「じゃあ、薬を変えましょう」

目が点になった。

「えっ、変えるんですか？　前は副作用が起きても飲まなきゃいけないって言ってたのに」

「これだけ経っても効果が出ないようなら、効いていませんから」

「新しい薬になったら、副作用は……」

「薬が変わるから、また出るかもしれませんね」

愕然となった。

頑張った私をねぎらってくれとは言わない。だけど治療とは、こんな理不尽なことにただただ耐えるしかないことなのだろうか。

私はしぼりだすようにして訊いた。

「つらい時、相談したりできないんでしょうか……？」

「ひとりで耐えるのも、あなたの病気の治療です」

「私は、何の病気なんでしょう？」

「強迫性障害と、もうひとつ、ありますね」

「えっ、もうひとつ？　何ですか？」

「それは言えません」

耳をうたがった。自分の病気のことなのに。私は食い下がって、最近調べた、自分の症状によく似た病名をあげてみた。

「境界性パーソナリティー障害ですか？」

「……違います」

「じゃあ何ですか？」

「言えません」

「教えてください。それで取り乱したりしないから」

「言えません」

「……わかりました」

つぶやいて、私は診察室を出た。涙が次から次へと溢れてくる。

会計カウンターで支払いをする彼のわきを過ぎ、自動ドアから外に出た。どこをどのように歩いたのだろう。気が付けば、国道をまたぐ橋の上にいた。

眼下では、速度規制など無視するかのように、トラックや乗用車が激しく行きかっている。ここから落ちたら死ねるだろうか。死ねば、あの医師も、私をどれだけ傷つけたかわかるだろうか。

ぼんやりと考えているうちに、私の足は、また病院に戻ってきていた。

「セリ!　だめだ!　セリ!」

彼の声に我に返った。私は駐車場のカラーコーンをなぎ倒し、ガードマンに取り押さえられていた。

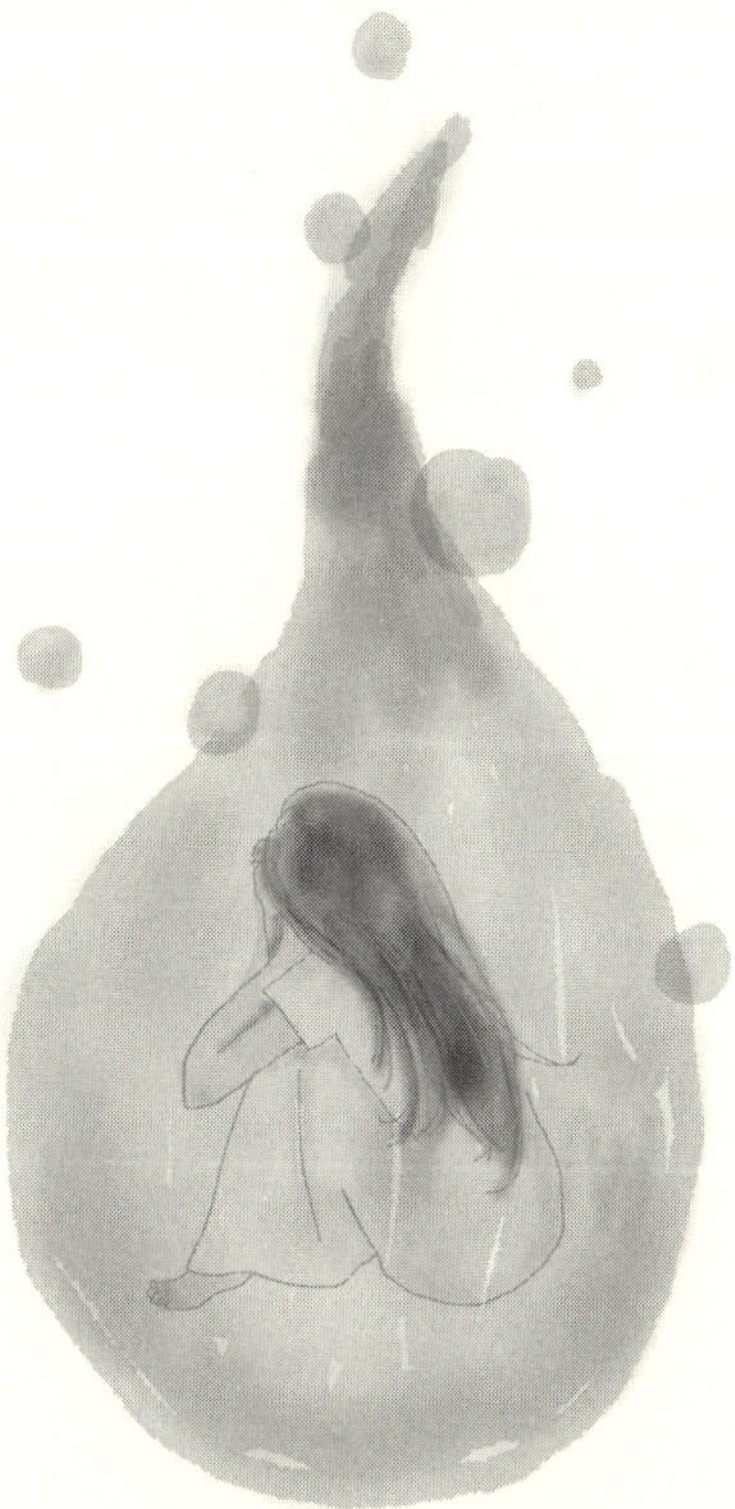

第二章 希望

●……不治の病の猫との出会い

その年の冬は、例年にない寒さに見舞われた。当時、派遣でビールの試飲販売のアルバイトをしていた私は、断りきれない案件が入り、久しぶりに繁華街を訪れた。凍りそうに白い息を吐きながら先を急ぐ。本当は外を歩くことすら難しかった。だけど働かなければ食べていけない。嗚咽《おえつ》をこらえた。

街は人でごったがえし、立ち並ぶ店からは、耳をつんざくような大ボリュームの音楽が反響していた。途端に心臓が激しく脈打つ。ポケットの抗不安剤を奥歯で噛んだ。

その時だった。

「ニャア……」

消えそうなほど小さな声がした。あたりを見回すと、薄汚れた自動販売機の隅っこに、もっと汚れた小さな黒猫がうずくまっていた。

反射的に近づき、しゃがみこんだ。逃げるだろうと思っていたら、黒猫は私の膝によじのぼり、そのまま丸くなった。やがてズピーズピーという寝息が聞こえてくる。

あっけにとられながら、黒猫を乗せたまま、道の端に移動した。よく見ると、黒猫の顔は、めやにと鼻水でぐちゃぐちゃ。体からは魚市場のごみ箱のような悪臭がし、なでた背中は骨と皮の感覚しかないくらい痩せていた。

「かわいそうに。風邪をひいているんだろう……」

考えるより先に体が動いた。１０４の番号案内に電話をし、近くの動物病院を探す。

「病院に行けば治るだろう」

その考えはあまかった。

「猫エイズと猫白血病の両方に感染しています」

繁華街の病院で応急処置をしてもらった翌日、近所にできたばかりの動物病院で精密検査をした。エアコンのきいた暖かな診察室で目を細める黒猫の上で、女性獣医師が言いづらそうに眉を下げる。

「死んじゃうんですか……？　この子……」

エイズという言葉に足が震えた。現代の医学では治療法はないという。猫同士が感染する病気なので、他の猫と一緒には飼うことができないとも。家にはすでに猫がいた。

今にも倒れそうなほど気落ちする私を不憫に思ったのかもしれない。女性獣医師は懸命に私を励ました。

「毎日をごきげんさんで過ごしたら、発症しないまま、一生を終える子もいないわけじゃないんですよ」

「毎日ごきげんさん……」

心の病気を患い、毎日死にたいと思ってしまう私には、ほど遠い言葉だった。

病院から出ると、雲の隙間から夕日が差しこんでいた。ニュータウンの家々には夕ご飯のにおいと、子どものはしゃぐ声が溶け込んでいる。

私は、何も入っていないほど軽いキャリーケースをぎゅっと抱きしめると、長い長い息を吐いた。そして思った。

「この子の名前は、あいにしよう」

いっぱい愛される猫になるように。たとえ命は短くても、誰よりも深く愛されて生きていけるように。

●……生きてるだけでいとおしい

その日から、あいの世話がはじまった。母に頼み込んで、無人になっていた祖母のアパートを借り、そこにあいを住まわせた。朝、昼、晩、と、ご飯と薬を持って訪れる。

家で飼えない以上、信頼できる飼い主を見つけるしかなかった。私はインターネットの里親募集サイトに、あいの写真とメッセージを載せて反応を待った。

世話をはじめてみると、あいは、異常なほど飢えた猫だった。お腹を壊すほどフードをあげているのに、私がいる間中、あまえた声で鳴き、あごにすりより、お腹を見せてはおかわりをねだった。だけど撫でようと手をかざすと、殴られるとばかりに身を固くする。

人間に暴力を受けたことがあったのかもしれない。あいの顔は曲がっており、歯はほとんどなく、前の牙はいびつに突き出ていた。

だけど、あの繁華街で生きていく以上、自分を傷つけるかもしれない人間にあまえるよりほかにすべがなかったのだろう。その姿は、愛されたいと願いながらも愛を恐れてしまう自分自身とどこか重なった。

あいの風邪症状は半年が過ぎてもよくならなかった。複数の動物病院や保護団体に相談したものの、どこでもさじを投げられる。「いずれ苦しむのなら今のうちに」と安楽死を勧められることも珍しくなかった。

毎日、下痢の便を部屋中にもらし、潔癖症だった私は、精神的なものが原因だったのか、体中に真っ赤な発疹ができた。

決まった時間に世話に訪れるというのは、想像以上に負担で、どうしても起きられない日は、彼や母に代行してもらった。

自責の念がこみあげる。自分で拾った猫の世話もできないなんて。厄介者が、これ以上厄介者を増やしてどうするんだ。

スズメの涙だった貯金は、治療費でどんどん底をついていく。インターネットで募集している飼い主は、いつまで経ってもみつからない。

「一緒に、死んじゃったほうがいいのかな……」

追い詰められて、そんな言葉もついて出た。

病気を抱え、人に迷惑ばかりかけている。これから生きていたって、何かを生み出すことはない。

ふたりそろって、「いらない命」だ。


だけど、あいは生きた。

薬入りのごはんをおいしそうに食べ、少しずつ、それまで興味のなかったおもちゃで遊ぶようになった。

ある日のことだった。あいに発情期がおとずれ、避妊手術をすることになった。人間を恐れるあいにメスを入れるなんて、その恐怖を想像するとやり切れなかった。

「手術の麻酔は、発症の原因になるかもしれません……」

獣医師の言葉に、心臓を鷲掴みにされたように不安になる。

「もしも、このまま、あいが死んでしまったら……」

湧き上がる恐怖心をぐっと飲み込むと、アパートに戻り、私はベッドの下を念入りに掃除した。あいは怖いことがあるたび、ベッドの下に隠れこんだ。おそらく手術明けもそうなることだろう。

夕方過ぎ、無事手術を終えたあいが戻ってきた。まだ麻酔の残った体はふらついており、キャリーケースを開けても、踏み出す足取りが危うい。

私は、あいを怯えさせないよう、息を殺して、ベッドのそばに仰向けに寝転がった。目の端に、おそるおそる足を進めるあいの姿が映る。ズ……ズズ……体を引きずるように、安全な場所を目指すあいに、胸が締め付けられるように痛んだ。

「ごめんね……あい……」

わびるように目を閉じる。

その時だった。お腹の上にわずかな重みを感じた。目を開くと、あいが、頼りない足取りで私のお腹の上によじのぼってくる。

そのまま丸くなると、グルル……と小さく喉を鳴らした。手を差し出すと、ゴツンゴツンと顔を摺り寄せてくる。

涙で天井がにじんだ。

今、ここに、あいがいること。この部屋があたたかいこと。それだけのことが、こんなにもしあわせなことだなんて。

「病気でも、何もできなくても、あいがただ生きているだけで愛おしい……」

かつて、彼が言ってくれた言葉がよみがえった。

「何もできなくても、俺はセリが好きなんだよ」

愛されたいとばかり望んでいた私が、はじめて愛する気持ちを知った年、私と彼は結婚をした。

●……社会に出る決意

「あいと一緒に暮らしたい……」

密かに抱いていた思いを口に出したのは、あいの世話をはじめて半年が過ぎた夏のことだった。夫が驚いたように振り返る。

「だって、ほかの猫への感染が……」

私は、これまでインターネットで調べたことを告げた。猫白血病には予防のワクチンがあるということ。猫エイズも血が出るほどの傷でなければ感染力は弱いということ。夫が戸惑ったように口を開く。

「住む場所は？　今のハイツじゃ、これ以上、猫を飼うのは無理だよ」

「新しい家を探そう。あいも一緒に暮らせるくらいスペースのある家」

「お金はどうするの」

「私も働く」

「家から出ることも難しいのに？」

「だから家でできる仕事をみつけるの。感染を防ぐために、猫たちを監視し続けられるような仕事。朝起きることもできないから、自分のペースでできる仕事」

「そんな仕事……」

あるわけない。常識で考えたらそうだ。

だけど私は、その翌日から、インターネットで「在宅ワーク」と書かれた求人に片っ端から応募していった。「データ入力」からやったことのない「ウェブデザイン」まで。

高校を中退していた私は、誇れる資格も経歴もない。自分のパソコンに入っている使ったこともないソフトを「使える」と嘘をついて羅列した。

どれだけ待っても、採用の返事は届かなかった。毎日、空のメールボックスを見てはため息をつく。今更ながら、これまでの自分を呪った。学校くらいちゃんと出ておけば。心の病気になんてかからなければ。

まとわりつく後ろ向きな思いを振り払うようにして飲み込むと、見上げるあいを、そっとなでた。

「そしたら、きっと、今の私たちはいなかったよね……」

ウェブデザイン会社の下請けのそのまた下請けという仕事が決まったのは、入道雲が空を覆う夏の盛りのことだった。

どこからも連絡のない日々のなかで、それでも毎日、有名なウェブサイトを見ては手探りでサンプルを作り続けていたのがよかったのだろう。デザイン力を認められ、私はその日から、ウェブデザイナーとなった。

とはいえ、それまでウェブデザインなんてやったことのない私には、クライアントの望むことが「わからない」ことも数知れずあった。だけど「わからない」なんて口が裂けても言えない。「できます！」と答えるものの、教えてくれる先生がいるわけでもない。夜通し、インターネットの検索サイトで調べ、できるようになるまで徹夜で試行錯誤して、できるようにした。

「すごく気に入りました」

「あなたに頼んでよかった」。

そう言ってもらうたび、こんな自分でも誰かに認めてもらえることがあるんだと胸を熱くした。

猫の爪のような細い三日月が、空にかかっていた。

私は、半年通い続けた祖母のアパートに鍵をかけ、あいの入ったキャリーバッグを右手に持ち直す。

夫が慎重に車を走らせた。

住み慣れた我が家に着くと、先住猫がキャリーバッグに気付いて「なんだなんだ」と駆け寄ってきた。中にあいを確認すると、驚いて「シャー！」と威嚇をする。

だけど、あいはひるまない。素知らぬ顔でキャリーバッグから出ると、まっすぐにリビングをめざした。そして、まるで最初から知っていたかのように、我が家で一番居心地の良いソファーの上で毛づくろいをはじめたのだ。

不思議なことはそれだけじゃなかった。その翌日から、あいの鼻水が魔法のように治まった。

「病気は治らなくても、病気とつきあいながら、生きていこう」

私は、ため込んでいた抗不安剤を、ゴミ箱に捨てた。

●……生きづらさがくれたもの

「あいちゃんのことを、本にしませんか？」

そんなメールが届いたのは、あいと暮らし始めて1年後のことだった。あいとの生活を細々とブログに綴っていたところ、利用していたブログシステム会社を通じて、出版社が興味を持ってくれたのだという。

舞い上がった。私は子どもの頃から、物語を書くことが好きだった。だけど、学歴もない自分が文章で食べていくなんて無理に決まっていると独り決めた。

その夢が、かなうかもしれない。

その日から、胸を高鳴らせながら、原稿に言葉を綴った。だけど、ふいに不安になった。

「どこまでのことを、書いていいんだろう……」

あいの物語には、どうしても私が登場する。心を病んで、「死にたい」と思ってしまう私が。

実はかつて一冊だけあいの本を出版したことがあった。自費出版会社のコンテストに入賞し、広告塔代わりの無料出版化だった。その時、私は深く考えもせず自分の生きづらさもありのままに綴った。だけど、その会社の担当者は、その部分を丸ごとカットした。

「どこの誰かもわからない人間の生きづらさなんて、誰も知りたくありませんから」。思い出し、高ぶっていた気持ちが急激に縮こまる。

「なるべく私のことは伏せておこう」。

そう踏ん切りをつけ、あいのことばかりを書いた原稿を編集者に送った。

「私のことは書かない方がいいですよね」

私は、半ば決めつけたように編集者に告げた。すると、彼は意外そうにかぶりを振った。

「ぜひ書いてください。病気のあいと、病気のセリさん。そんなふたりが生きていて、それがいいんですから」。

発売されると、本は瞬く間に重版が決まった。

信じられず目を白黒させていると、ブログを通じて「うちの子も猫エイズです」というメッセージが届くようになった。

病気を知らない人からも、「病気を知れてよかった」「あいちゃんが生きている姿に、生きる力をもらった」と声が寄せられるたび、胸が震えた。

私はこれまで、あいの病気を他者に伝えるとき、つい口ごもることがあった。

私がどれだけあいを愛しく思っても、世間が同じように受け入れてくれるとは限らない。「病気」とは「よくないもの」。自分の中にそうした偏見が根付いていたのだろう。

だけど、そんなあいの本は、新聞やテレビでも紹介されるようになった。やがて、届くメールの中に、猫好きの人だけじゃなく、「生きづらさ」を抱える人も増えた。

「私も、死にたいと思うことがあります」。

「私も、精神安定剤を飲んでいます」。

はじめての経験だった。

私はずっと、こんなふうに苦しんでいるのは、自分だけなんじゃないかと思っていた。

近しい人間に病気のことを話しても、理解を得たと実感できたことはほとんどなかった。次第に途絶えていく連絡。「セリはもう終わりだね」と友人同士で話していたことも人づてに知った。

だけど、同じように苦しむ人たちが、この世界に生きている。

知らなかっただけで、仲間は、こんなにもいたんだ。

●……どんな私も、私

その鮮烈な言葉を聞いたのは、深夜のNHKの福祉番組だった。

見るではなくチャンネルを繰っていたら、コメンテーター席に私の好きな漫画家の姿があった。「おっ」と思い、軽い気持ちで腰を落ち着けた。

どうやら数人の著名人と、「生きづらさ」を抱える一般の方が中継でつながっているらしい。

やがて、コメンテーターのひとりであったミュージシャンが、かつて「いじめ」を受けた経験を話し始めた。意外に思っていると、今度は俳優が、自らの「うつ病」について語る。

驚いた。こんな著名な人たちが、けっしてイメージアップとはいえないプライベートをおおやけにするなんて。

やがて番組も終盤にさしかかり、それまであまりしゃべることのなかったひとりの男性が口を開いた。パジャマ姿にハンチングという奇妙な出で立ち。どうやら彼はアルコール依存症で入院経験もあり、長い間ひきこもり生活を送っていたのだそうだ。彼は、はにかんだように白い歯を見せた。

「僕は、依存症になってよかったと思っています」。

目の前を「ズドン」と撃ち抜かれたような気がした。気が付けば涙があふれ出して止まらない。

そうだ、「よかった」んだ。

予想もしていなかったタイミングで、がんじがらめになっていた鎖から解き放たれていくのを感じた。

私は、「心の病気」になったからこそ、あいと出会うことができた。本を出せた。両親に虐げられた記憶も、治療に打ちのめされた日々も、今の私を作りあげている。

「私も、今までの苦しみすべてがあって、よかった」。

番組が終わると、すぐさま番組宛てに感想のメールを送った。自分もかつて「依存症」だったこと。それは薬やアルコールだけでなく、恋愛や性に対して異常なまでの執着を持ち、愛されたくて夫に暴力までふるっていたことを、堰を切ったように書きなぐった。

ＮＨＫの福祉番組から、取材をさせてほしいと連絡を受けたのは一か月後のことだった。内容が内容だっただけに、取材は慎重に行われ、担当ディレクターは最後まで、テレビで顔を出すことを心配した。だけど、私は隠すことをしたくないと思った。依存していた私も私。隠すことは、それまでの自分を否定することのように思えたのだ。

スタジオ収録当日。控室には、他の「当事者」としての出演者の方々がいた。アルコール依存症、ギャンブル依存症。覚悟していたことだが、恋愛依存の人間なんてひとりもいない。

私の回の収録が始まり、事前にインタビューを受けた依存症時代の再現ＶＴＲが映し出される。心なしか、スタジオ脇で見学していた他の依存症当事者たちの空気が変わった気がした。

ＶＴＲ終了の合図が出される。反射的に不安になった。

「恋愛依存だなんて、どんなふうに受け止められるんだろう」。

だけど、カメラがスタジオに切り替わった瞬間、コメンテーターの中のひとり、五〇代くらいの女性が口を開いた。

「私、すごく、わかるわ……」。

薬物依存症の自助グループの代表をされているという。彼女は、自分もかつて恋愛依存だったこと、時には一日に複数の人間と関係を持たなければ落ち着かなかったことを、包み隠さず語った。

驚いた。自分の母親ほどの年齢の人が、恋愛や性のことをこんなに赤裸々に話すなんて。同時にそれは不安でいっぱいになっていた私への気遣いではないかと胸を突かれた。

他のコメンテーターの人たちも、誰一人、私に否定的な目を向けることなく、質問を重ねてくれた。

それまで「依存」に対し負い目を感じていた私にとって、私の話に耳を傾けてくれたということは、「伝えてもいいんだ」という自信につながった。


番組が放送された数日後のことだった。父から、突然のメールが入った。

「テレビに出たらしいけど、それは、お父さんが見てもいいのか?」。

背筋が凍った。おそらく、すでに父は内容を知っているのだろう。

当時、父と母はすでに離婚しており、別居状態にあった。だけどそうなるまでの間、父は心境の変化からか、家族を大切にしようと尽力していた。

時々、夫も誘い、家族全員で食事をする。その時は、昔のように怒ることもなく、むしろ酔って態度を悪くする母のことも受け止めようとしていたくらいだ。

後になって知ったことだが、父の父もアルコール依存で、父も心に傷を抱えていた。心理療法に通ったこともあったという。

番組では、依存についてだけでなく、父から受けた過去の傷についても触れていた。せっかく父が築き上げようとしていた良好な関係を、私が壊してしまうかもしれないと思うと、申し訳なさで心が痛んだ。

動揺する胸をぐっと握りしめ、覚悟を決めて返信した。

「うん。でも、もしかしたら、お父さんを悲しませてしまうかもしれない」。

永遠に思えるほど長い数分の後、父からの返信を告げるバイブが震えた。

「どんなセリでも、セリは、セリだ」。

●……信頼できる医師との出会い

「また精神病院に行くしかないか……」。

凝りもせずにそう決意したのは、アルコール依存状態が、日に日に手におえなくなってきたからだった。

仕事も独立し、作業にも慣れてきてはいたものの、昼間は極度の緊張状態を維持していて、寝る前には大量のお酒を摂取していた。

飲んで安らげるならまだいい。だけど私は、飲むたびくだを巻き、夫に暴言を吐いた。それは、子どもの頃、酔っては私たちを罵倒した父の生き写しのようだった。

「お酒をやめるために、寝るための睡眠薬が欲しい」

私は、面倒のなさそうな近所の個人病院を選んだ。

閑散としたショッピングモールの3階に上ると、病院だけでなく、エステサロンや学習塾が歯抜けに連なっていた。重いガラス製の扉を開く。待合室は狭く、合皮のソファーには患者たちがどこかけだるそうに順番を待っていた。

名前を呼ばれ、もう習慣になったように、夫とともにドアをくぐった。

「どうされましたか？」

穏やかそうな眼鏡をかけた白髪の医師が問いかける。私は、以前も病院に通っていたが、最近症状がぶりかえしてきたので、睡眠導入剤と抗不安剤が欲しいと伝えた。

質問をされてもそつなく答える。その頃には素人なりに病気の知識も増えてきて、医師が診断しやすそうな症状を並べることも板についていた。

問診の末、希望通りの薬が処方された。もう「治療」なんて夢見ていない。アルコールをやめるための薬さえもらえればそれでよかった。

そのうちに、病院に行くことすら面倒になってきた。私は相変わらず夜型生活を送っており、翌日病院に行かなければと思うと、緊張から眠れなくなってしまうのだ。

起きられなかった日、やむをえず夫に代理を頼んだ。以前の病院のように「ちゃんと来なければ治療にならない」と怒られるのではないかとこわごわ夫の帰宅を待つと、医師は「体調が悪い時は無理をしなくていい」と言ったという。驚きつつ、お言葉にあまえることにした。

通院のほとんどを夫に頼み、数回に一回程度顔を出しては、薬をもらうためだけの症状を並べる。こんなに自分勝手な患者であるにも関わらず、医師は毎回、変わらぬ態度で接し続けた。

だけどお酒をやめても、いや、やめた反動だったのだろうか。私の精神は日に日に不安定になっていった。私は夫に暴言をはくどころか、また暴力行為や、自傷を繰り返すようになってしまった。

雨が降る真夜中、ベランダに飛び出して、手すりに足をかけて叫ぶ。

「死にたい！　殺せ！　殺せー！」

取り押さえた夫に噛みつき、家中のものを後先考えず壊した。

「病院に行ったって、どうせ何もしてくれない」

そう思いつつも、限界だったのだろう。私は次の診察で、医師に一部始終を打ち明けた。

また以前の病院のように「そんなことは絶対にしないでください！」と声を荒げられるかもしれない。おそるおそる顔をあげると、だけど医師は、少しも変わらない表情で訊いた。

「その後はどうですか？　今でも死にたい気持ちはありますか？」

意外だった。なぜ、この医師は顔色一つ変えず、私を叱責することをしないのだろう。

戸惑いながらも、私は導かれるように自分の抱えていたものを伝え始めた。今も死にたい気持ちがあること。毎日が不安で不安で仕方ないこと。ささいなことにもカッとなり、破壊行為に及んでしまうこと。

医師は、「なるほど」とうなずきながらカルテを取る。私がどれだけ突拍子のないことを言っても、それを否定することは一度もなかった。

私は「いっそのこと」と、ずっと心にひっかかっていたことを尋ねた。

「私は、境界性パーソナリティ障害ではないんでしょうか?」

境界性パーソナリティ障害――感情が極端に不安定で、それゆえに社会生活や人間関係に支障をきたしてしまう障がいだ。自分と似た部分を大いに感じつつ、調べているうちに、その診断名が患者には明かされないことも多いのだと知った。診断名を知った患者が受け入れられず激高し、治療がやりにくくなるためだという。以前、大病院で一蹴された診断名もこれだ。

聞いてはみたものの、どうせ教えてはくれないだろうと諦めていた。だけど医師は、白いあごひげをさすると、拍子抜けするほどあっさりうなずいた。

「そういう部分もあるでしょうな」

目が丸くなる。

「えっ、私、境界性パーソナリティ障害なんですか?」

「ええ。お話を聞いているかぎり、その可能性はないとはいえませんね」

力が抜けていく。

「やっぱり、そうだったんだ……」

ずっと引っかかっていたことがわかった。「違う」と言われるたび、隠し立てされなければいけないような病気が自分の中にあるのだと思うと怖かった。否定されてもされても、そうだとしか思えない衝動を自分に見つけるたび、理由がわからず不安だった。

明かしてくれた、この医師を信じたい――。

病気になってはじめて、心から信頼できる医師と出会えた気がした。

●……「治る」のではなく「成長」する

それから私は、進んで病院に行くようになった。

医師は、私の話を聞くたび、薬を処方するだけでなく、その感情を丁寧にすくいあげていった。

私が自分を卑下したり、悲観的な妄想にとらわれるたび、否定するでなく、やんわりと私の心に揺さぶりをかけていく。

「いらない自分も、受け入れちゃいけませんか?」

「病気になったと言っても、別に悪いことじゃありませんよ」

最初は首をかしげるばかりだった。だけど繰り返されているうちに、ネガティブな思考に陥りそうになるたび、「先生ならどう言うだろう」と振り返るくせがついていった。

治療のための新しい薬を飲むと、やはり副作用は起きた。だけどそれを訴える私を、医師は叱責しなかった。苦しみを受け止め、優しく我慢をうながしたり、場合によっては新しい薬に変える。

大きな目で見れば、処置法はこれまでの病院と同じだったのかもしれない。だけど私は、話を聞いてもらえたことで、苦しみを耐えたいと思う力を授かった。

ある時、医師が言った。

「あなたの場合、苦しみの原因は病気だけではないかもしれませんね」

「えっ」

そんなことを言われたのははじめてだった。医師は続ける。

「境界性パーソナリティ障害の多くは、子どもの頃、愛情をちゃんと受け取れなかったことから起こります。薬で治すことはできません。これから愛情を受け取って、治るのではなく、成長していきましょう」


その日から、私と夫は「生まれなおしの儀式」と名付けたコミュニケーションを実践するようになった。

朝、目覚めると、胎児のように丸くなり、夫を呼ぶ。目を閉じる私の耳元で、夫が声をかける。

「生まれておいでー。今日もセリちゃんが好きですよ。皆、セリちゃんに会いたいよ。生まれておいでー」

そして、目を開けた私を、毎日、この言葉が包むのだ。

「今日も、生まれてくれて、ありがとう」

不思議なことだけど、これをはじめるようになって、自己否定感や持ちきれない負の感情が、少しずつ和らいでいった。

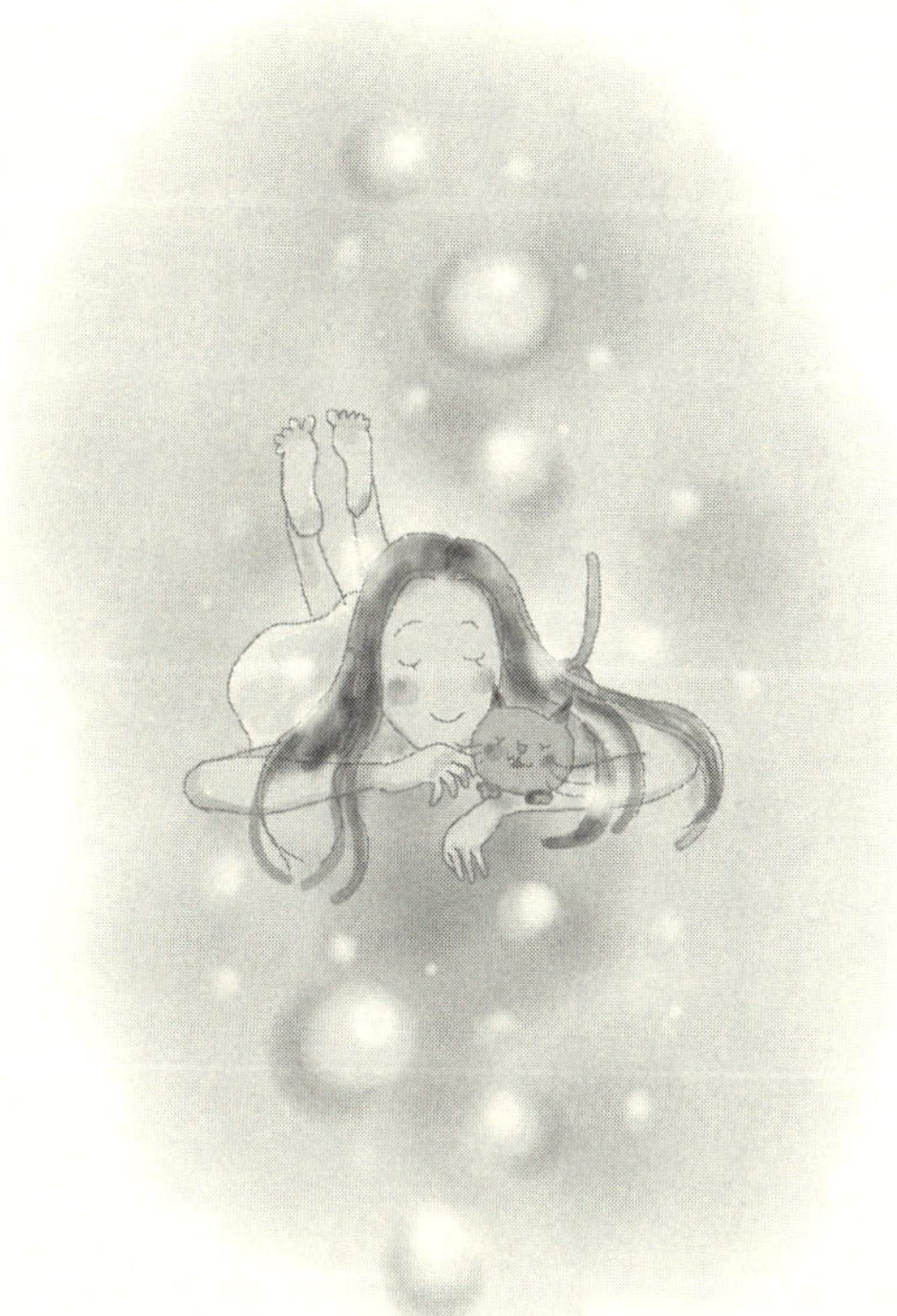

第三章 暗闇

●……生きる意味を亡くして

穏やかに見えた日々は、だけど長くは続かなかった。

枯葉がアスファルトに積み重なる冬、大食漢だったあいの食欲が急に落ちた。動物病院の休診日を乗り越えた月曜日の朝には、水すら口にしなくなった。

どこかで予感はしていたのかもしれない。血液検査やエコー、レントゲンを終えたあいの体が、末期の癌に侵されていると知った時、不思議なほど心は落ち着いていた。

「念のため、もう一度、検査をしてもいいですか……？」

私よりも泣きそうな表情で訊く女性獣医師に頷くと、「私も、ちょっと思い切り泣いてきます」と頬を緩めた。

化粧室の丸く切り抜かれた窓から柔らかな日が差しこみ、個室の中を温めていた。便座に腰を下ろし、借りたティッシュを何枚も重ねて取り出し、鼻をかむ。涙が次々あふれた。

あいは、猫エイズも猫白血病も発症してはいなかった。だけどその体中には癌細胞があり、手術をしても延命できる可能性はないに等しいという。

獣医師の見立てでは、このまま何もしなければ、貧血と言う形で最期を迎えるのではないかという。

それは痛みも苦しみもなく、眠るような日々になる可能性が高いだろう、と。

私は、かつて野良生活で苦労をしてきたあいに、これ以上、怖い思いも痛い思いもさせたくなかった。眠るように最期を迎えられるのなら、こんなにしあわせなことはない。

好きなことだけをして「生き終わり」を迎えてもらおう。そう決意した。

女性獣医師の協力のおかげで、自宅で最小限のケアをしてもらうことになった。

効を奏したのか、あいの食欲はまた元のように戻り、毎日、大好きな刺身や生クリームに舌鼓を打った。昼間は柔らかなベッドの上でひなたぼっこ。夜は暖房のきいたリビングの絨毯に寝そべり、夫がその傍らに寄り添った。

庭の木が葉をすっかり落とす頃、ゆっくりとあいの食欲も落ちていった。無理に食べさせることはせず、ただ見守った。何も食べられなくなってからも、あいは私が洗濯物をたたむすぐ隣で、穏やかに日を浴び、風を感じた。

そして、その二日後、あいは永遠にその瞳を閉じた。

苦しむことも、痛がることも一度もない。

しあわせな「生き終わり」だった。

だけど、あいの姿が骨になってからというもの、私の精神は一気に決壊した。あいがもういない。お腹の上で、柔らかな呼吸を繰り返していた、あの鼻水交じりの音が聞こえない。食い破るような後悔が押し寄せてくる。あの時、手術を選べば助かったのではないか。私が「生き終わり」を受け入れたことで、あいを死なせてしまった。

あいのいない世界なんて考えられない。今すぐ後を追いたい。

何を見てもあいを思い出し、狂ったように泣きつづけた。誤って虫を殺してしまった時は、あいの生まれ変わりだったのではないかと取り乱し、子どもを産めばそれはあいかもしれないと、今まで興味もなかった妊娠を望んだ。すると実際に生理が止まった。ストレスが原因だろうと婦人科の医師は言った。

現実から逃げるように、私はひたすら仕事に没頭した。その頃には決まったクライアントも複数ついていて仕事にはことかかなかった。それでも新規の見積依頼をどんどん出した。土日もなく、頭がからっぽになるまで働き通す。

知らないうちに春が過ぎ、やがてじっとりとした梅雨の季節が訪れた。

その日、空は朝からどんよりと曇っていた。

目が覚めると、なぜか体が鉛のように重い。頭痛がし、倦怠感が襲った。熱でもあるのかと測るが、その様子もない。

気のせいだろうと、自分を叱咤しパソコンに向かった。だけどほどなくして、立ちくらみのように世界が回った。無理やりにデスクにしがみつき、その日する予定だった仕事を終えた。やむを得ず倒れるようにベッドに横たわる。

「明日になれば治っているだろう……」。

その考えは甘かった。

翌日には風呂に入るのが面倒になり、その翌日には歯を磨くのが面倒になった。

かつてあんなにも気にしていた家の掃除すら億劫で、ほこりだらけのまま夫を迎える。一週間もした頃には、ベッドから起き上がることもできなくなった。

おかしいとは思いつつ、「季節の変わり目だからだろうか」と深く考えないことにした。ベッドの上で天井をただ見上げながら、夫の帰りを待つ。仕事ができない歯がゆさと、後ろめたさがこみあげた。「なさけない」「くやしい」。そう思えるうちは、まだましだった。やがて何の感情もわかないのに、涙が溢れて止まらなくなった。

一か月近く、ベッドに横たわったきり動けない。「うつ病」との診断を受けた。

●……病気を理解してくれる人々

今までの病気のように、自分に鞭を打って働くこともできず、私はクライアントに「体調不良で伏せっているため仕事ができない」と伝えることにした。

「心の病気」だとは、とても言えなかった。いくらテレビやブログを通じて生きづらさを告白していたとしても、それと「社会」は別物だ。心を病む人間だと知ったら最後、きっと仕事はなくなるに違いない。

電話はできなかったから、私は這うようにしてメールを出した。しばらくすると、クライアントの中のひとりの男性から返信が届いた。

こわごわ内容を読む。すると、そこには、思いもかけない言葉が綴られていた。

「僕は、昔、うつ病だったことがあります」

驚いて、慌てて過去のメールを漁った。どこかで私は病気のことを伝えていただろうか。だけど探せど探せど、そんなメールはみつからない。

偶然なのか、それとも同じ症状を持つがゆえの勘なのか……。私は導かれるように返信を出していた。

「実は、私も、うつらしいのです」

この仕事にしがみつくと決めて、はじめての「社会」へのカミングアウトだった。

「今はとにかく休んでください」。

そう労いの言葉をかけた彼は、最後に力を込めた。

「うちのサイトは、セリさん以外の誰にも、任せるつもりはありませんから」。

長く感情を失っていた胸が締め付けられる。こんな使い物にならない自分に、なぜ温かい言葉をかけてくれるのか。

同じ病気だから、情けをかけてくれているのだろう。そう納得した私に、彼はかぶりを振った。

「病気だとか、病気じゃないとかは、関係ありませんよ。僕は、これまでのセリさんという人間の仕事の姿勢に、信頼を寄せているんです」。

想像もしない言葉だった。

健康か、そうじゃないか。社会とは、たったそれだけのことで「必要、不必要」の結論を出す場所だと決めつけていた。

「病気」にこだわり、勝手に負い目を感じていたのは、私の方だった。


その日から、クライアントの男性の言葉にあまえ、私は眠れるかぎり眠るようにした。だけど、日がな一日、ベッドに寝転がっていると、底知れぬ孤独感が襲いかかってくる。

耐え切れず私は枕元の携帯電話を握りしめた。こんな時に自分から電話できる友人もいない。悩んだ末、私は母の番号を押した。

最初のうちは、元気なふりをして、なんやかんやと理由をつけて話を引き延ばした。だけど気が付けば、私は電話口で泣いていた。

「うつで起き上がれないよ……」

翌日から、母はバスで20分かけて、家まで訪れるようになった。そのたび、這ってでも掃除機をかけた。散らかった部屋という「弱み」を、母に見せたくなかったのだ。

私にとって母は、子どもの頃から「世界で一番、弱い人」だった。怒鳴り散らす父に何も言えない人。私を守ってはくれない人。

私はそんな弱い母を見るたび、その分、自分が強くならなければと誓った。父から母を守るために。どんな時も母の味方でいることが、母から愛される唯一の方法なのだと頑なに信じた。

だけど今、強さとは真逆にあるぼろぼろの姿を、私は母にさらけだしている。

そして母は、そんな私を、心から心配し、優しい言葉をかけてくれる。

「強くても、弱くても、私は母に愛されていたんだ……」

涙があふれる。それは子どもの頃からずっとがまんしていた涙を、流し直しているようだった。

●……躁転

一か月が過ぎたころ、薬が効いてきたのか、私はまた起き上がれるようになった。

これまでのうつ状態がうそのように、体にパワーがみなぎっている。「治ったんだ」と、私は胸の中でガッツポーズをした。

だけど、体が元気になってくると、これまではぼんやりしていた思考も動き出した。

あいがいないショックがまたよみがえり、「死にたい」という感情が暴れ出す。衝動的に煙草を飲み込んで救急病院に搬送されたかと思えば、一命をとりとめても、また自殺の計画を立ててしまうことの繰り返しだった。

それは、これまでの発作的な「死の衝動」とはまるで違った。

「誰かにばれて、止められるわけにはいかない」

私は目に見える自傷行為を一切やめ、隠れて、確実に死ねる方法を探すようになった。誰かに知られて止められることも、それを裏切るしかないことも、嫌だったのだ。

インターネットで、かつて自殺の道具として噂になった練炭を注文したのは、風も肌寒くなった秋の初めのことだった。手元に届いたそれを夫にばれないよう押し入れに隠し、「あとは、うまくその機会を作るだけだ」と決意した翌日。

久しく連絡を取っていなかった友人から、突然、メールが届いた。

「しんどそうだけど無事かな? 私、おととい三二歳になったよ」。

驚いた。誰にも気づかれないように、ブログには前向きな内容ばかり書いていたつもりだったのに、なぜ「しんどそう」と気づかれてしまったのか。

閉じこもっていた心のドアを叩かれたようで、私は思わず今の気持ちを打ち明けた。ここ最近、ずっと生きるのがつらいこと。死ぬしかないと思っていたこと。そして、そのための練炭を、今手元に持っていること。

彼女は相槌を繰り返すと、最後に言った。

「会いに行く」

「えっ、でも仕事、忙しいんでしょ?」

「うん。でも会いに行く」

彼女が訪れてくれることになった午前中、ケーキ屋でバースデーケーキを注文した。自分は死のうとしていたくせに、彼女がこの世に誕生してくれたことが、嬉しかった。

「それで、どうなの?」

まっすぐに聞く彼女に、あらいざらい心情を吐露した。その間、彼女は、私が恐れていたような「自殺を否定するような言葉」は一言も言わなかった。それほどまでに追い詰められていた私の心を丁寧にすくいとり、ただ耳を澄ます。それが救われた。

何時間、話を聞いてくれただろうか。別れ際、木枯らしの吹く駅で、どちらからともなく握手をした。ぎゅっと握った。その手は想像以上に冷たく骨ばっていて、こんな細い手でこの世とつながる糸を握りしめているのだと思ったら、胸が詰まった。

家へと帰る車の窓から夕暮れ時の町並みをぼんやりと眺めた。いつもの道を、いつものように曲がり、住み慣れた我が家の屋根が見える。運転席に座る夫にふと訊ねてみた。

「今日の話、聞こえてた?」

夫は頷くと、ギアをバックに変えて、ガレージへと車を滑り込ませた。

「うん。だけど、前から気づいていたよ」

意表を突かれた。夫は言う。

「セリが知られたくないならって、言ってくれるまで待ってた」

熱いものがこみあげた。

自分が「死にたい」と思った時、駆けつけてくれる人がいるということ。話を聞いてくれる人がいること。そっと見守ってくれていた人がいること。

「大切にされている」という気持ちがこみあげる。できるなら、もう少し、この世界で生きていこうと。

私は、携帯電話を取り出すと、彼女にメールを打った。

「もしよかったらだけど、今度、一緒にバーベキューをしてくれない？　……あの練炭で」。

●……生きづらさのパーティ

うろこ雲が空に流れる秋晴れの日、私と夫、友人が集まって、近くの公園でバーベキューを行うことにした。天気予報は午後から完全に雨マーク。しかし、拍子抜けするほど眩しい日差しが私たちを包んだ。

ひときわ葉の茂った木の下に、奮発した大きなピクニックシートを広げて腰を下ろす。ハロウィンを先取りした奇妙な仮装を身にまとい、笑いあった。いったい誰が、ここにいる私が死のうとしていたなんて思うだろう。

あらかじめ家で作っておいたトマト鍋を、練炭を入れたコンロの上に乗せて、夫が点火棒で火をつけた。

その瞬間だった。待っていたかのように、ぽつり、ぽつりと雨が降り始めた。

「え……」

三人で、愕然となった。後には引けず、「すぐ止むだろう」と期待をこめて、その場にとどまった。だけど、みるみる雨脚は強くなる。

練炭コンロの方は、火の付け方が悪かったのか、いつまで経っても温まる気配がない。そうこうしているうちに、大粒の雨が、ボタン、ボタン、と落ちてきて、やがて下着まで雨が染み込んできた。

「どうしよう……」

「やめる?」

「でも鍋が……」

「でも雨が……」

さんざん悩んでいると、近くで落雷の音が響いた。私たちはさすがに観念し、ずぶぬれになりながら、撤収の準備をはじめた。

家に帰り着き、カセットコンロで続きをすることにした。

雨で冷えきった手のひらをコンロの火で温め、ふう、と白くなった息を吐く。友人のため息だけが、他の人より半拍長く続いたあと、ふいに、彼女が口を開いた。

「私も……最近、生きるのが、ちょっとつらいかも……」。

さっきまで満面の笑みを浮かべていた長いまつげが影を落とす。温まったトマト鍋を口に運びながら、彼女は最近背負っていた痛みを、ぽつりぽつりと話しはじめた。胸が詰まる。そんな思いを抱えながら、それでもあの日、私のために駆けつけてくれたんだと。

ふと、思った。公園で雨が降りだしたとき、私は、せっかくの前向きな計画がぶちこわしになったような気がして雨を恨んだ。

だけど、もしもあのまま晴れていたら、緑の中で何の問題もなくバーベキューをして笑っていたら、彼女はその言葉を発することができただろうか。

雨が降ってよかったのかもしれない。

私が練炭を買ってしまってよかったのかもしれない。

「死にたい」と思って、よかったのかもしれない――。

●……生きづらいからできること

「私も誰かを救える人間になりたい」。バーベキューをした雨の日に友人の心の内を聞いて以来、漠然とそう思うようになった。

「心の病気」だから、「生きづらい」から、人の痛みに寄り添えたなら――こんな私にも、生きている意味があるのかもしれない。

以前出演したＮＨＫの福祉番組が最終回を迎えることになり、その収録に呼ばれたのは、まだ寒さの残る冬の終わりのことだった。はじめて「依存症」の回で出演してから四年が経っていた。

スタジオには、「心の病気」だけでなく、様々な病気や障がいを持った人たちが一堂に会した。発達障害、性同一性障害、依存症、筋ジストロフィー、ＨＩＶ。

私とは全く違う生い立ちや人生。けれど誰もが一様に口をそろえた。「ふつうになれない自分を責めた時期もあった」と。

番組では、私たちのことを「マイノリティ（少数派）」と表現した。それまで自分だけが「おかしい」「劣っている」と思っていた私にとって、その出会いは世界を広げた。

同時に、こんな考えが頭をもたげもした。もし、私が心を病まなければ、彼らの存在をこんなふうに自然に受け入れることができただろうか。かつて父がことあるごとに繰り返した「多数に認められる人間」になるために、少数派を排除する人間になってしまっていたかもしれない、と。

番組は最終回というだけあって、大変な反響だった。

スタジオで「今も死にたい気持ちがある」と明かすと、会ったこともない人から次々メールが届き、「共感した」との声が寄せられるようになった。

「こんな私でも誰かの力になれる」

夢の第一歩を踏み出した気がして、私は心が震えた。

だけど私をよく知る人たちからは心配もされた。「背負いすぎちゃだめだよ」と。

私は「境界性パーソナリティ障害」の症状のひとつで、つい他者と自分との境目が曖昧になり、十分に区別できなくなってしまう。「共感」というには度を越した「同調」。人の痛みを我が事のように錯覚し、ともすればその負の感情にまるごと飲み込まれてしまうのだ。

ほどほどにしたほうがいいと、頭ではわかっていたものの、望まれることがうれしくて、日に何度もメールボックスを開くようになった。具体的な相談メールには、できるだけ適切な機関を紹介した。話を聞くことしかできないメールにも、少しでも嘘のない言葉を返したくて、一生懸命心を添わせた。

それで誰かが、ほんのわずかでも楽になってくれれば、私も救われた。

だけど、やがて、どうすることもできないメールと出会った。

件名のないそれには、ただ一言、こう書かれていた。

「しにたい」。

心臓が脈打つ。状況を知りたくて慌てて返事を出すが、戻ってくるメールはいつも一文だけ。

「しにたい」

「しにたい」

「たすけて」

「たすけて」。

メールボックスを開くたび、何十通と届いていた。

途方もない無力感に苛まれる。こうしている間にも、この人は死んでしまうかもしれない。それなのに私は、何もできない。

まだ精神状態が安定しきっていないことも災いし、私は極端な思考に行きついた。

「この人を助けられない私なんて、この世に、いらない人間だ」。

●……自殺未遂の帰り道

こんな私、死んだ方がいい――。

しだいにその考えが頭を支配するようになった。仕事をしていても食事をしていても、絶えず「死にたい」という思いが渦巻きつづける。

その日、惰性のように風呂に入り、シャワーを出しっぱなしにしながら髪を洗っていた。湯船には夫が浸かっている。結婚してから一緒に風呂に入ることが日課になっていたが、浸かっている間中も、私は「死にたい」を連呼していた。

夫もどうしていいかわからなかったのだろう。しだいに言葉少なになっていく。その姿に、私は「見捨てられたんだ」と誤解を深めた。

シャワーの音にまぎれ、幻聴が聴こえたのはそんな時だった。

「そんなに言うなら、本当に死ね」。

自分の中の誰かが、自分に罵声を浴びせた。

「もっともだ」と思った。私が生きることで、誰かの役に立つわけでもない。夫にもずっと迷惑をかけつづけている。

「私が死んだ方が、みんな喜ぶ……」

その夜、私は何かにあやつられるかのように、集合住宅の最上階に上った。


雨で滲んだニュータウンを眺めながら、ずっと絶っていたワインを開けた。手すりから身を乗り出すと、眼下に植込みが見える。死ぬためにはもっと遠くまで飛ばなければならないだろう。考えて、少し足が震えた。

恐怖心を和らげるために、抗不安剤をつまみのようにぼりぼりかじった。

「これを飲んだら、飛ぼう」

決意して、新しい酒を開けようと、道中で立ち寄ったコンビニのビニール袋に腕をつっこんだ。すると手にあたったのは、買った覚えもないマッコリだった。

その瞬間、薬を飲んでいたせいもあってか、私の思考は、思いがけない方向に転がった。

「こんな酒、私は飲まない。そうだ。酒好きのお母さんをここに呼ぼう」

携帯電話を持っていなかったので、公衆電話を探そうと、階段を駆け下りた。どこをどう彷徨っていたのだろう。気が付けばどしゃぶりの車道を、ふらふらと歩いていた。持っていたはずの傘も、かけていた眼鏡もない。どこかで転んだのか、右半身がぎしぎしと痛んだ。真っ暗闇の中に、車のヘッドライトが眩しく飛び込んできたのは、そんな時だった。私を通り越して停車し、中から、男性がひとり、女性がふたり、濡れながら駆け寄ってくる。

雨の中、傘もささずに歩いていた私を不審に思い、声をかけてくれたのだという。

「どうしたの？」

話しかけられて、私は要領を得ない答えを返した。三人は顔を見合すと、代表して男性が言った。

「ちょっとだけお茶でも飲んで、話を聞かせてもらってもいいかな？」

私はうなずいた。その声が、ただただあたたかかったのだ。

二四時間営業のファーストフードショップに連れられ、私は、死のうとしていたことを明かした。酒と薬で呂律の回らない私の話を、だけど三人はまっすぐな視線で耳を傾けてくれた。

そして車で家まで送り届けられ、私は、私の命を手にしたまま、翌朝を迎えた。

見知らぬ人に助けられたという事実は、今までの自殺未遂と大きく異なった。

こんな最悪の状態の自分に、手を差し伸べてくれる人がいるのだという驚き。

だけど、底知れぬ無力感は消えなかった。

誰も救えず、救われるだけ。

私が自殺未遂を企てた日、夫は止めなかった。それは、私が生きることを、もう望んではいないということじゃないかと。

夫の胸の内を聞いたのは、それから一か月後のことだ。

私が飛び出した夜、家で帰りを待っていると、明け方近くに電話が鳴ったという。取り損なったら留守番電話につながり、メッセージを残さず切ろうとした声が、少しだけ聞こえた。せっぱつまった男性の声。

その瞬間、夫は理解した。

「本当に、逝ってしまったんだ……」

涙がとめどなく溢れ出す。

最初に出た言葉は、「よかったね……」だったという。

ようやく楽になれたんだ。ずっと繰り返していた苦しみからこれで抜け出せる。それが、私にとってのしあわせだったんだと、言い聞かせようとした。

だけど次の瞬間、食い破るような後悔が押し寄せた。どうにかして食い止められたんじゃないか。力ずくでも。

私がもういない。二度と顔を見ることも、声を聞くこともできないのだと。

三〇分ほどが過ぎただろうか。インターフォンが鳴った。警察が来たんだと身を固くしてモニターをのぞくと、そこには、ずぶ濡れの私の姿があった。

その夜のことを思い出すかのように、夫は目じりに涙を浮かべて言った。

「死にたいセリを生かすことは、俺のエゴなんじゃないかと思っていたけど……。それでも、生きて戻ってきてくれたことが、どうしようもなく、うれしかった……」

それを聞いて、私の胸は焼けるように痛んだ。

これまで私は、夫は「死んでしまうだろう私」も含めて、受け入れてくれているのだと思っていた。それが「病気を理解する」ということなんだとも。

そう言った私に、夫はかぶりを振った。

「俺は、少しずつ、あきらめていったんだと思う。一緒に年をとることも。ふたりの未来を夢見ることも……」

言葉を失った。

私は、ずっと、自分だけが病気で苦しんでいるんだと思っていた。そうじゃない。私が自殺未遂を繰り返す度、夫も同じように苦しみ、傷ついていた。そして、それなのに、私の気持ちを優先しようとしてくれていた。

夫だけじゃない。母も、友人も。自分の痛みを飲み込んで、死のうとする私に寄り添ってくれていたのだ。

「生きたい」

強く思った。

私は、ひとりじゃない。

私が生きることを、こんなにも沢山の人が望んでくれている。

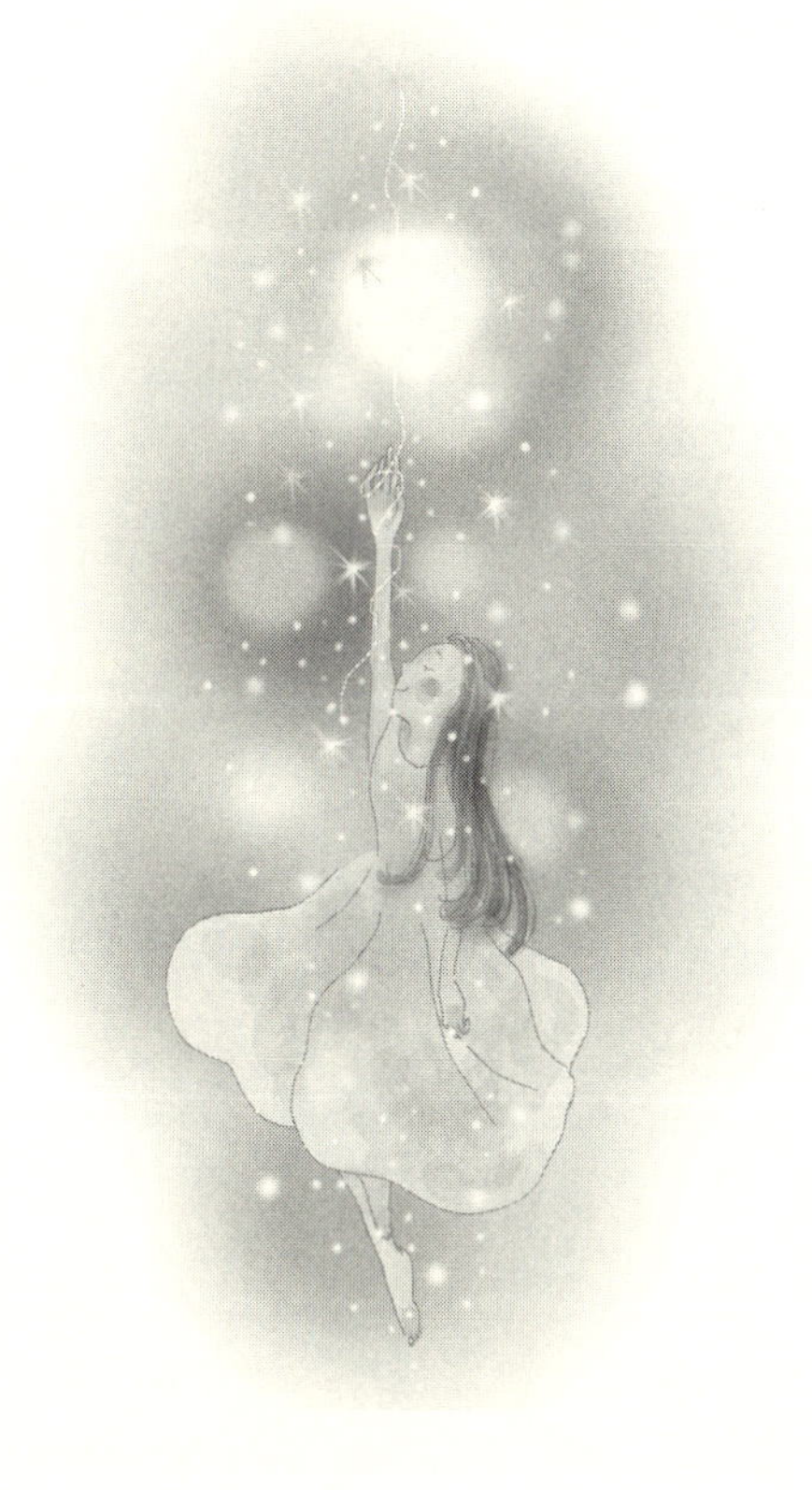

第四章 再生

●……病気を知るということ

「私は、私の命を守らなきゃいけない」。

夫の胸の内を知ったその日から、私の意識は大きく変わった。

もう二度と、死のうとなんてしたくない。そのために、私に何ができるのだろうか、と。

最初にしたことは、自分の病気を、もっとよく学ぶということだった。

奇しくも同じころ、私のうつ症状が、ただのうつ病ではなく、「双極性障がい」による症状だという可能性が出てきた。

うつから抜け出そうとする最中で、妙にテンションの高い日が続いたり、自殺の計画を前向きに立てたりという状態が繰り返され、抗うつ薬の副作用というには度を越しているという見立てだった。

最初は、診断を受けても、どこかで私はそれを認めていなかった。

そんな大層な病気に私がかかるはずがない。もしかかっていたとしても、精神力でなんとかなるのではないかと。

だけど、これだけ自殺未遂を繰り返した以上、そんな甘い考えは捨てなければならない。私は病院で医師からの説明を受けるだけでなく、書物やインターネットのサイトで、病気を片っ端から調べた。病気になる理由、症状、治療法、本人が気を付けなければならないこと。

そして知った。双極性障がいは、「躁」と「うつ」の二つから成り立っていると思われがちだが、それだけではない。うつから躁に移行する時などに、行動は増えているのに気分は落ち込むという状態になる「混合状態」というものもあり、その時が、いちばん自殺などの危険行動が起こりやすいのだという。

言われてみれば、私が自殺未遂を起こした時は、いつも、うつから躁へと入れ替わる途中にあった。自分が想像していた以上に、私は双極性障がいという病気に、命を左右させられていたのだと。

それに気づいてからは、薬物治療だけでなく、双極性障がいとつきあうために自分でできるアプローチ方法にも前向きに取り組んだ。

たとえば、「眠りと気分の記録表」というものを付けはじめた。これは、毎日、時間刻みのカレンダーを用意し、「ベッドに入った時間」、「眠った時間」、「目が覚めた時間」、「薬を飲んだ時間」を記入するとともに、その日あった「出来事」も記録する。最後に、その日の気分を「いい」「少しいい」「ふつう」「少し悪い」「悪い」の5段階評価で付けるというものだ。

こうすることで、たとえば、「睡眠が不足していると気分が悪くなる」ということに気付いたり、外に出ている時間が長かったときは、それ以降も疲れを引っ張っている自分を客観的に把握することができるようになった。

自分の心の調子を崩しやすい状況がわかったら、次は、そうならないために自分に何ができるかを考える。

眠りをしっかり取るために、仕事を早めに切り上げる。外に出かける時間を減らすために、それに合わせた予定を立てるなどだ。

これまで私は、多少の無理を、自分では無理だと気づいていなかった。

仕事が忙しくなれば、寝ずに対応したし、嫌われないために、負担のかかる約束でも引き受けてしまった。そうしたことが積もり積もって、病気の回復の妨げになっていたのだと、今更ながら気付いた。

それからは、私は、無理することを、一切やめた。

仕事がどれだけ立て込んでいても、ちゃんと眠るために、夕方には切り上げる。朝は起きられないのだから、午前中の電話には出ないと宣言する。そもそも自分では持ちきれないほどの仕事は、最初から断る。

友人との約束も、午後でなければ難しいことを伝え、人の多い場所には出られないことを理解してもらう。

かつて私は、できないことを伝えることは、相手の気分を害させることだと恐れていた。それがきっかけで関係が途絶えてしまうのではないかとも。

だけど、実際にそうしてみると、ほとんどの人が、そんな私を受け入れてくれた。もちろん、それで離れてしまった縁もある。だけどその分、本当に自然体でいられる人だけが残り、心を許せる関係の中で生きる毎日は、とても自由で心地よかった。

病気になったから、私は、私を「大切にする」ことを覚えることができたのだ。

●……私たちという宝物

最後の自殺未遂から二年が過ぎ、私は、今、テレビやインターネットだけでなく、執筆や講演活動を通じて自分の生きづらさを伝える活動を行っている。

伝えたいことはただひとつ。かつての自分のように、たったひとりで悩んでいる人たちに、「ここにも同じような痛みを抱えている人がいるよ」「あなたはひとりじゃないよ」を届けること。

生きづらさを抱える人たちとつながると、相談を受けることがある。

「毎日、死にたくて、苦しいです」

「自傷がやめられず、誰にも腕を見せられません」

「好きな人とつきあっても、愛されていると信じられません」

「親が苦しみを理解してくれません」

「どれだけ病院に通っても、病気がよくなりません」

そして続ける。

「こんな私、一生、しあわせになれないんじゃないでしょうか」

聞くたび、痛みが、自分のことのようにわかる。私もずっと、死にたくて、自傷をして、愛を疑い、親に失望し、病気になった自分を恨んだ。それはどこまで歩いても抜け出しようのない暗闇のようで、何度となく絶望し、すべてを投げ出そうとした。

だけど、今になって思うのだ。

今の私は、そのすべてがあったからこそ、ここにいる。自傷も依存も暴力も病気も、生き延びるために、その時の私には必要なことだったのだと。

そして、それらの苦しみのひとつひとつが、今、しあわせになった自分をかたちづくる大切なピースになっている。

「もっと、強くならなきゃ」という言葉もよく聞く。

「心の病気」というものが、「弱い人がかかるもの」という偏見が、残念ながら世間に根付いているせいだろう。

私も、今まで、ずっとそう思っていた。

「病気に負けないように」。

「普通の人ができることを、できるように」。

だけど、今、そんな必要は、まったくなかったんだと思い至る。

上を向けないほど苦しい時は、しゃがみこんでしまえばいい。きっとそこには、誰にも気づかれなかったきれいな石が転がっているだろう。

まっすぐに進めなくていい。迷ったからたどり着く、まっさらな道と出会える。

闇の中だから見えるわずかな光。

ひとりじゃ立てないから掴めた、温かな手。

そして痛みを知っているから、いつか同じように打ちひしがれる誰かを救うことができるだろう。


私たちは、ただ、私たちであるだけで、かけがえがない。


生きよう。

私も、ここで、生きている。

＊この原稿のためにイラストを描いてくださったＭＡＲＵさんに心より感謝いたします。

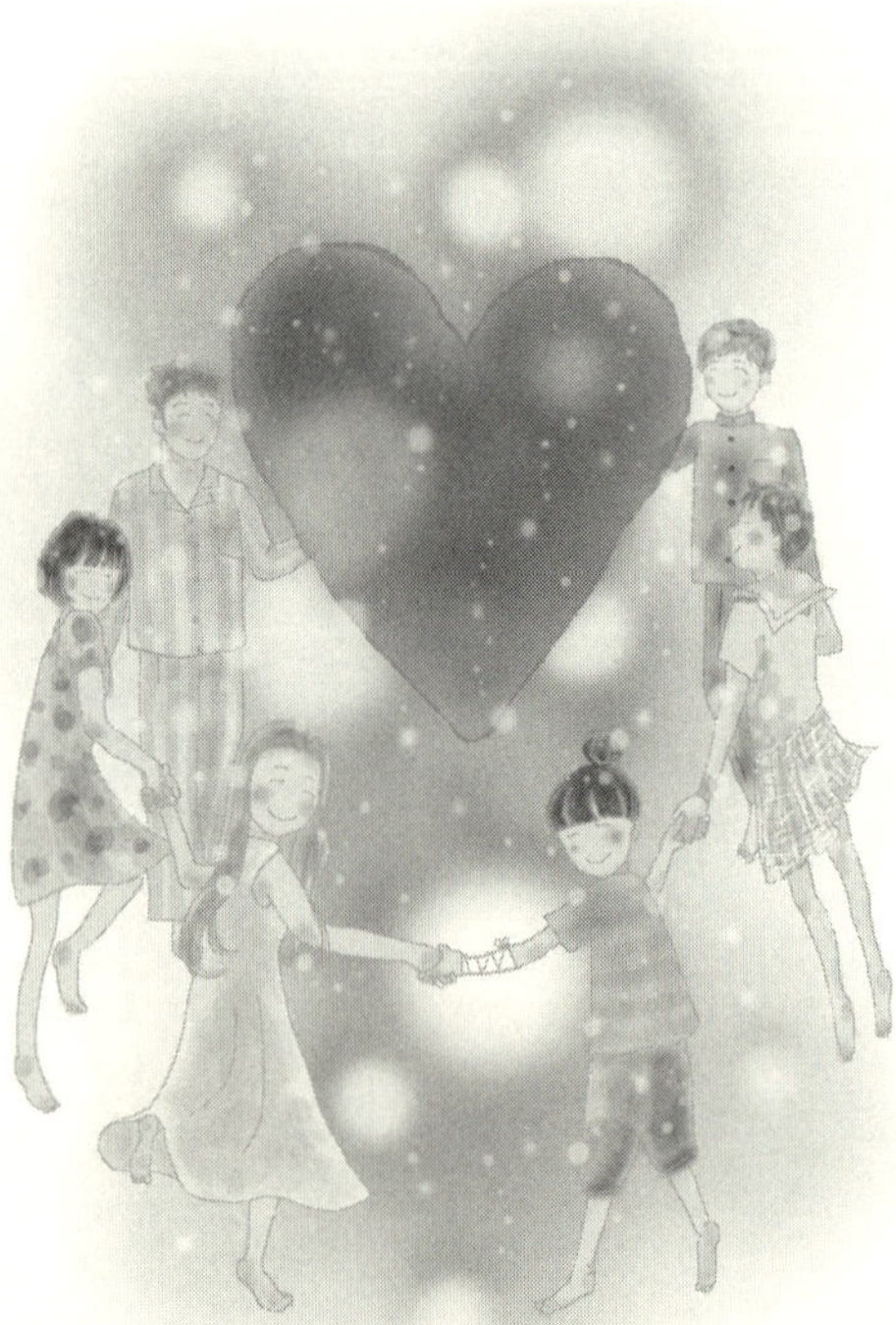

人間万事塞翁が馬

●双極性障がいを抱えながら精神疾患を教える大学教員から●

海馬すみれ

●……青天の霹靂

まさに青天の霹靂でした。夏の始まりの晴れた青い空が印象的な午後、教員として勤務していた大学の保健管理センターのカウセリング室で精神科医（A医師）とのカウセリング中のことでした。担当の医師から「海馬さん、あなたは双極性障がいⅡ型です。うつ病ではなかったのですよ。わかってよかったですね。」最初は何がよかったのかと思いながらも精神科を専門とする大学教員として最初は頭が真っ白になりました。「うつ病じゃなくて双極性障がいだったのだ、一生治らない二大精神病のひとつだったんだ……。」

●……アカデミックハラスメント

当時私は某総合大学医学部で助手として働いていました。講義以外にも論文を書いたりで休む暇もない状態で休日にも出勤したりの毎日でした。当時の上司は教育者であるにもかかわらず、精神障がいの方に対してかなりの偏見を持っている人でした。同じ領域の同僚の助手もやる気がまったくない人で「辞めたいけど、働いてあげている」みたいな発言が多く、オレオレ詐欺ならぬ辞める辞める詐欺みたいな人でした。勤務していた大学はそれなりにネームバリューのある大学でしたが、にもかかわらすというか、だからこそというか、教員の質の低さややる気のなさにがっかりしていました。

科学研究費は国からの研究費、つまり税金で賄われています。したがって、当然ながらある一定のルールのもとで使用しなければなりません。人を使った研究では、対象となる人の人権が守られなければなりません。

しかし、上司が代表となって行われていた科学研究費を使った研究は、対象者が拒否したにもかかわらず、研究が中断されずに続いていたことがわかりました。これは研究協力者からのクレームで発覚したので間違いありません。さらにその研究は、大学の倫理委員会にも諮られず研究対象者のクレームに対応してこなかったことがわかりました。

誠実な対応を上司にお願いしたところ、私に対する嫌がらせが始まりました。私はそれに屈せず、学科長（研究科長：男性医師）にもこのことを訴えました。そして、学科長から居酒屋で話を聞くと言われ出かけたところ、話を聞いてもらえるどころか、セクハラに会いました。こうしたことを二次的ハラスメントと言いますが、まさか私自身が受けるとは思いもよりませんでした。ここから、私の壮絶なアカデミックハラスメントとの戦いが始まったのです。

●……戦いの第1ラウンド

まず、アカデミックハラスメントとの戦いの第1ラウンドです。

当時働いていた学校には、大学、大学院だけではなく、付属の小学校・中学校や研究所などさまざまな関連機関がありました。学校はハラスメントに関して、各機関の相談窓口になっている教職員の名前を書いたパンフレットを作っていました。見たところ、医学部の担当教職員はあまり信用ならない人物だったので、あえて法学部の教員を窓口にして訴えの申し出と時系列書を提出しました。

けれども、かなり期間待たされたあげく、結局大学のハラスメント対策委員会は、問題を医学部に戻し、医学部の教授が話を聞くことになってしまいました。嫌な予感が的中し、上から目線の教授や、やる気のない教授が出てきてほとんど聞き取りをしてもらえず、結果として問題はなかったことにされてしまいました。

とても受け入れられる結果ではありませんでしたし、その頃は自律神経失調症のような症状が出ていて、怒りの感情だけが私を突き動かしている状態でした。

●……戦いの第2ラウンド

次は、アカデミックハラスメントとの戦いの第2ラウンドになります。

何十人もの対応窓口があっても学長にハラスメントに対する問題意識がないので、私はハラスメントに詳しい他大学の教員やNPO法人に連絡を入れました。そこでは、すべての方が「あなたの場合は大学に問題がある」ということと「パンフレットに載っている教職員は対応できないでしょう」という意見でした。そして、私が所属していた大学の中でハラスメントに対応してくれそうな他学部の女性教授と保健管理センターの男性精神科医の二名を紹介してもらいました。

まず、他学部の女性教授とお会いしました。そこでは女性の助手さんが記録係となって丁寧に対応していただきました。そして、自分が一緒にハラスメントに対応したことのある保健管理センターの男性医師に対応を依頼してくれました。この男性精神科医こそ、冒頭で私が双極性障がいであると診断してくれたA医師その人でした。すでにA医師にはハラスメントのことは話してあり、何度も泣いて訴えたりもしていました。その後も話を聞いてもらったり、同時並行で「労働審判制度」という弁護士をつけないで裁判をする準備を進めたりしました。

しかし、第2ラウンドは意外に早く結果が出ました。なぜなら、A医師が私に「適応障害」という診断書を出したところ、上司が私の自宅に送った「適応障害なら適応できないのだから辞めろ」という文章が決定的証拠となり、私の主張が大学に認められたのです。

その後の展開は私の予想を越えたものでした。私が職場復帰するために産業医をまじえた一〇名ほどの医師との話し合いがもたれるなど、大変手厚い対応がなされたのです。しかし、逆にそのことで、私は元の職場に戻りづらくなったのですが……。

●……希死念慮

ハラスメントをした上司たちへの「厳重注意」という裁定に不満だった私は、「労働審判制度」に提出する文章作成を続けました。それと並行してA医師のカウセリングを受けていたのですが、カウセリング中には泣いたり、カウセリングの日に起きることができずキャンセルしたりという状況が続いていました。おそらくこのような私の病状をみて、A医師は双極性障がいと判断したのだと思います。

その後、「労働審判制度」で大学に対して勝利し、少しばかりのお金を手にしました。しかし、その頃にはうつ状態が続くようになって、カウセリングでも泣いてばかりでした。さらには、希死念慮が出てきて「消えたい」「死にたい」と思うようになりました。当時は、大学校舎にあった耐震工事用の足場を見て「ここで首吊って死のうか」とか、縊死（首つり自殺）を考えたこともありました。職場での自殺を考えたのには、大学への抗議の意味もありました。今ではなんと浅はかな考えだったと思うのですが、当時は必死でした。

●……母の思いと行動、私の支えてくれた人たち

私は母子家庭のひとりっ子として育てられました。母は私に自立を強く求めました。私は結果的に母の希望どおりに大学教員として自立し、遠く離れて一人暮らしをすることになりました。しかし母は、精神障がいに対する偏見が強く、私の病気をまったく受け入れてくれませんでした。しかし母は、私から夜中に「死にたい」と電話で伝えられ、それが病気のせいであること、それがハラスメントと関係していることを知ると、学科長（その頃にはハラスメントをした人物と違う方が学科長になっていた）に、抗議の電話を入れたのです。それを聞いて、困ったと思う反面、それまで私をほめることもなく、放任主義だった母がそんな行動に出たことをうれしく感じました（しかし、罪のない新学科長先生には申し訳ないことをしましたが）。

しかし、「死にたい」「消えたい」と何度も電話する私に対して最初は真剣に対応してくれていた母も、途中からは「あんたは死ぬ死ぬ詐欺だ！」と言うようになりました。心臓が悪く体調がよくなかった母も一杯一杯だったのだと思います。母は、私が精神疾患以外の原因で調子を崩していると思いたかったようです。その母も昨年末に他界しました。

母は、私の病気のことを親戚に絶対明かさず墓場までもっていくと言っていました。しかし、私はい

つの日かカミングアウトしたいと思っています。

病気で苦しかったときに救ってくれた人、親身になってくれた人は、血縁者ではなく他人ばかりでした。その人たちには「血よりも濃いもの」を感じることができました。

●……寛解状態となる

さて、現在の私は発病していたときに働いていた大学を辞めたので、A医師のカウセリングも中断しなければならず、A医師から診断書も書いてもらえない状況です（他のクリニックに通っています）。今の職場では、病気のことを隠して勤務しています。私は現在某大学の教員になることができ、自宅よりも広い研究室を与えられています。なので、しんどくなってぐったりしていても誰にも見られないし、周囲に気を使わなくてよい状況にあります。そのおかげかここ四年近く寛解状態が続いています。しかし、冬の気候、とくに低気圧が大きな難問で、冬は仕事を休んだり、遅く出勤したりすることが多くなっています。

しかし、ここでも人間関係で悩むことはあります。私の場合は、職場への怒りの感情や戦っていこうという気持ちがかえって自分を冷静にさせているように思います。ただし、他の方にはこのような状態はお勧めできません。なにせ、今の私には、周囲で何が起こっていようが気にせず、ひとりでいられる環境があります。もしこれが周囲とのかかわりが密な職場ならば、すぐに再発すると思います。

私は現在の恵まれた環境に感謝しています。発症した大学で働き続けていたら、万年助教であったとしても雇い続けてもらえただろうし、それなりの配慮もしてもらえたと思います。しかし、それでは自分自身がつらかったと思います。しかし、そのような環境でがんばって働いている方も多くいると思います。それはすごいことだと思います。

●……再発への不安

私は発症してうつ状態が続いていたときに、もう一生働けずに生活保護になるのか、障害年金はどうなるのかとばかり考えていました。しかし、現在は同世代の男性よりも高額の収入があり、親兄弟がいなくても自立してやっていけています。ただし、この病気はいつどうなるかわかりません、一年後どころか、明日再発するかもしれません。この病気をもっている人間がどうして安閑として生きていけようかとも思います。人間の一生はどうなるかわかりません。まさに人間万事塞翁が馬といえます。

●……情報の質を見分ける賢さを

最後に私から同病の方へのアドバイスです。インターネットやさまざまなソースにより安易に情報が得られる時代ですが、その情報のどれが正しくてどれが間違っているかを判断する知識や思考力をもつ必要があります。教員という立場で学生をみていると、かれらが安易な情報に頼って間違った知識をもってしまうことがよくあることに気づきます。皆さんには、情報の質を見分ける賢さを身につけてほしいと思います。

以上、私の駄文におつきあいくださり、ありがとうございました。

読んでくださった皆様には賛否両論の内容だったと思います。でも、このような経緯や考えをもった同病者がいるということをわかっていただければ幸いです。

それではまたどこかでお会いしましょう‼

環境が変わらないのに治るのか？　それが不安でした

丹羽大輔

●……俺はうつ病じゃない

今から一三年ほど前の二〇〇二年。私は、仕事や生活上のストレスが重なっていました。気持ちの落ち込みはなかなか消えず、春頃から下痢や不眠が続くようになりました。水便が何カ月も続き、最大で一四kgも体重が落ちました。ウエストはどんどん細くなり、ベルトでしばりあげるようにしてズボンをはいていました。

不眠にも悩まされました。朝目が覚めるところをみると、いつかは寝ているらしいのですが、おそらく、明け方頃にうとうとした程度でした。そして、早朝には必ず目が覚めてしまうのです。そんな状態がおよそ半年続きました。

じつをいうと、私はメンタルヘルス領域の分野で仕事をしていました。気持ちの落ち込み、不眠、下痢が半年も続くのはどう考えても健康的ではありません。気持ちのどこかで、「これはもしかしてうつ病なのではないか?」という思いがよぎりました。仕事では、「精神疾患は誰でもかかりうる可能性がある」と伝えていたにもかかわらず、「いや、俺はうつ病にはならないタイプだ」と根拠もなく思い込んだり、もっとひどいことには精神疾患にはなりたくないという気持ちすらありました。

その一方で、「自分はなんて役に立たないのだろう。こんなに役に立たないのに給料をもらうなんて申し訳ない」という思いが常にあり、仕事を辞めることばかりを考えていました。しかし、自分がそんな状態であることを同僚たちに心配させてはいけないと思い、努めて明るく振る舞っていました。

「うつ病かもしれない」「いやきっと違う」という思いが常に交錯し、「うつだかどうだかわからない状態」が半年ほど続いた秋のある朝。突然、どーんと地の底に落ち込むような強い落ち込みが襲ってきました。さらに、このままでは自分が崩壊してしまうような強烈な焦燥と不安が入り交じったような渦の中に落ち込んでいきました。「ああ、自分はうつ病なんだ」——そのときに、はっきりと自覚しました。そして、「一刻も早く病院に行かなくちゃ自分が崩壊する」という恐怖感に襲われました。

知り合いの精神科医に連絡をとるような悠長な気分ではなく、「一分一秒でも早く、どこでもいいから精神科に行かなくては!」と感じました。最寄り駅の近くに精神科クリニックがあることを思い出し、幸いその日のうちに予約を入れることができました。クリニックに入った瞬間、少しほっとしました。これまでずっとうつ病を否定していた自分の中で、やっと肩の荷が下りたような気持ちになったのです。

ていねいな予診の後、医師に一時間近く話を聴いていただき、そして、「うつ病でしょう」といわれ、今までの不確かな状態に決着がついた気分になりました。そして、抗うつ薬と胃薬、睡眠薬が処方されることとなりました。

私にとって、クリニックに行くことと、薬をいただくことは、それぞれ別の意味がありました。クリニックに行くことは、「うつ病になった現在の自分」を認めることであり、薬をいただくことは、「これをきちんと服薬すれば、きっとよくなる」という「将来の自分への希望」を意味していました。

●……環境が変わらないのに治るのだろうか

その晩、初めて睡眠薬を飲んで布団に入りました。幸いにもその睡眠薬は自分にぴったりだったようで、その日からぐっすりと眠ることができるようになりました。それまでは、眠ることができずに、布団に入るのが恐しくさえありましたから、これは本当にありがたかったです。およそ半年ぶりにしっかりと眠ることができました。それからは、毎晩布団に入ることが喜びになりました。「これを飲めばぐっすり眠れる」という安心感は何者にも代え難いものがありました。

しっかりと眠れるようになったのはよいのですが、気持ちの落ち込みは数日たってもそれほど改善はしませんでした。私は、「役に立っていない」という気持ちの一方で、まわりの人たちに心配をかけたくない、という思いもあり、なんとか職場には通っていました。

当時、私が毎朝儀式のように行っていたことがありました。出勤時、職場近くの喫茶店でコーヒーを飲み、タバコを数本吸って、ふんぎりをつけるようにして、職場に向かうのです。つらい気持ちをごまかすかのように、苦痛の表情でタバコをくゆらせていました。職場に行くのがつらくて、いつしかそれが習慣となっていたのです。

クリニックに通うようになって、職場の同僚たちに通院していることを告げました。みんなほっとしたような顔をしていました。私は努めて明るく振る舞っていたつもりでしたが、同僚たちは「誰かが通院を促したほうがいい」と相談をしていたことをそのとき初めて知りました。

医師からは、抗うつ薬が効くまでには二週間くらいはかかる、といわれていました。しかし、二週間たっても改善している実感はありませんでした。自分のまわりの環境、抱えているストレスや重荷は相変わらずであり、それらが原因でうつ病になったのに、はたして病気は改善するのだろうか。そのことがずっと気になっていました。

しかし不思議なもので、私は無意識のうちに自分が楽になるための行動をいろいろととっていました。当時は一人暮らしをしていましたが、ある日実家に帰ったときに、やせほそった私を見て母親は驚愕しました。「とにかく家に帰ってこい」という母親の言葉に私は従いました。家にいることは、想像以上に安心感をもたらしてくれました。

また、大学時代の友人、仕事で知り合った相談員、職場の上司など信頼のおける人たちに連絡をとり、とことん話を聞いてもらいました。連絡をする相手については無意識のうちに人を選んでいたことに後から気がつきました。たとえば、何人もいる友人の中から「あいつに話を聞いてもらいたい」と、人を選んでいるのです。しかし、「話すこと」で気持ちは少し楽になりましたが、病気が改善しているとは思えませんでした。

●……自分で認知行動療法を始める

そんなとき、偶然ある本と出会いました。その本は、自分でできる認知行動療法の本だったのです。「認知療法」あるいは「認知行動療法」などの言葉はこの当時はほとんど聞いたことがない時代でしたから、いったいどういうものなんだろう、と非常に不思議に思いました。パラパラとめくってみて、また驚きました。確かにうつ病に関する書籍でしたが、一般的なうつ病の本とは決定的に違うところがありました。薬のことが書いてないのです！　これは驚きでした。一般的なうつ病の本だと、うつ病のメカニズム、薬物療法を含めた治療方法などについて展開されています。しかし、この本は、うつ病の仕組みは書いてあっても、薬物療法のことはいっさい書かれていませんでした。誤解のないように申し上げておけば、薬物療法を否定した本ではありません。

この本を読みながら、私は自分の認知の偏りを検証するようになり、あまりにも極端になっていた気持ちの偏りを少しずつ修正していくようになりました。抗うつ薬は効いているのかどうかわからないまま、それでもきちんと飲み続けました。

私が一番心配していたのは、まわりの環境や仕事は相変わらず存在しているのに、果たして病気はよくなるのだろうか？　ということでした。しかし、認知の偏りを少しずつ修正していくうちに、現実的な考え方ができるようになっていきました。そして、まわりが変わらないことを心配するより、自分が少しずつ変わっていくことも大切なのではないかと考えられるようになってきました。そうこうするうちに、気持ちの落ち込みは少しずつ晴れていき、自分が直面していた課題やストレスとどのように向き合い、どのように対処をしていくかを考え、それを職場で実行していきました。

それからしばらくして、私は「回復」を実感するようになりました。今までの憂うつな気分がなくなっていき、町を歩いていても、まわりの景色が鮮やかに感じられるようになっていきました。そして「ああ、自分は治ったのだ」と思えるようになってきましたが、今度は急激に気持ちが開放的になっていきました。出勤前、必ずコーヒーを飲み、タバコを数本吸ってからでないと職場に行くことができなかった習慣はいつしかなくなり、駅の階段を一気に駆け上がり、走るようにして職場に行くようになりました。とにかく駆け出したくなるのです。

走りながらも、道ばたに咲く花がなんとも鮮やかに見えました。あたかもからからのスポンジが水を吸い上げるように、私は今までのからからの心にあらゆる物がいっせいに飛び込んでくるようになりました。

●……意外な展開から回復へ

そんなある日、私は美術館に行きました。驚いたことに、そこに描かれている絵画の一枚一枚の意味がすべてわかってしまうのです。作者がどんな思いを込め、どんな気持ちで描いたのか――それが瞬時に把握できるのです。一枚一枚の絵画の前で、「うーん」とか「なるほど〜」とつぶやきながら見入ってしまいました。まるで、その絵画の中に自分が溶け込んでいるような、そんな感覚でした。

美術館を出たときの感動は筆舌に尽くしがたいものがありました。この気持ちを誰かに伝えたいと思い、友人に電話をして、「この絵画展はすごいよ！」とその感動を伝えました。しかしその直後、「まてよ？　俺は今まで美術館に来ても、こんなに感動をしたことがない。一枚一枚の意味がすべてわかったことなんか一度もない。なんでだろう？　もしかしたら俺は躁転してるんじゃないか？」

翌日、職場の同僚に相談をしました。この同僚は、双極性障がいの経験者です。すると、彼はこうアドバイスしてくれました。

「僕もかつて、うつ病から躁状態になったことがあるんです。そのときに、そのまま突き抜けちゃったんですよね。そのあとが大変でした。だから、自分が躁転していると思うのであれば、気をつけてください」

彼の「突き抜けちゃった」という言葉は、妙にしっくりときました。私も気がつかなければ、「突き抜けた」と思います。何しろ、躁状態というのは、ある意味で自分が今までにない能力が発揮でき、まるでスーパーマンにでもなったように気持ちがよい感覚なので、簡単に「突き抜ける」ことができるのです。

それ以降、同僚のアドバイスにしたがって、私は「気をつけ」ました。走り出したくなるときには

「いかん、いかん」とぐっとこらえ、テンションが高くなってはしゃいでしまいたいときにもぐっとこらえました。私の場合、幸いにして躁状態であることを意識することができたので、割とうまく抑えることができたのです。

どれくらいの期間そうしていたのかは覚えていませんが、躁状態はやがて穏やかに落ち着いていきました。私の中ではそのことをソフトランディングと呼んでいます。

その後、私は普通の状態に戻っていきました。ただし、一三年前のことなので、記憶が抜けている部分もかなりあります。もがいたり、あがいたり、頭の中で同じような考え方がぐるぐるまわったりしたのは確かですが、どんなことを考えていたのか覚えていないのです。また、症状が改善して、睡眠薬や抗うつ薬をいつごろ、どのようなタイミングでやめたのか、医師と最後にどんなやりとりをしたのか、まったく記憶にないのです。

ここで、私のうつ病の回復をふりかえってみます。

自分が楽になることをいろいろとやったこと（信頼できる人に話を聞いてもらったこと、実家に戻って安心できる場所を確保したこと）、治したいという強い意識があったこと、自分でできる認知行動療法をやっていたこと、薬を欠かさず飲んだこと——これらのことが私の回復には非常に役立ったと思っています。

回復後、私は何か自分が生まれ変わったような感覚にとらわれました。メンタルヘルス領域で働いていたこともあり、職場の先輩からは、「うつ病を突撃取材したともいえるな」ともいわれました。確かにそのとおりでした。「自分はまったく役に立たない」という強烈な自己否定の感情は、これまでに体験のしたことのないことでした。この感情は体験をしていない人には理解ができないものです。そのことを身をもって知ったのです。まさに「突撃取材」でした。

数年後に、知り合いの精神科医に、この体験を話しました。その先生は、「それはとてもきれいな治し方をしましたね」とおっしゃいましたが、「きれいな治し方というのがあるのか」と少し興味深く感じました。また、つい最近は双極性障がいに造詣の深い精神科医から、「もしかしたら、双極性障がいだったのかもしれないですね」ともいわれました。

●……体験をいかす生き方

私は、うつ状態であったとき、「他の人はどうしているのだろう。環境が変わらない中でどうやって治しているのか」を知りたいと思いました。しかし、当時はうつ病のピアグループも体験談を本にしたものもほとんどありませんでした。

それから数年後、縁あって私は現在勤務しているNPO法人を立ち上げるメンバーに加わりました。そのときに、「体験談がたくさん掲載されている雑誌をつくりたい」と強く思いました。今、私はメンタルヘルスマガジン『こころの元気＋』という雑誌の編集責任者をしています。この雑誌は、五〇〇人以上の読者ライターが登録をしており、多くの体験談を読むことができるようになっています。自分が病気になって突撃取材をしたからこそ、そうした情報の必要性を強く感じたのです。

「あらゆる病気は、これまでの自分の生き方を見つめ直し、場合によっては生き方や生活習慣を変える必要性を教えてくれているサインなのです」とある医師からいわれたことがあります。

多くの方が精神疾患に悩んでいます。人生が大きく変わってしまう人もたくさんいます。将来のことを考え出すと不安なことだらけだと思います。そんなとき、他の人たちの体験は、大きな力となるはずです。

「病気」を表すIllnessと、「元気」を表すWellness、この反対の意味をもつ二つの単語のスペルの違いは、頭の「I」と「We」だけです。つまり一人だけだと病気のままですが、他の人たちが加わることによって健康になるというメッセージを私は感じます。

私の体験は私だけのものではありません。他の人の体験もその人だけのものではありません。あらためて自分の体験を見つめ直し、そして体験をわかちあうことで、いろいろな人たちとの輪が広がっていきます。そうやって、元気の輪がどんどん大きくなっていくことを願いつつ、日々の生活を淡々と送りたいと思っています。

双極性障がい、めちゃ疲れる暮らし、けど生きていく

ひもの生活

ありのまま
波のまま
生きる

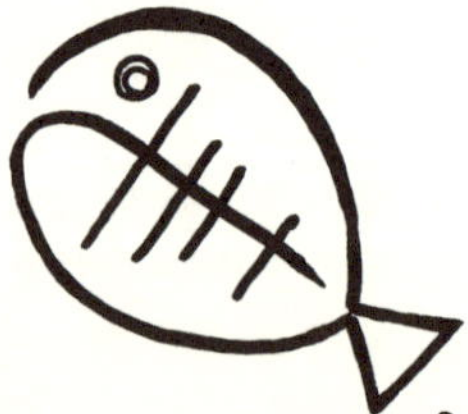

私は42歳の「ひもの女」です。双極性障がいのⅡ型です。この病気に罹《かか》っても「自分を知ること」で生きやすくなります。だから、私の周囲の人々や同病のかたでまだ自分をつかみきれなくて、苦労している人に読んでもらいたくて、これを書きました。

ひもの

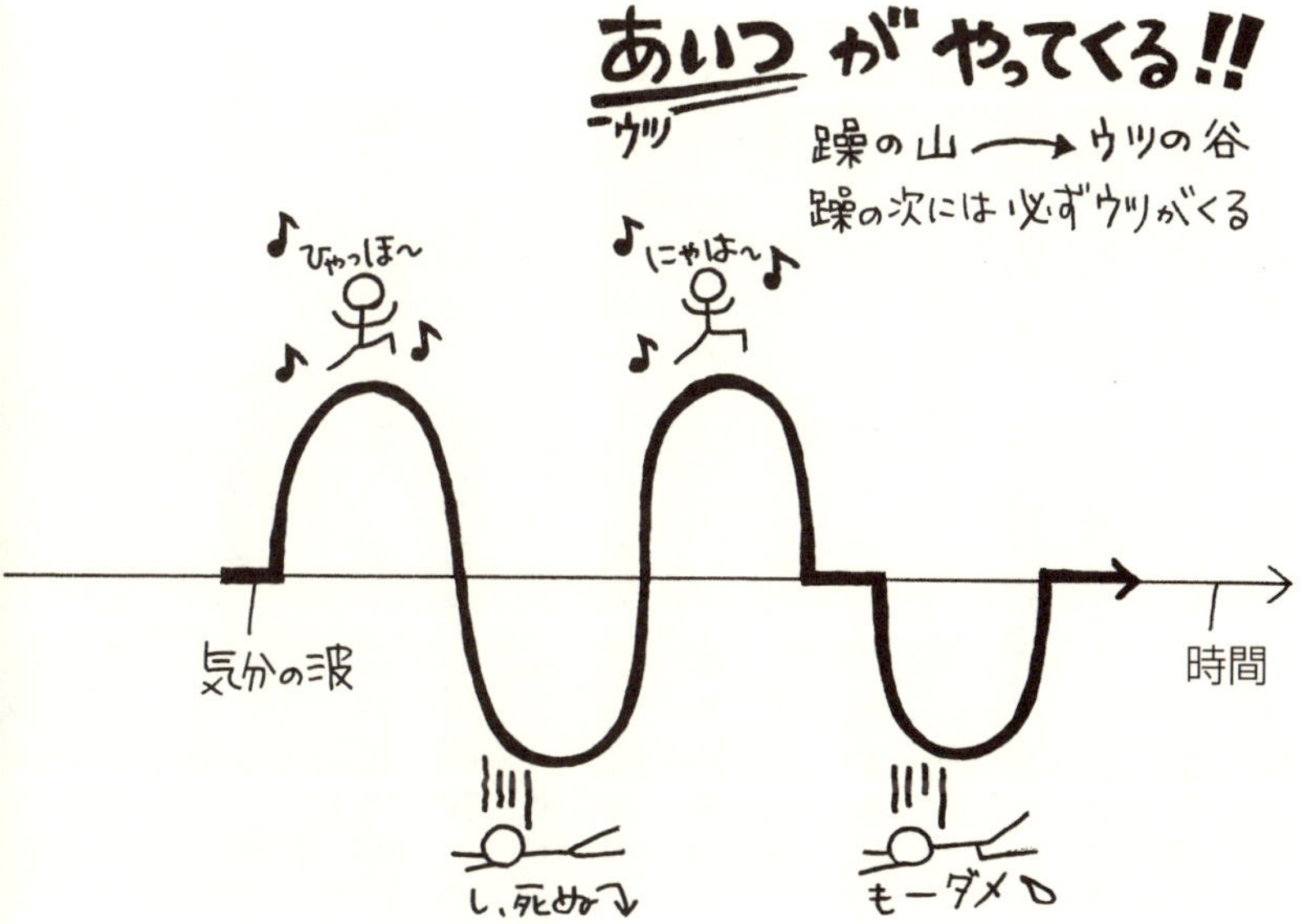
あいつがやってくる!!
ウツ
躁の山→ウツの谷
躁の次には必ずウツがくる
ひゃっほ～
にゃは～
気分の波
時間
し、死ぬ
もーダメ

双極性障がいは、気分に大きな波があるのが特徴です。気分がハイテンション《山》になったり、ウツ状態《谷》になったり、上《山》がり下《谷》がりしています。海の波は、よせては返りますよね。双極性障がいも、同じく躁（ハイテンション）になった後は、必ず反動（ウツ）がやってきます。この山と谷の差を小さくできるよう日頃から気をつけています。

10年前、うつ病になる

私は、経理として、中途採用されました。私の前には、社長の奥様が経理をしていたそうです。当時の借入れ本数は30本以上、取引銀行は8カ所、返済日はバラバラ。千万円単位のお金を扱っていました。社長の奥様が、会社のお金を持ち逃げしてしまった後、ほぼ1年分の帳簿は手つかずでした。なので通常業務の他に毎日残業して昨年の経費を探求するのが大変でした。資金繰りで悩み、誰にも相談できず、私は追い詰められていき、自殺も考えましたが、両親に電話したところ、「田舎に帰ってこい」と言ってくれたので、会社を辞めて引越しました。うつ病と診断され、パキシルを服用。徐々に増薬していたら躁転してしまった。

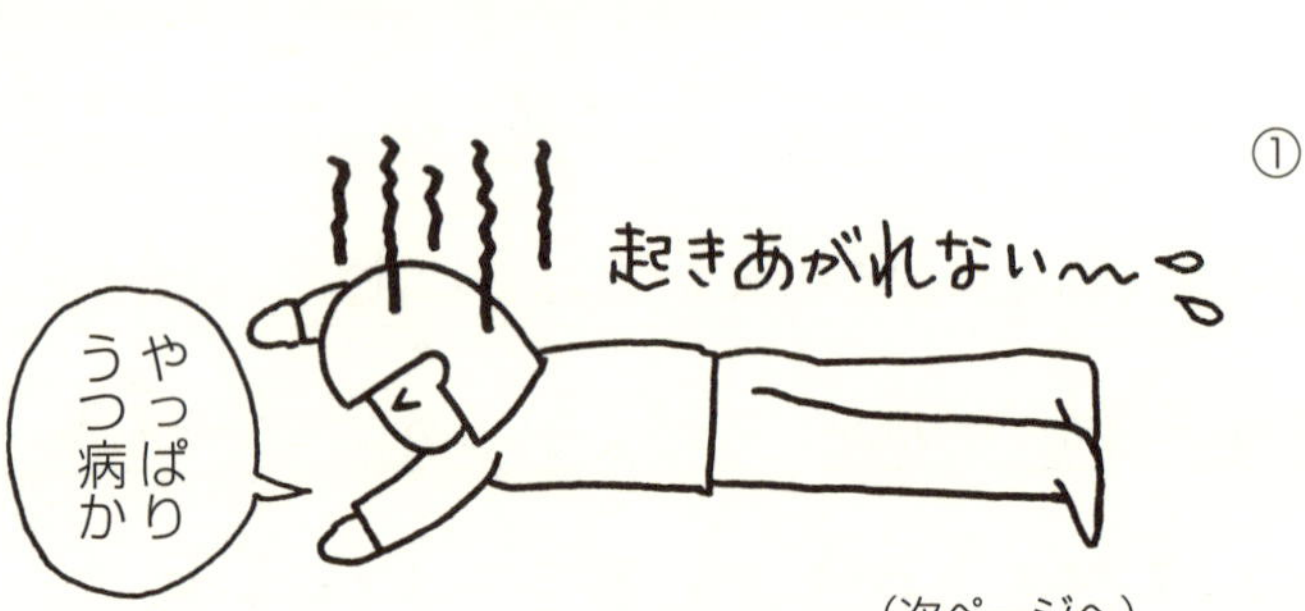

（次ページへ）

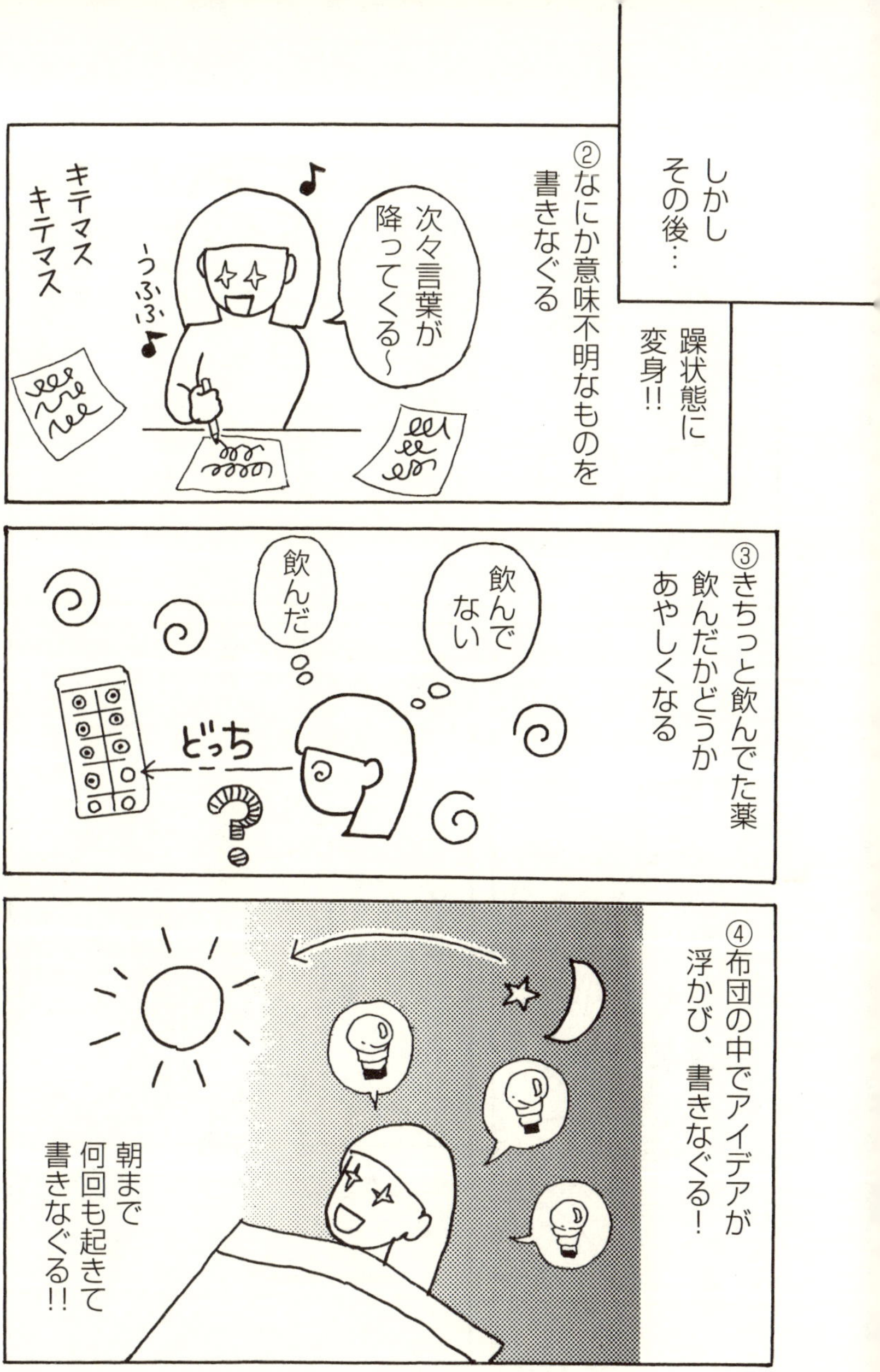

しかし
その後…
躁状態に
変身!!
②なにか意味不明なものを
書きなぐる
次々言葉が
降ってくる〜
うふふ
キテマス
キテマス
③きちっと飲んでた薬
飲んだかどうか
あやしくなる
飲んでない
飲んだ
どっち
④布団の中でアイデアが
浮かび、書きなぐる!
朝まで
何回も起きて
書きなぐる!!

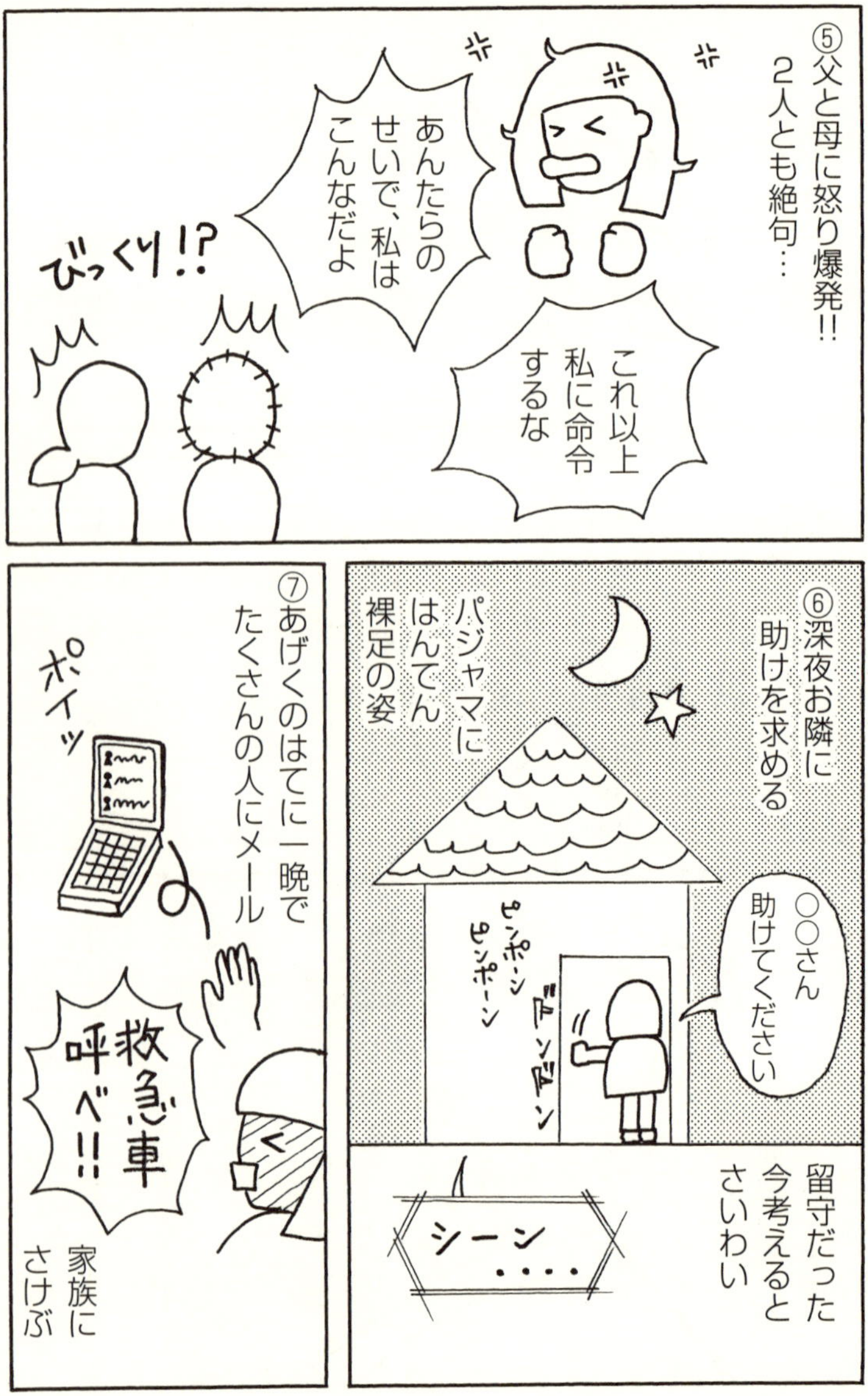
⑤父と母に怒り爆発!!
2人とも絶句…
これ以上私に命令するな
あんたらのせいで、私はこんなだよ
びっくり!?
⑥深夜お隣に助けを求める
パジャマにはんてん裸足の姿
○○さん助けてください
ピンポーン ピンポーン
ドンドン
留守だった今考えるとさいわい
シーン….
⑦あげくのはてに一晩でたくさんの人にメール
ポイッ
救急車呼べ!!
家族にさけぶ

医療保護入院決定

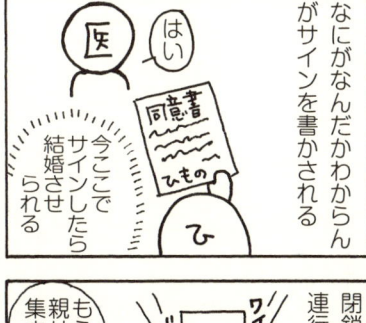

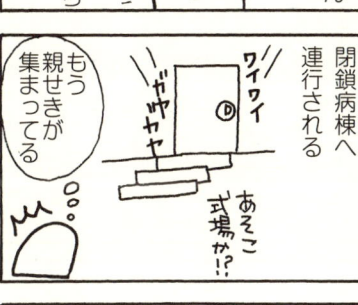

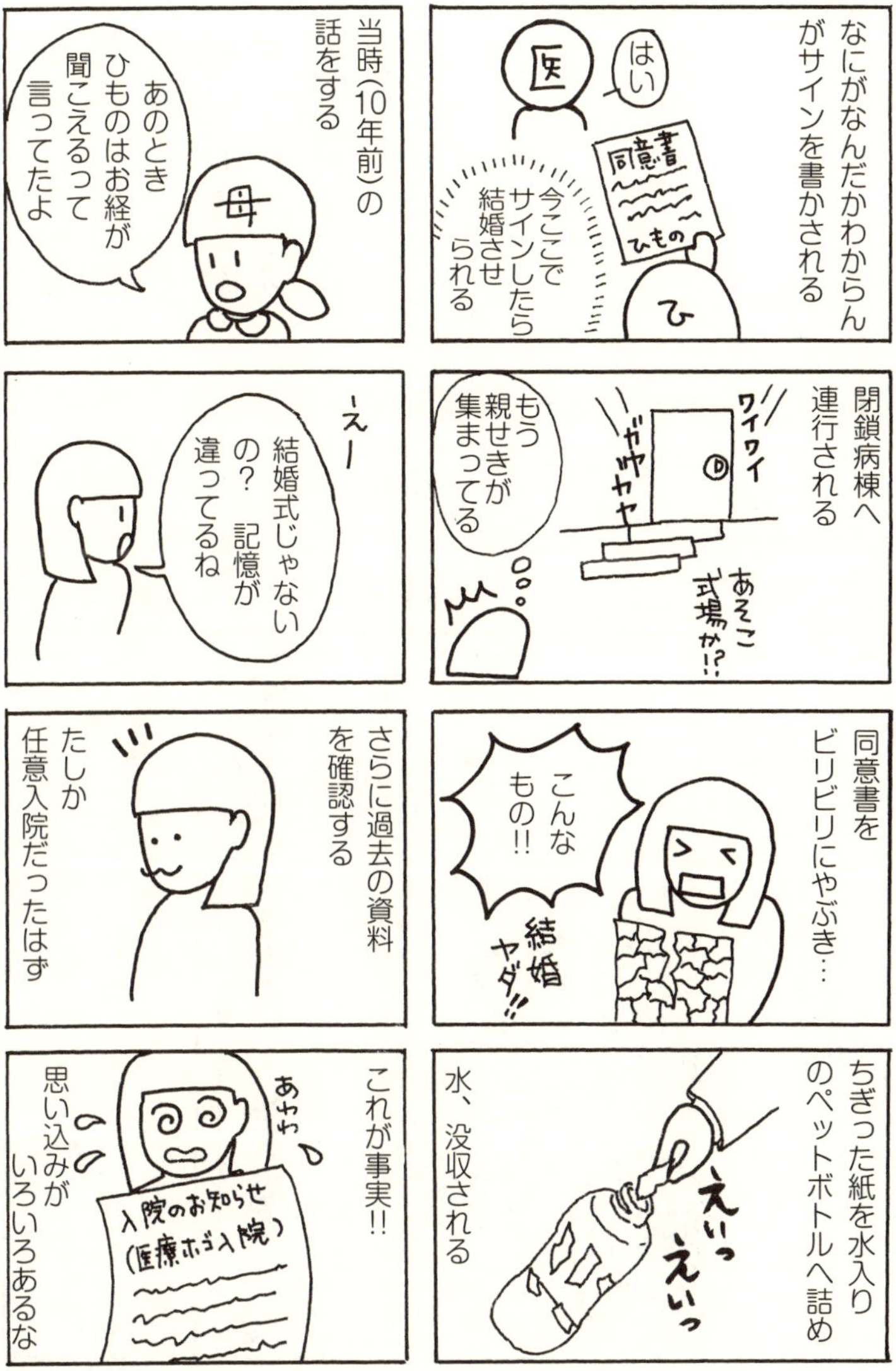

なにがなんだかわからんがサインを書かされる
はい
医
同意書
ひもの
今ここでサインしたら結婚させられる
ひ
閉鎖病棟へ連行される
ワイワイ
ガヤガヤ
もう親せきが集まってる
あそこ式場か!?
同意書をビリビリにやぶき…
こんなもの!!
結婚ヤダ!!
ちぎった紙を水入りのペットボトルへ詰め
えいっ えいっ
水、没収される
当時(10年前)の話をする
母
あのときひものはお経が聞こえるって言ってたよ
えー
結婚式じゃないの? 記憶が違ってるね
さらに過去の資料を確認する
たしか任意入院だったはず
これが事実!!
あわわ
入院のお知らせ
(医療ホゴ入院)
思い込みがいろいろあるな

精神科での入院生活

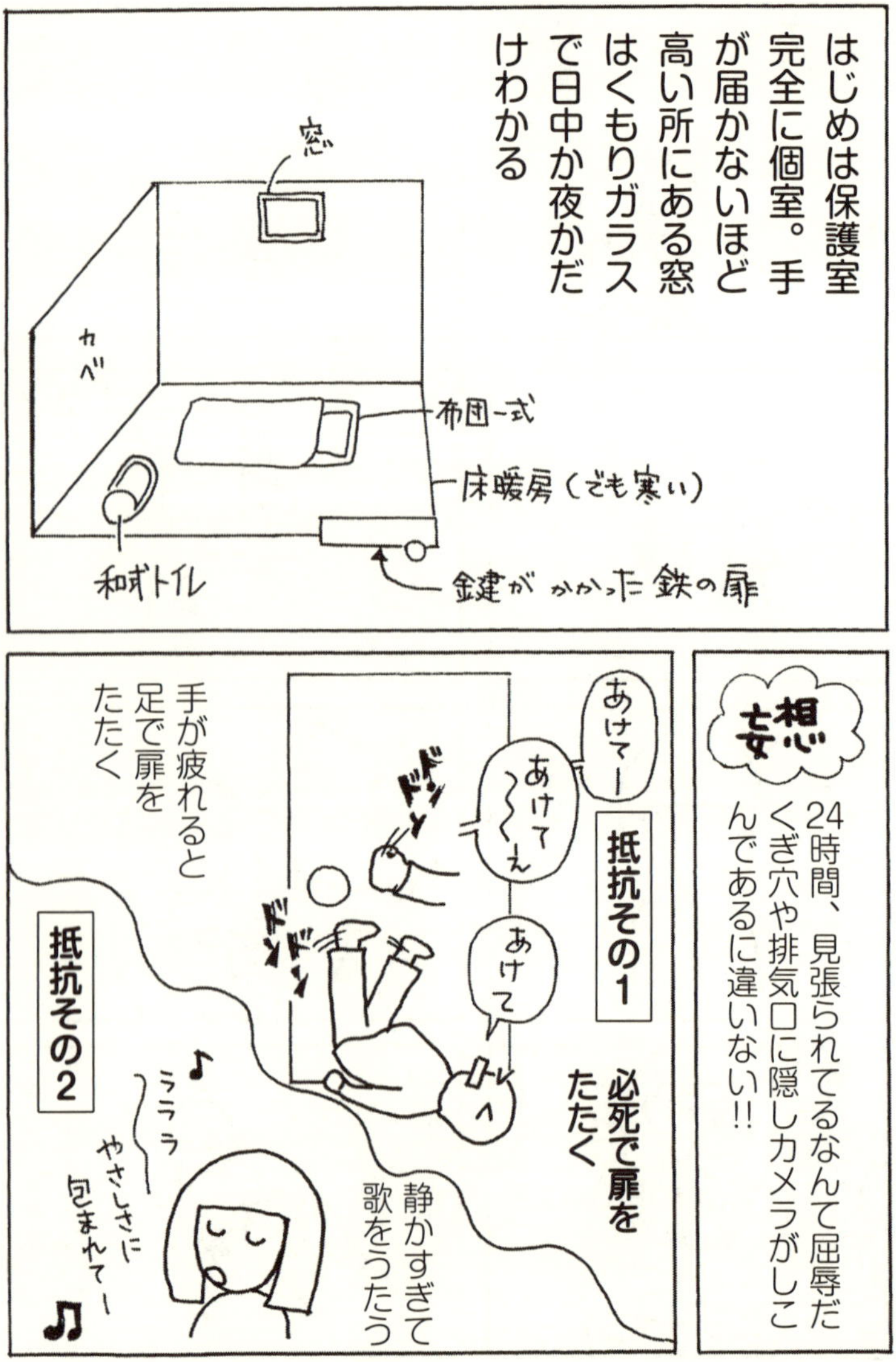

はじめは保護室
完全に個室。手が届かないほど高い所にあるくもりガラスの窓で日中か夜かだけわかる
窓
カベ
布団一式
床暖房（でも寒い）
和式トイル
鍵がかかった鉄の扉
妄想
24時間、見張られてるなんて屈辱だ
くぎ穴や排気口に隠しカメラがしこんであるに違いない!!
あけてー
あけて〜〜え
ドンドン
抵抗その1
必死で扉をたたく
あけて
ドンドン
手が疲れると足で扉をたたく
抵抗その2
静かすぎて歌をうたう
ラララ
やさしさに包まれてー

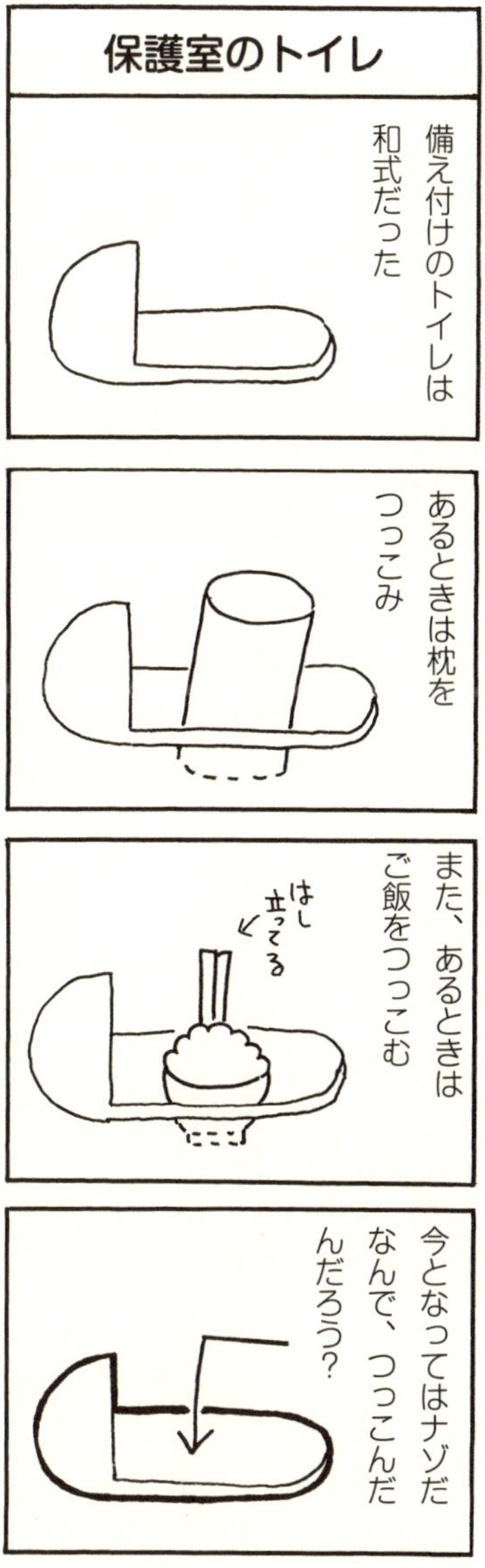
保護室のトイレ
備え付けのトイレは
和式だった
あるときは枕を
つっこみ
また、あるときは
ご飯をつっこむ
はし立ってる
今となってはナゾだ
なんで、つっこんだ
んだろう?

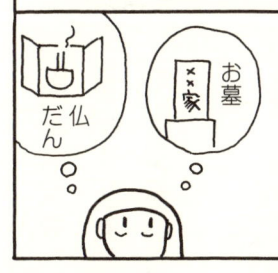

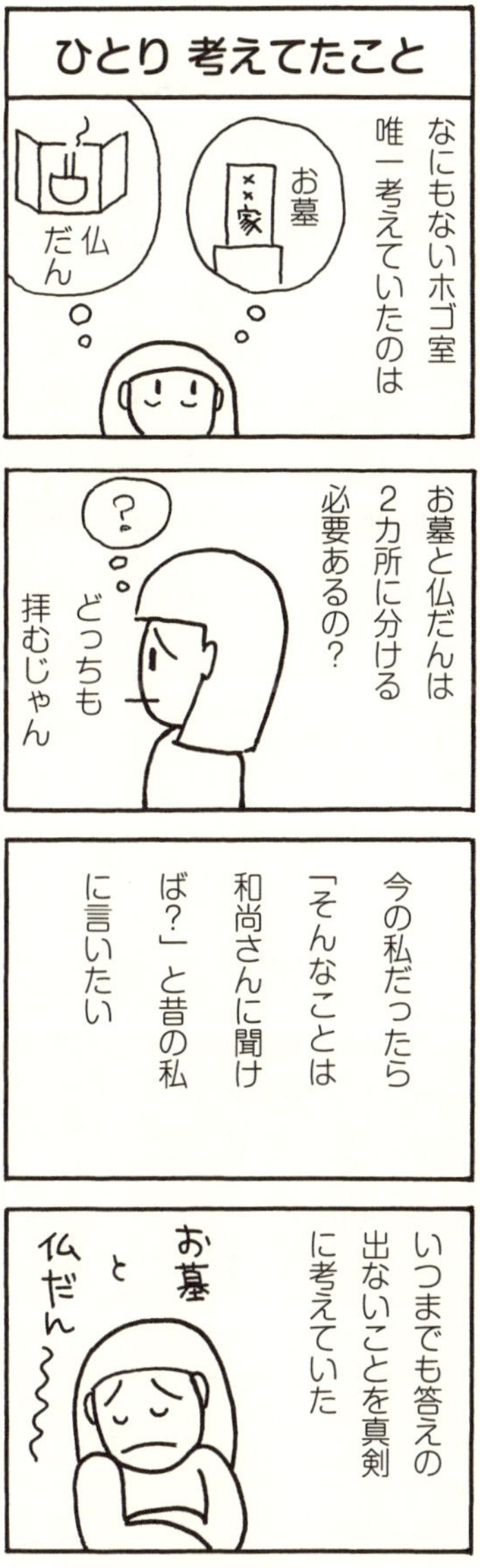
ひとり 考えてたこと
なにもないホゴ室
唯一考えていたのは
お墓
××家
仏だん
お墓と仏だんは
2カ所に分ける
必要あるの?
?
どっちも
拝むじゃん
今の私だったら
「そんなことは
和尚さんに聞け
ば?」と昔の私
に言いたい
いつまでも答えの
出ないことを真剣
に考えていた
お墓
と
仏だん〜〜〜

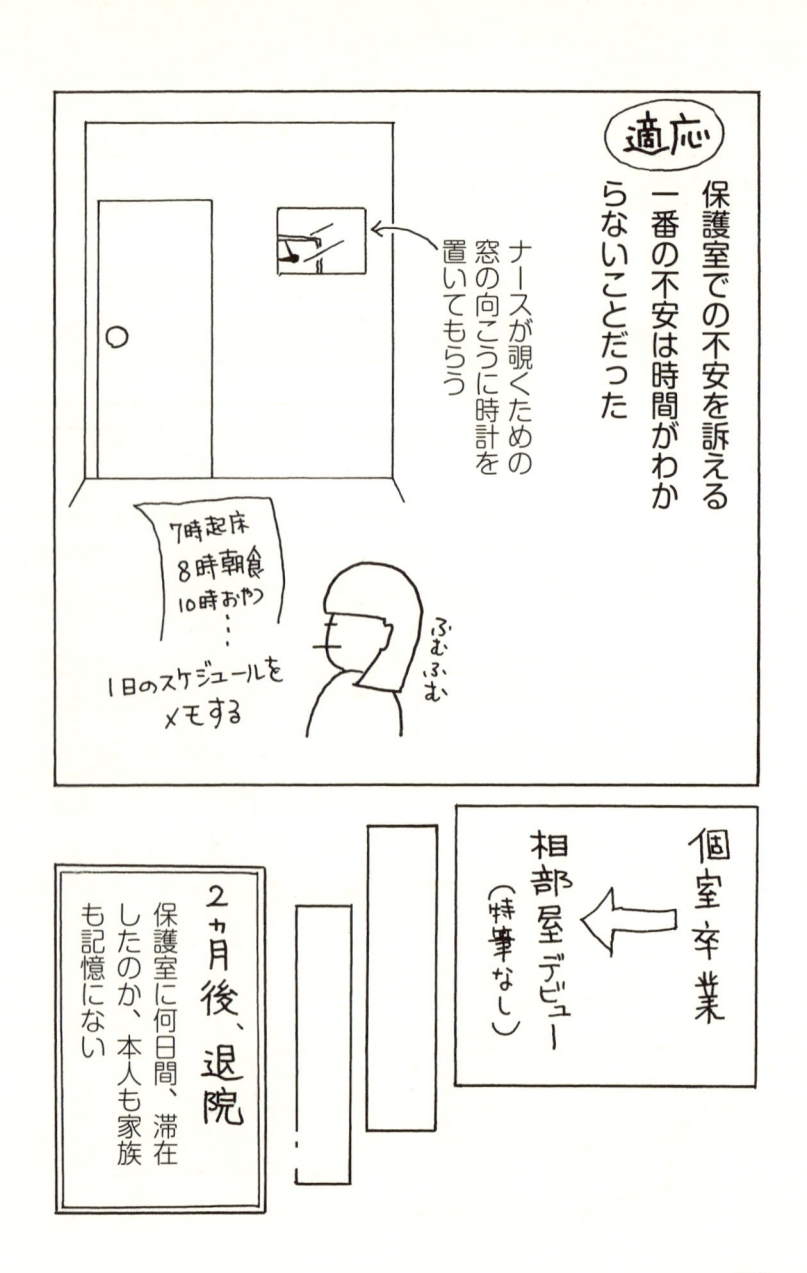

適応
保護室での不安を訴える一番の不安は時間がわからないことだった
ナースが覗くための窓の向こうに時計を置いてもらう
7時起床
8時朝食
10時おやつ
・・・
1日のスケジュールをメモする
ふむふむ

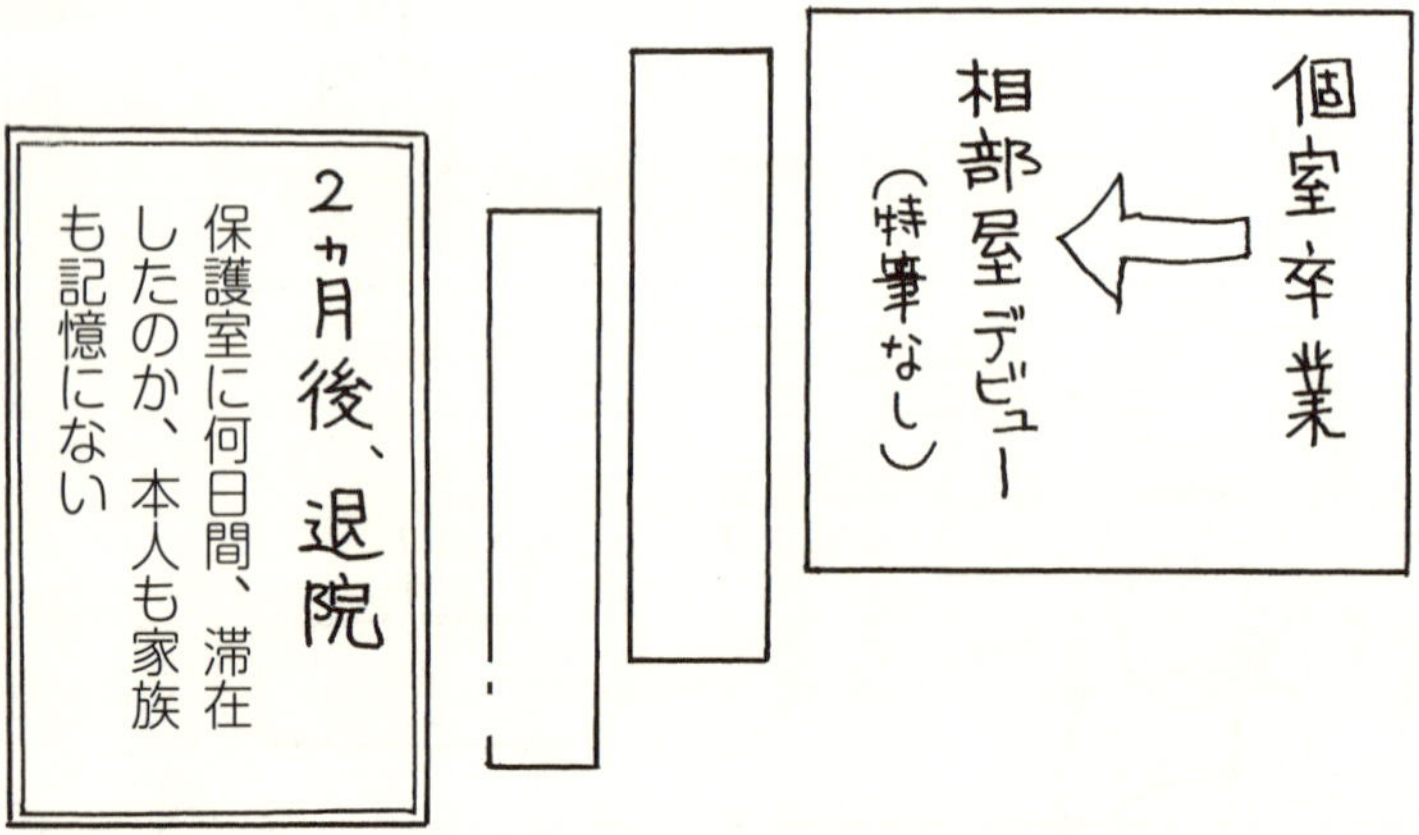
個室卒業
相部屋デビュー
（特筆なし）
2ヵ月後、退院
保護室に何日間、滞在したのか、本人も家族も記憶にない

ひものさんて、どんな人？

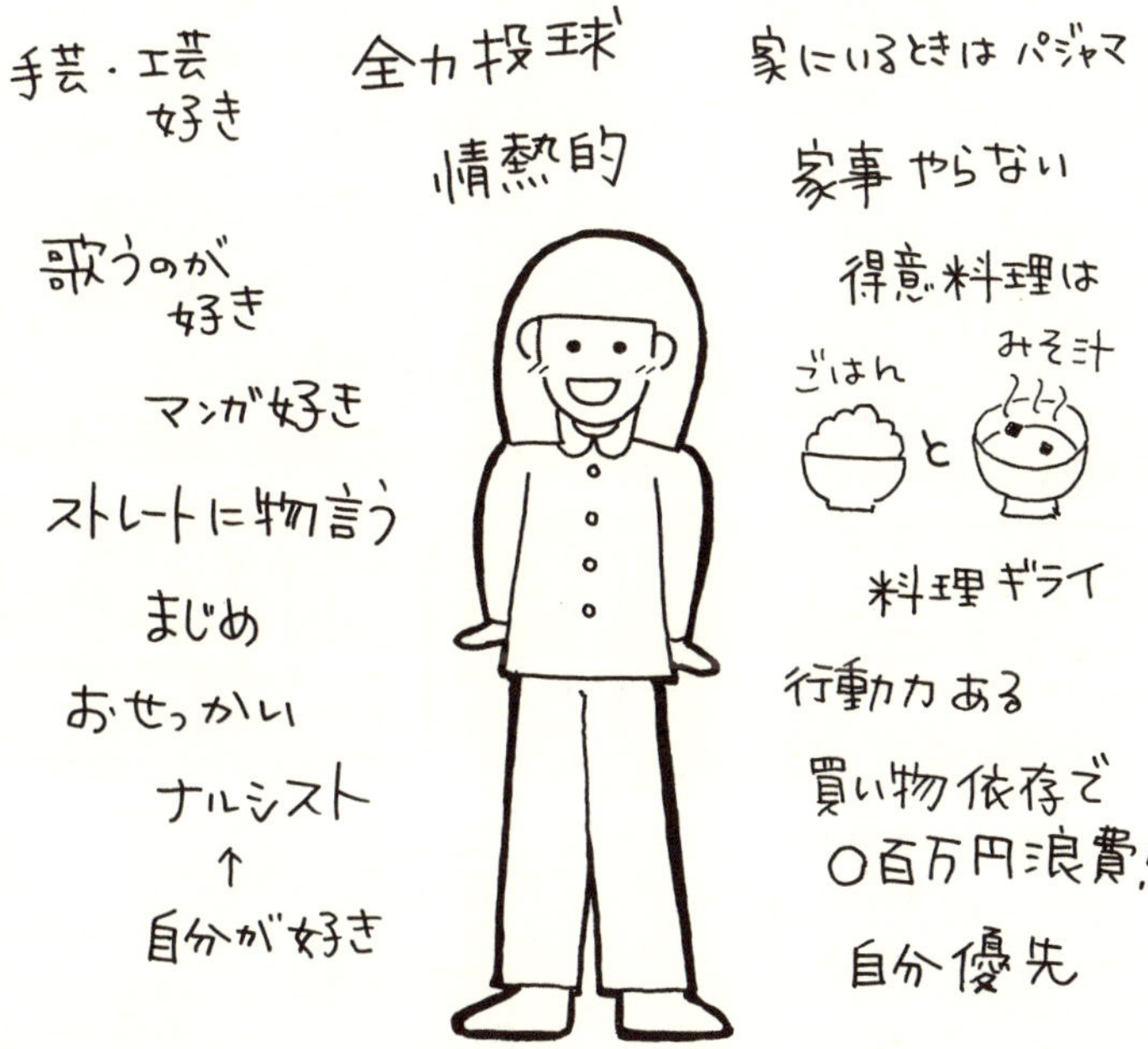

今までの人生、燃え尽き症候群のくりかえし。自分で決めて、進んできた道だから誰かのせいにしない。悩むときは、とことん悩み、壁にぶち当たり、答えがでるまで、とことん考える。とても人間くさく生きている。人生に前向き。

症状は４パターン

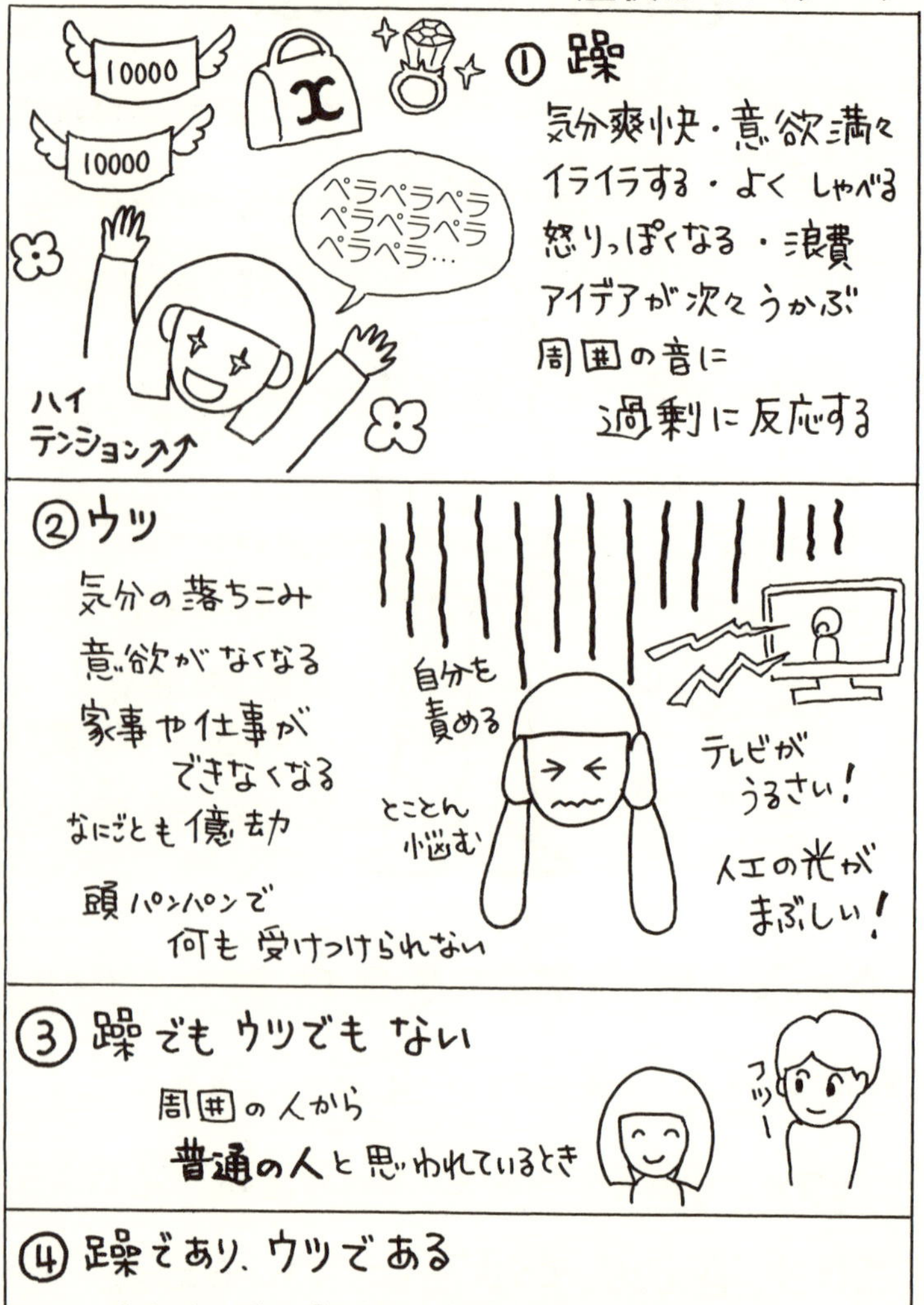
① 躁
10000
10000
気分爽快・意欲満々
イライラする・よくしゃべる
怒りっぽくなる・浪費
アイデアが次々うかぶ
周囲の音に
過剰に反応する
ペラペラペラ
ペラペラペラ
ペラペラペラ
ペラペラ…
ハイテンション↗↑
② ウツ
気分の落ちこみ
意欲がなくなる
家事や仕事が
できなくなる
なにごとも億劫
頭パンパンで
何も受けつけられない
自分を責める
とことん悩む
テレビがうるさい！
人工の光がまぶしい！
③ 躁でもウツでもない
周囲の人から
普通の人と思われているとき
フツー
④ 躁であり、ウツである

次々ページの「ひもの、混合状態を知る！」をご覧ください

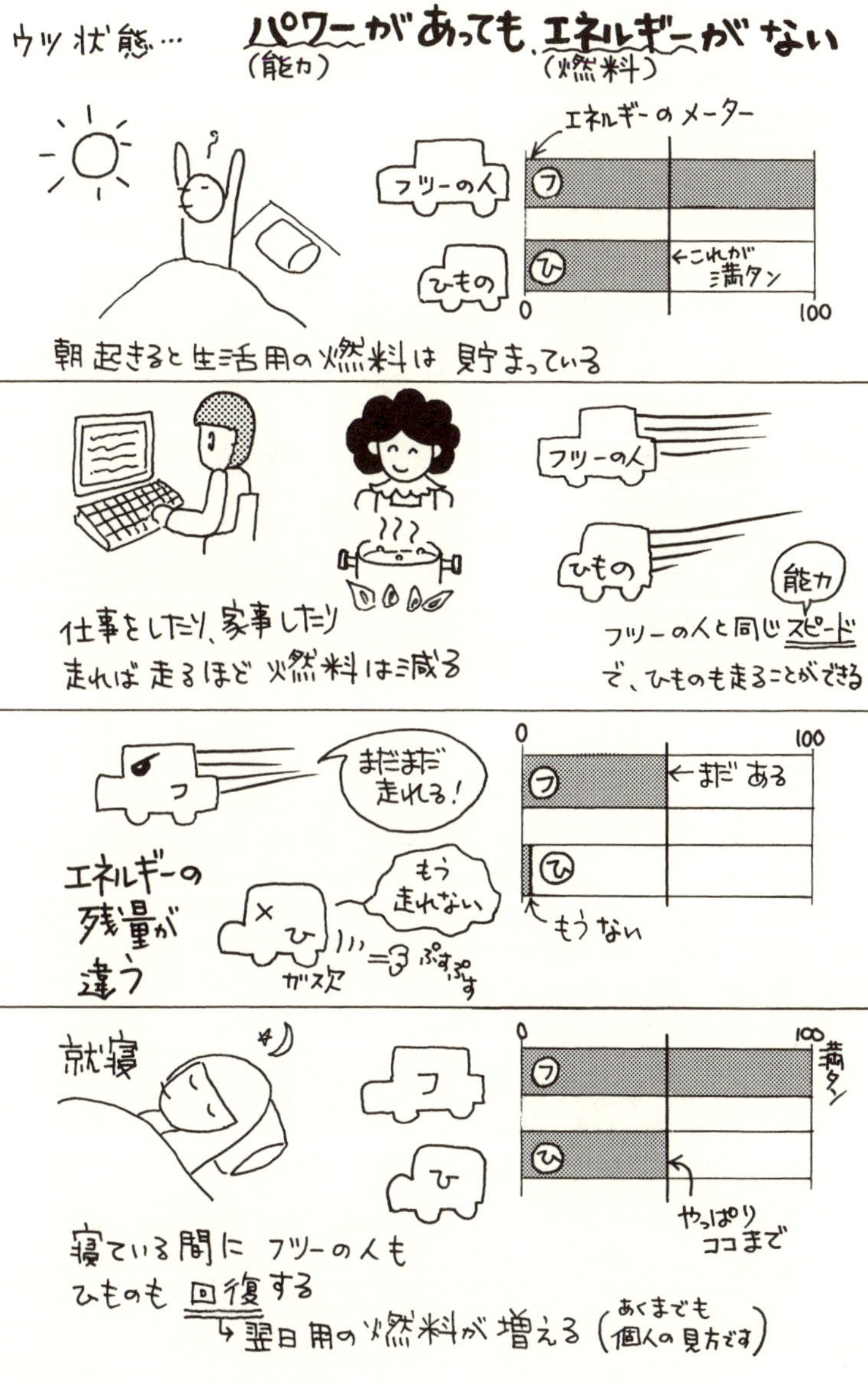
ウツ状態…　パワーがあっても、エネルギーがない
（能力）
（燃料）
エネルギーのメーター
フツーの人
ひもの
←これが満タン
0
100
朝起きると生活用の燃料は貯まっている
フツーの人
ひもの
能力
仕事をしたり、家事したり
走れば走るほど燃料は減る
フツーの人と同じスピード
で、ひものも走ることができる
0
100
まだまだ走れる！
←まだある
エネルギーの残量が違う
もう走れない
もうない
ガス欠
ぷすぷす
就寝
0
100
満タン
やっぱりココまで
寝ている間にフツーの人も
ひものも回復する
→翌日用の燃料が増える
（あくまでも個人の見方です）

ひもの混合状態を知る！

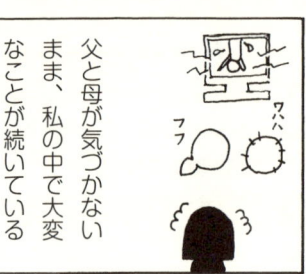

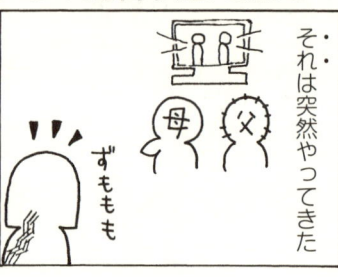

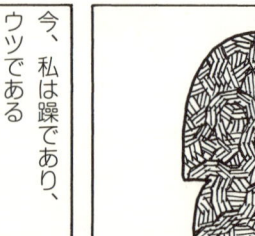

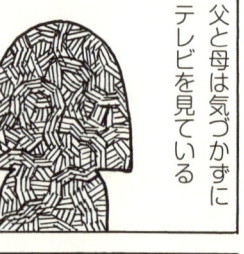

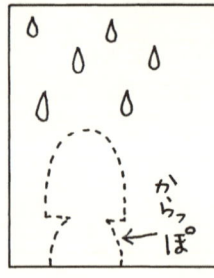

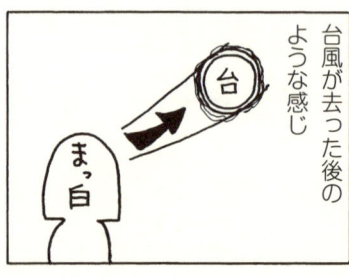

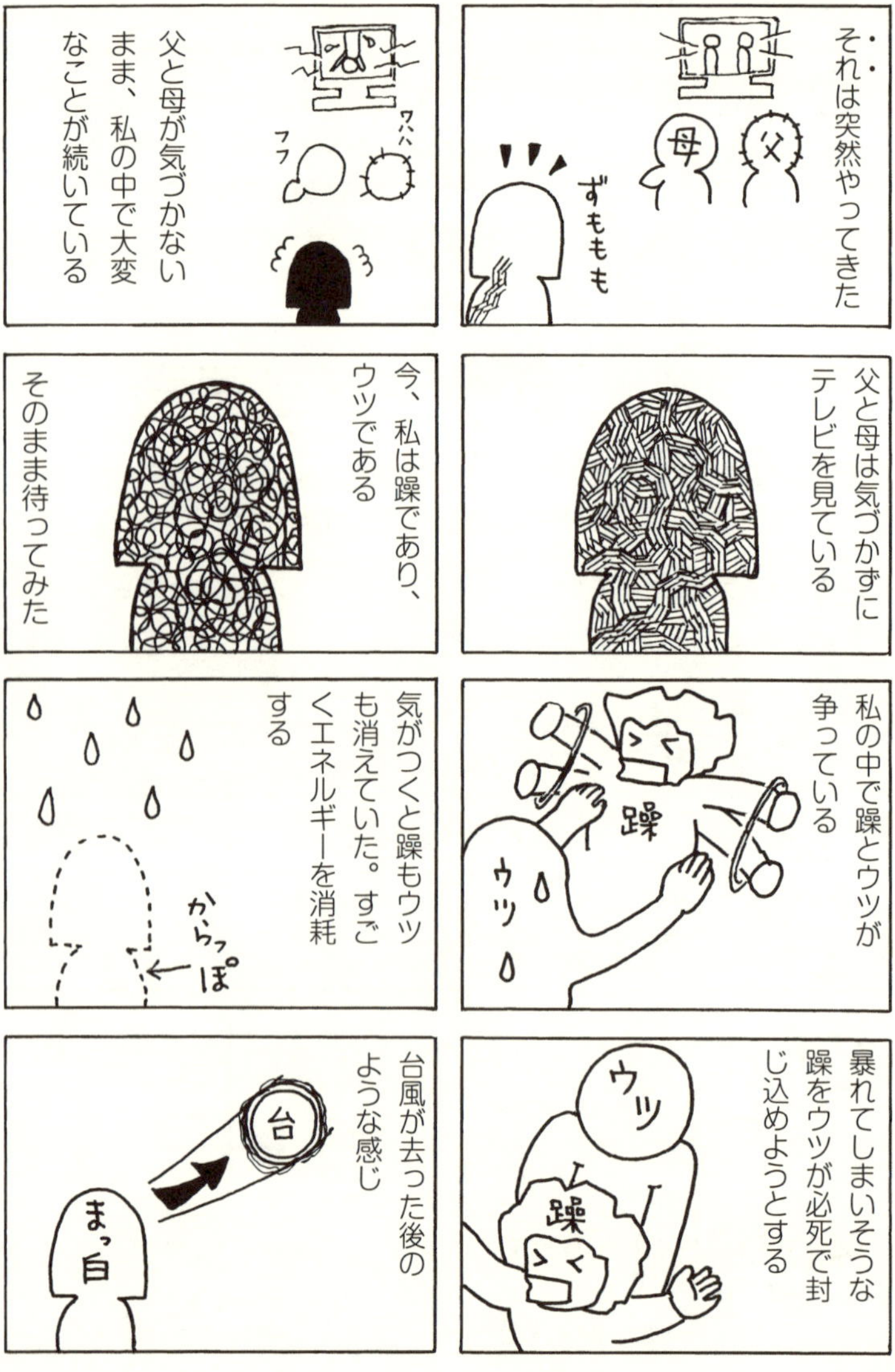

…それは突然やってきた
父
母
ずももも
父と母は気づかずにテレビを見ている
私の中で躁とウツが争っている
躁
ウツ
暴れてしまいそうな躁をウツが必死で封じ込めようとする
ウツ
躁
父と母が気づかないまま、私の中で大変なことが続いている
ワハハ
フフ
今、私は躁であり、ウツである
そのまま待ってみた
気がつくと躁もウツも消えていた。すごくエネルギーを消耗する
からっぽ
台風が去った後のような感じ
台
まっ白

周りの人にはこう見える１

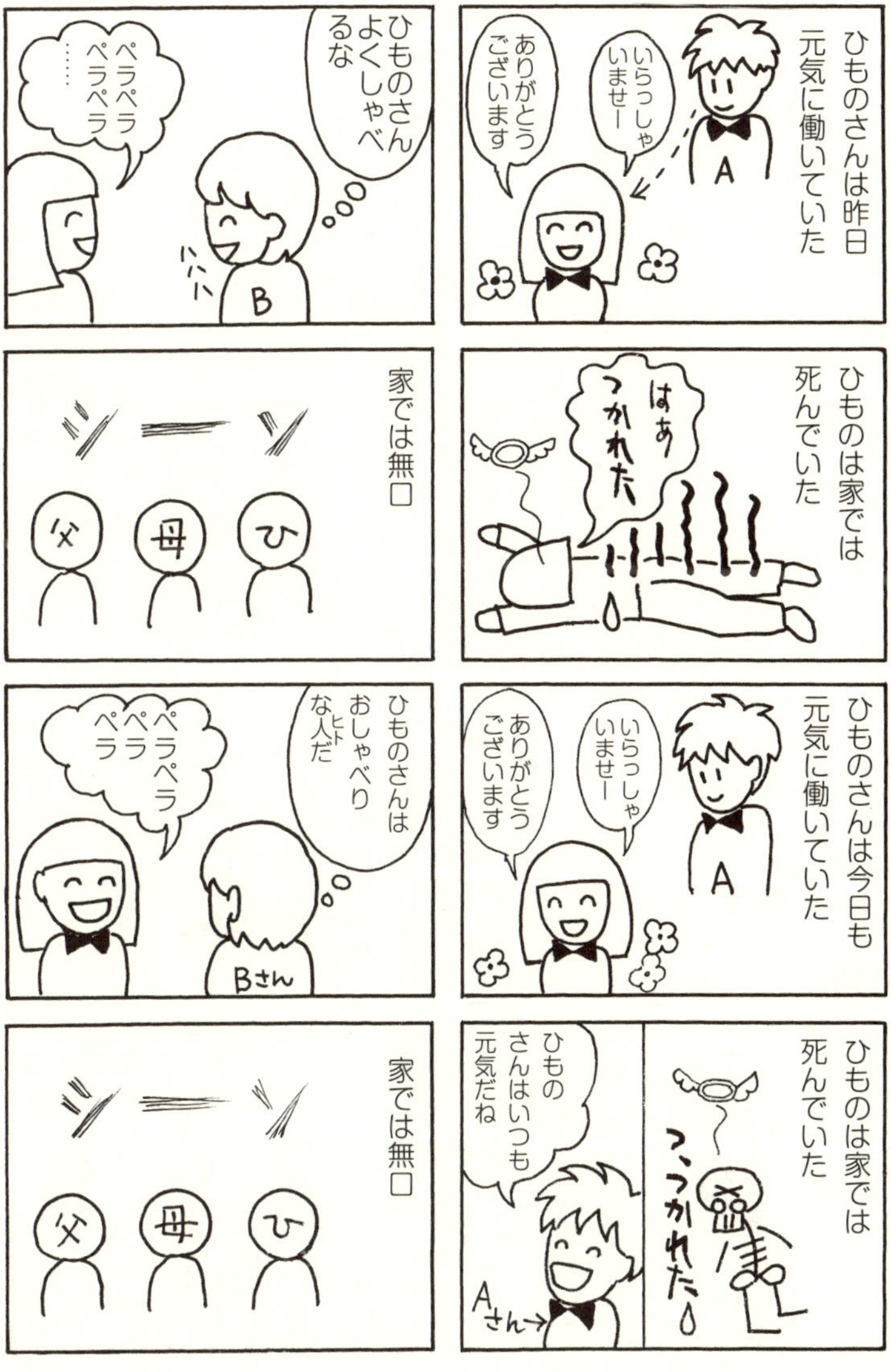

ひものさんは昨日元気に働いていた
いらっしゃいませー
ありがとうございます
A
ひものは家では死んでいた
はあ つかれた
ひものさんは今日も元気に働いていた
いらっしゃいませー
ありがとうございます
A
ひものは家では死んでいた
つ、つかれた
ひものさんはいつも元気だね
Aさん→
ひものさんよくしゃべるな
ペラペラペラペラ……
B
家では無口
シーン
父
母
ひ
ひものさんはおしゃべりな人《ヒト》だ
ペラペラペラペラ
Bさん
家では無口
シーン
父
母
ひ

周りの人にはこう見える2

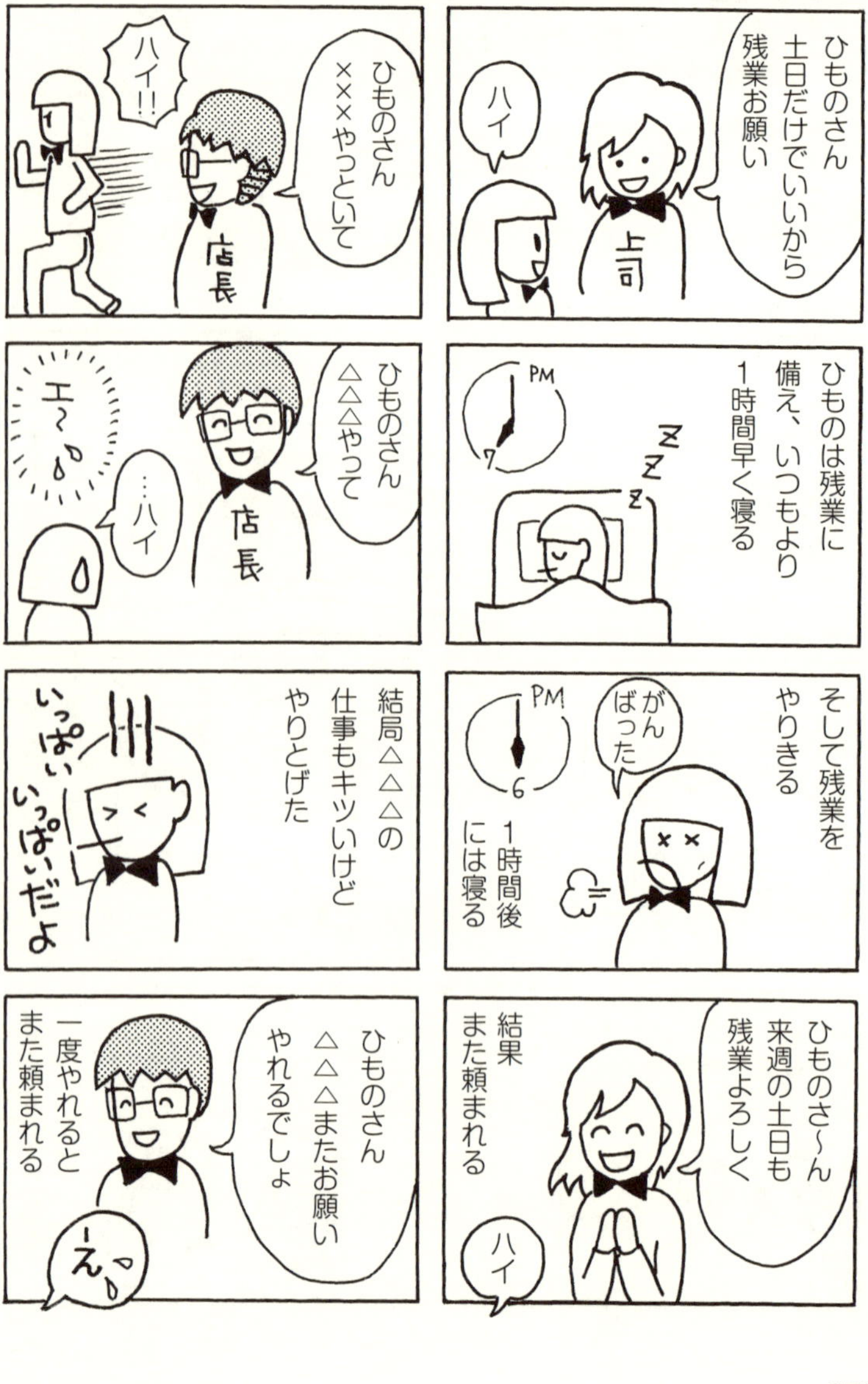

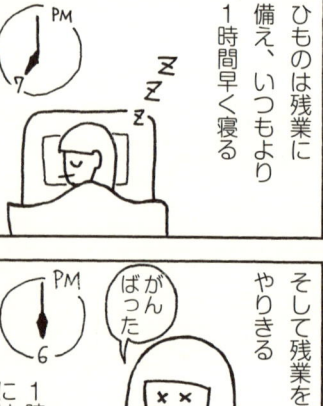

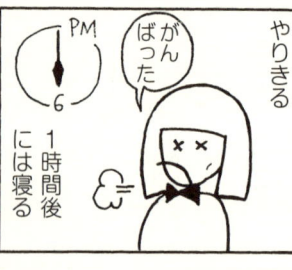

ひものさん 土日だけでいいから 残業お願い
ハイ
上司
ひものは残業に備え、いつもより1時間早く寝る
PM
7
ZZZ
そして残業をやりきる
がんばった
PM
6
1時間後には寝る
結果 また頼まれる
ひものさ～ん 来週の土日も残業よろしく
ハイ
ひものさん ×××やっといて
ハイ!!
店長
ひものさん △△△やって
…ハイ
エ～
店長
結局△△△の仕事もキツいけど やりとげた
いっぱい いっぱいだよ
一度やれると また頼まれる
ひものさん △△△またお願い やれるでしょ
えー

ひものの日常1

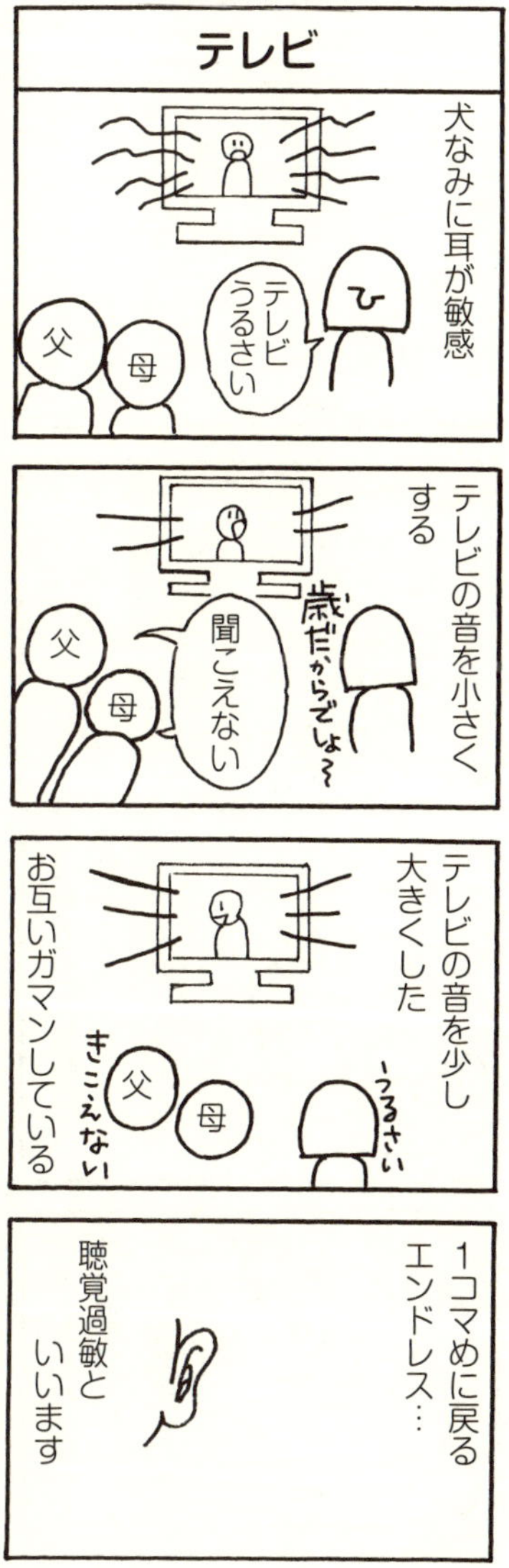
テレビ
犬なみに耳が敏感
テレビ うるさい
父
母
テレビの音を小さくする
歳だからでしょ〜
聞こえない
父
母
テレビの音を少し大きくした
うるさい
きこえない
父
母
お互いガマンしている
1コマめに戻るエンドレス…
聴覚過敏といいます

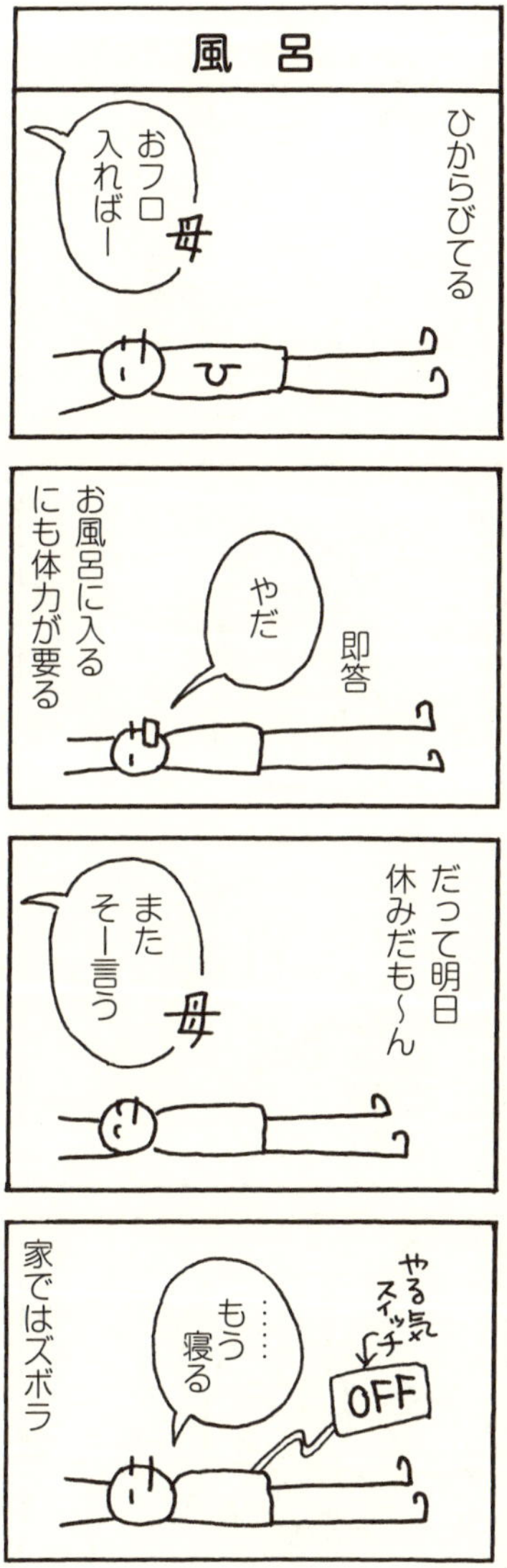
風呂
ひからびてる
おフロ入ればー
母
即答
やだ
お風呂に入るにも体力が要る
だって明日休みだも〜ん
またそー言う
母
やる気スイッチ
OFF
……もう寝る
家ではズボラ

ひものの日常 2

私はわが家の芸術家

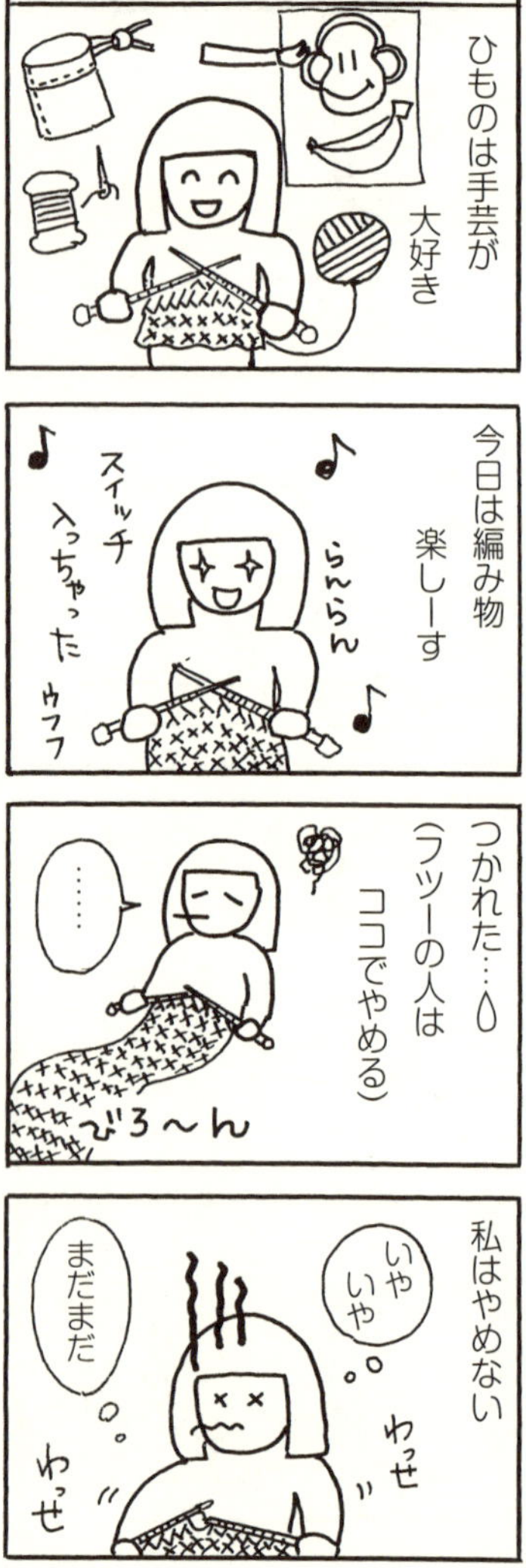

散らかし屋

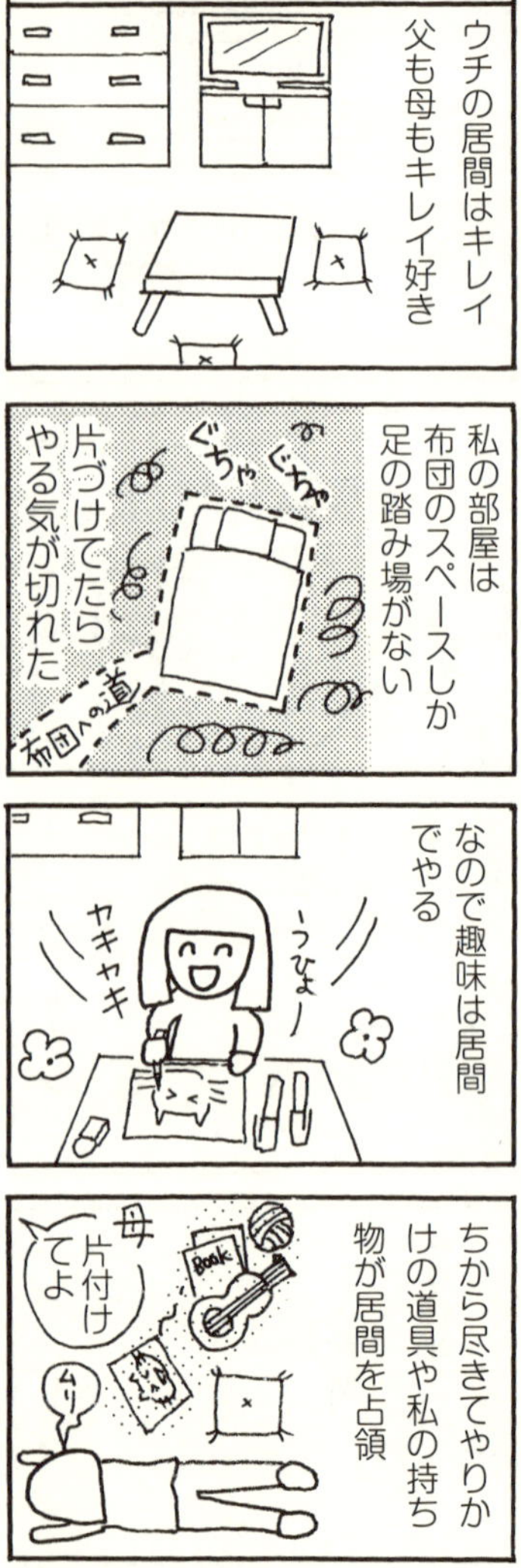

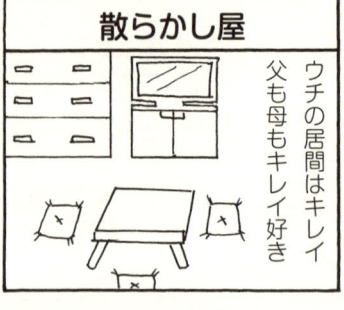

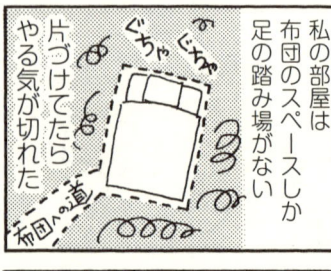

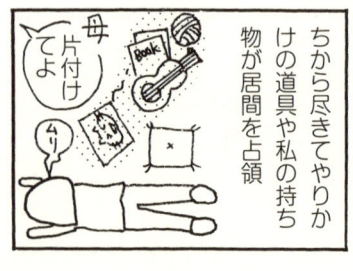

ウチの居間はキレイ
父も母もキレイ好き
私の部屋は布団のスペースしか足の踏み場がない
ぐちゃ
ぐちゃ
布団への道
片づけてたらやる気が切れた
なので趣味は居間でやる
うひょー
カキカキ
ちから尽きてやりかけの道具や私の持ち物が居間を占領
Book
母
片付けてよ
ムリ

ひものの日常３

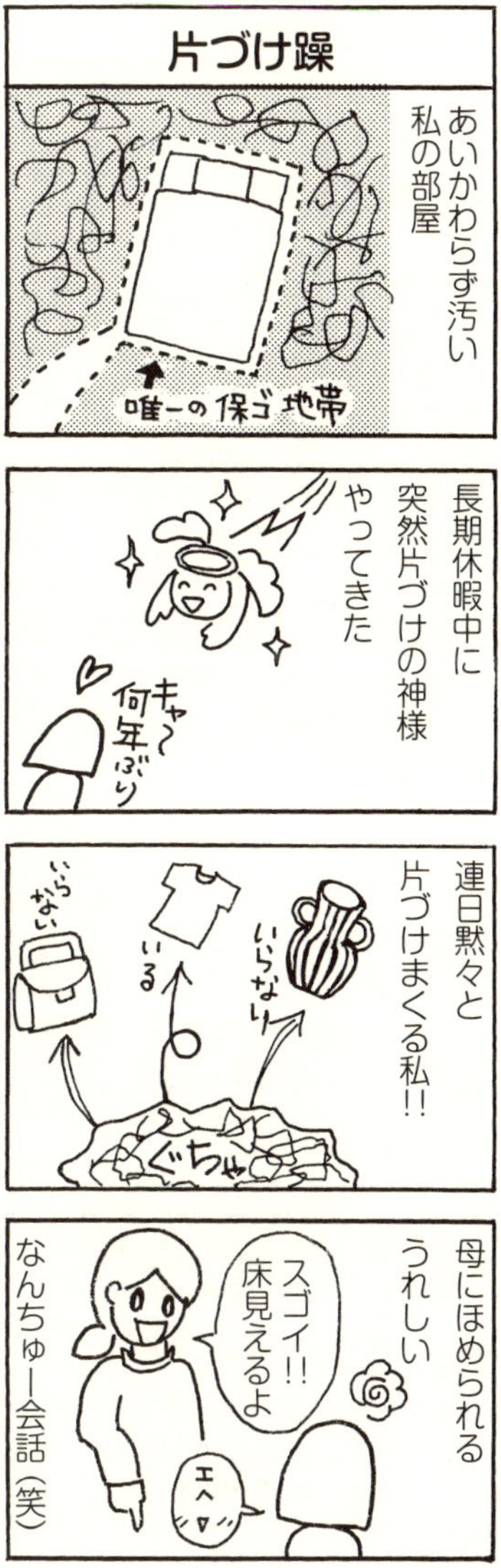
片づけ躁
あいかわらず汚い
私の部屋
唯一の保ゴ地帯
長期休暇中に
突然片づけの神様
やってきた
キャ〜
何年ぶり
連日黙々と
片づけまくる私!!
いらない
いる
いらない
ぐちゃ
母にほめられる
うれしい
スゴイ!!
床見えるよ
エヘ
なんちゅー会話（笑）

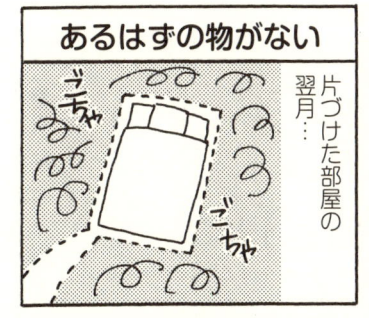

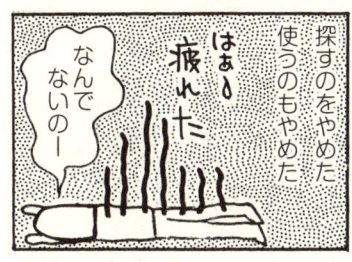

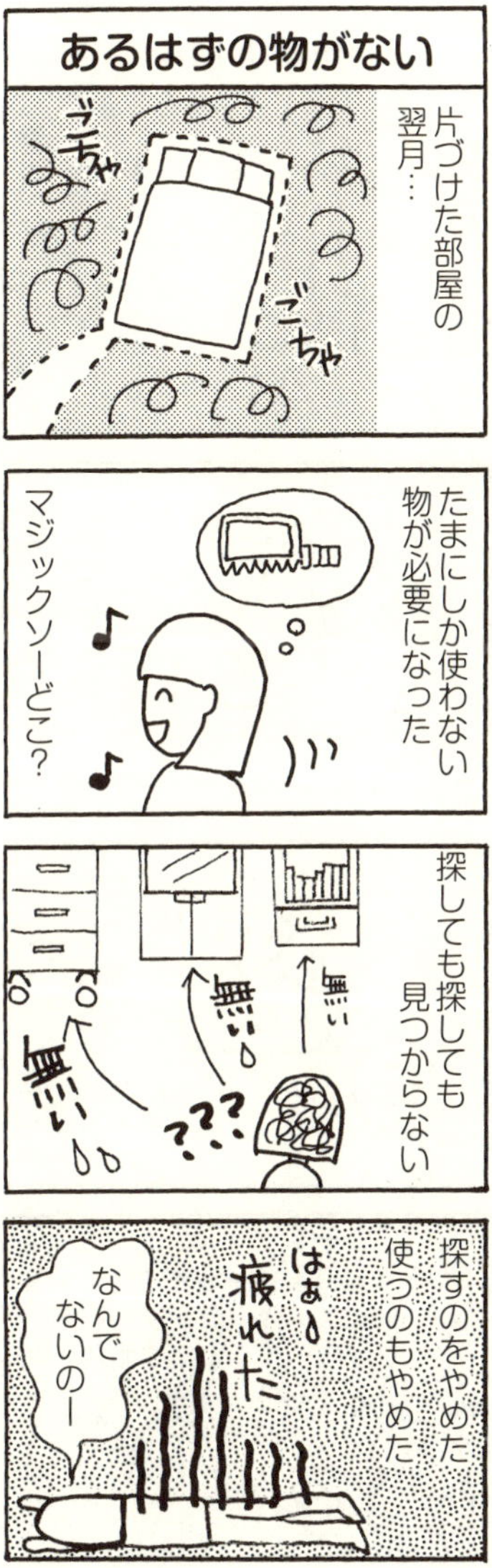
あるはずの物がない
片づけた部屋の
翌月…
ゴちゃ
ごちゃ
たまにしか使わない
物が必要になった
マジックソーどこ？
探しても探しても
見つからない
無い
無い
無い
???
探すのをやめた
使うのもやめた
はぁ
疲れた
なんで
ないのー

ひものの日常4

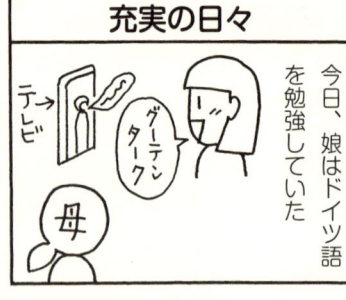

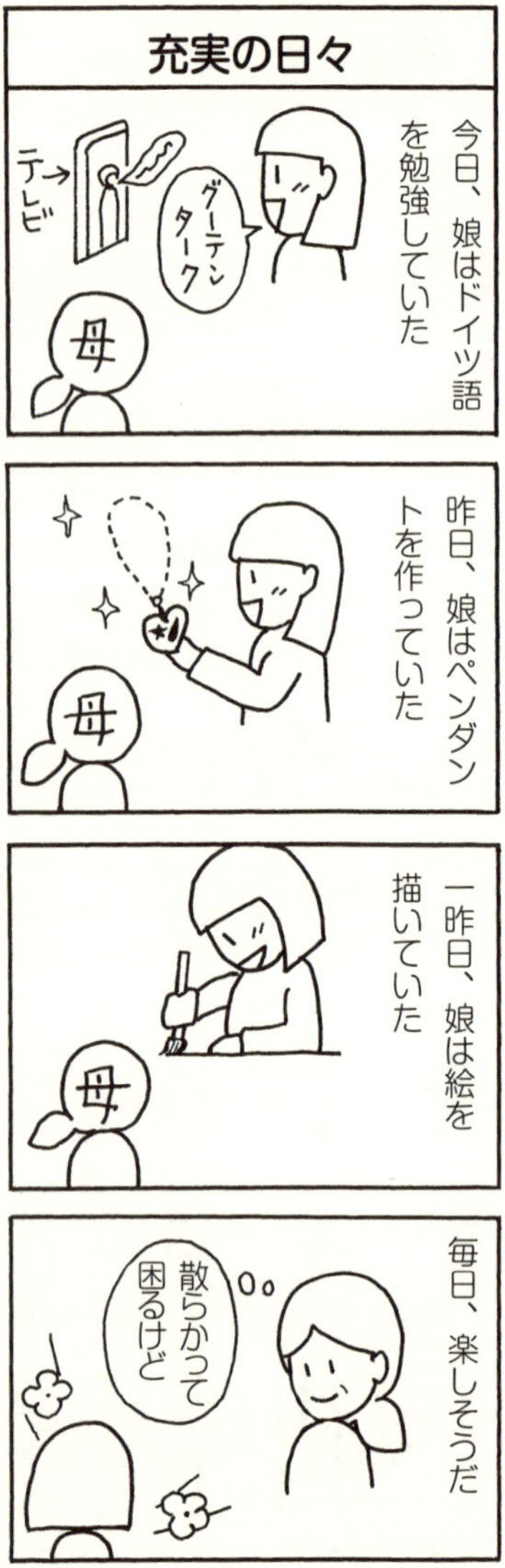
充実の日々
今日、娘はドイツ語を勉強していた
テレビ
グーテンターク
母
昨日、娘はペンダントを作っていた
母
一昨日、娘は絵を描いていた
母
毎日、楽しそうだ
散らかって困るけど

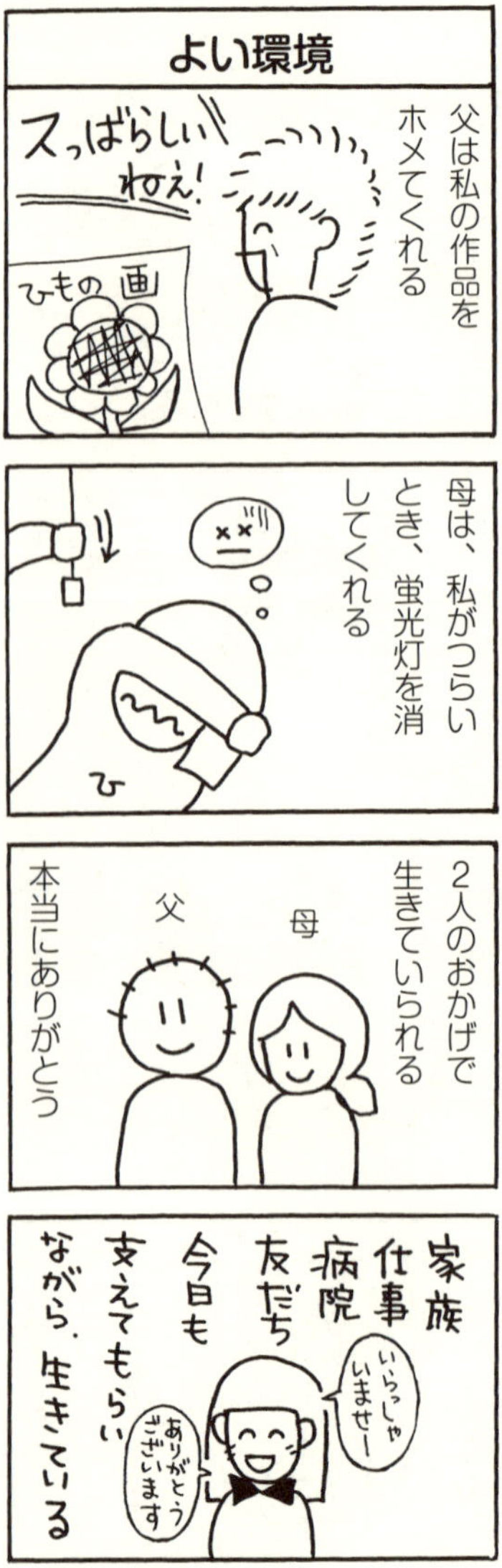
よい環境
父は私の作品をホメてくれる
スっばらしいねえ!
ひもの画
母は、私がつらいとき、蛍光灯を消してくれる
ひ
2人のおかげで生きていられる
母
父
本当にありがとう
家族
仕事
病院
友だち
今日も
支えてもらいながら、生きている
いらっしゃいませー
ありがとうございます

どんな治療をしているの？

薬

朝5粒
夕5粒
寝る前4粒
} 定期薬
毎日きちっと飲む

その他 気分を上げる薬
気分を下げる薬
} とんぷく

とんぷくを飲むタイミングは
自分の状態で決める
定期薬は睡眠薬を含む

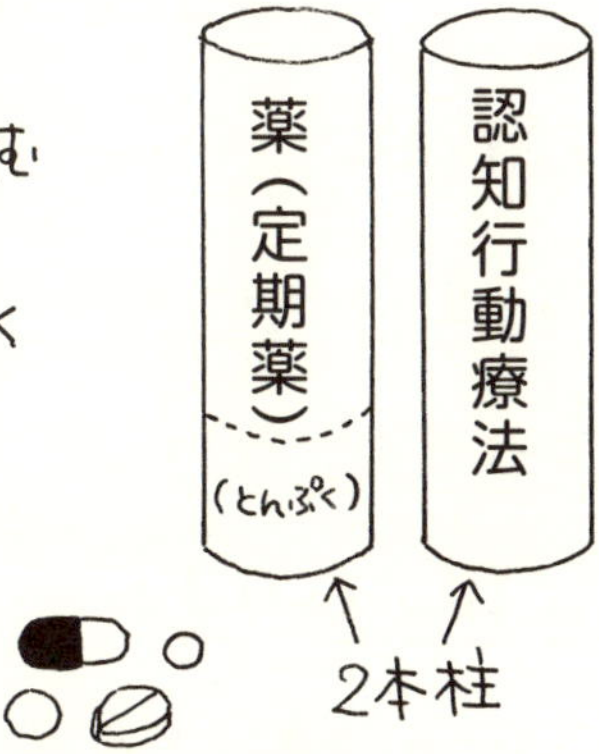

認知行動療法

言葉は難しいが…

フツーの人の考えかた
↕
ひものの考えかた

考えかたのゆがみを
カウンセラーさんと
話し合いながら
理解を深める

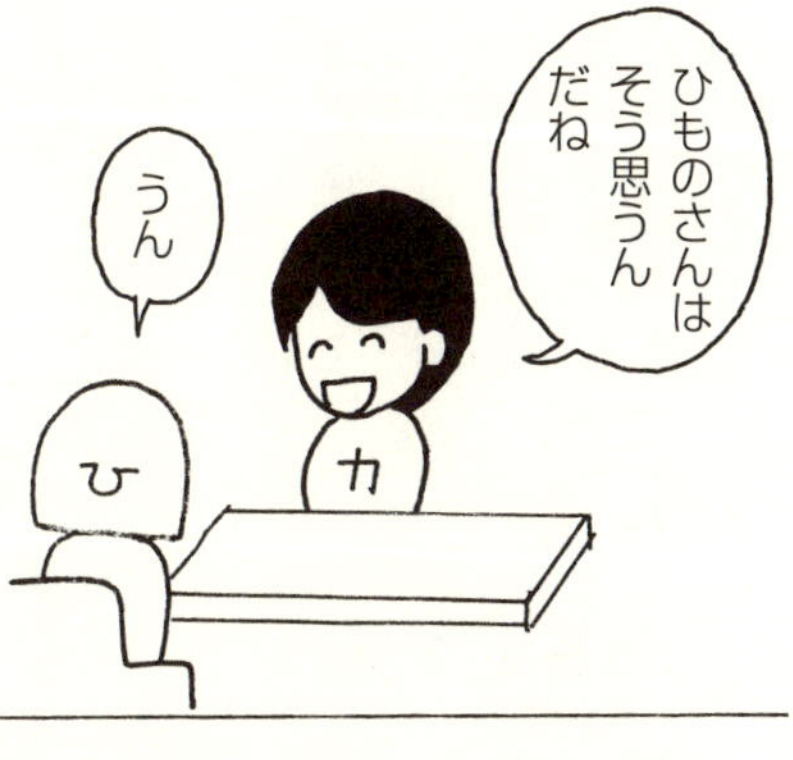

睡眠 睡眠を優先するのが基本中の基本！

海《うみ》先生

診察の前に血圧と体重を測ります。診察のとき海先生は、私の体調や暮らしぶりを細かく記録してくれます。あれこれ心配して質問する私に丁寧に話をしてくれます。薬の調整も快く応じてくれます。半年に1回は採血。結果も説明してもらえます。

海先生は私の心強い味方です。

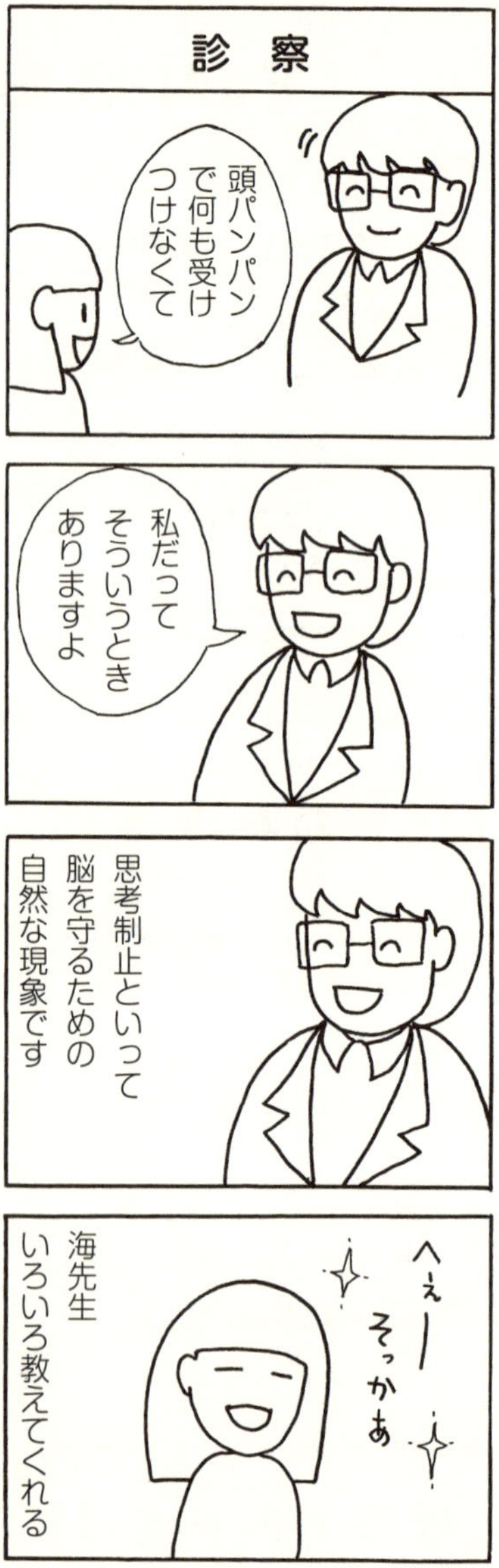

診察
頭パンパンで何も受けつけなくて
私だってそういうときありますよ
思考制止といって脳を守るための自然な現象です
へぇーそっかあ
海先生いろいろ教えてくれる

空《そら》先生

空先生には私が デイケア
に通ってた頃から ずっと
お世話になっています。
私が手作り作品を
見せるたび めちゃくちゃ
心から 感激してくれます。
空先生のカウンセリングは
ピカいちです。困ったとき、
迷ったとき、うんとたくさん
話を聞き続けてくれて
本当は 答えを 自分が
持っていることを気づかせて
くれます。

空先生、感謝してます♡

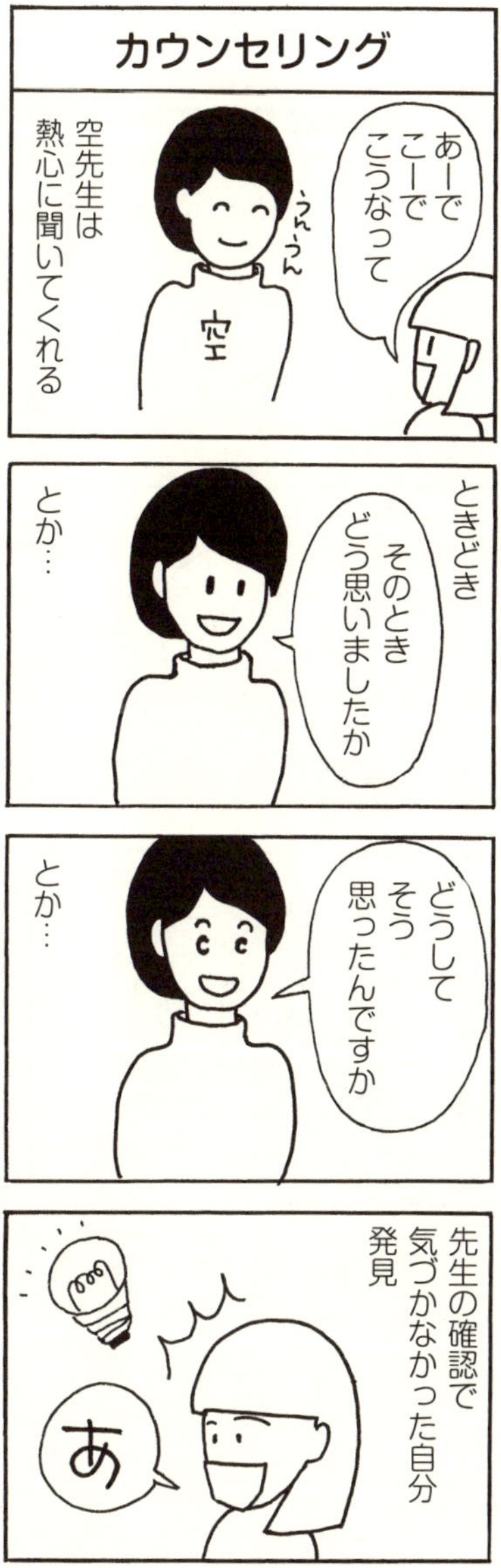

カウンセリング
あーで こーで こうなって
うんうん
空
空先生は熱心に聞いてくれる
ときどき
そのとき どう思いましたか
とか…
どうして そう 思ったんですか
とか…
先生の確認で気づかなかった自分発見
あ

薬の話

分包

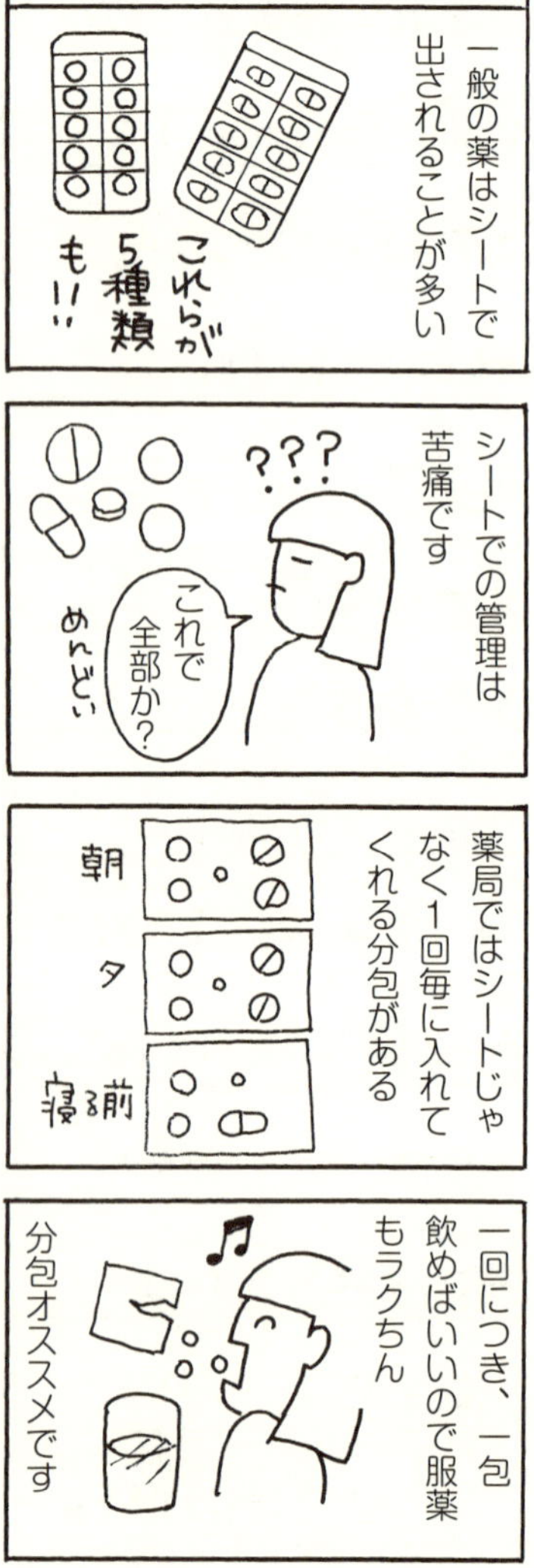

自分なりの工夫

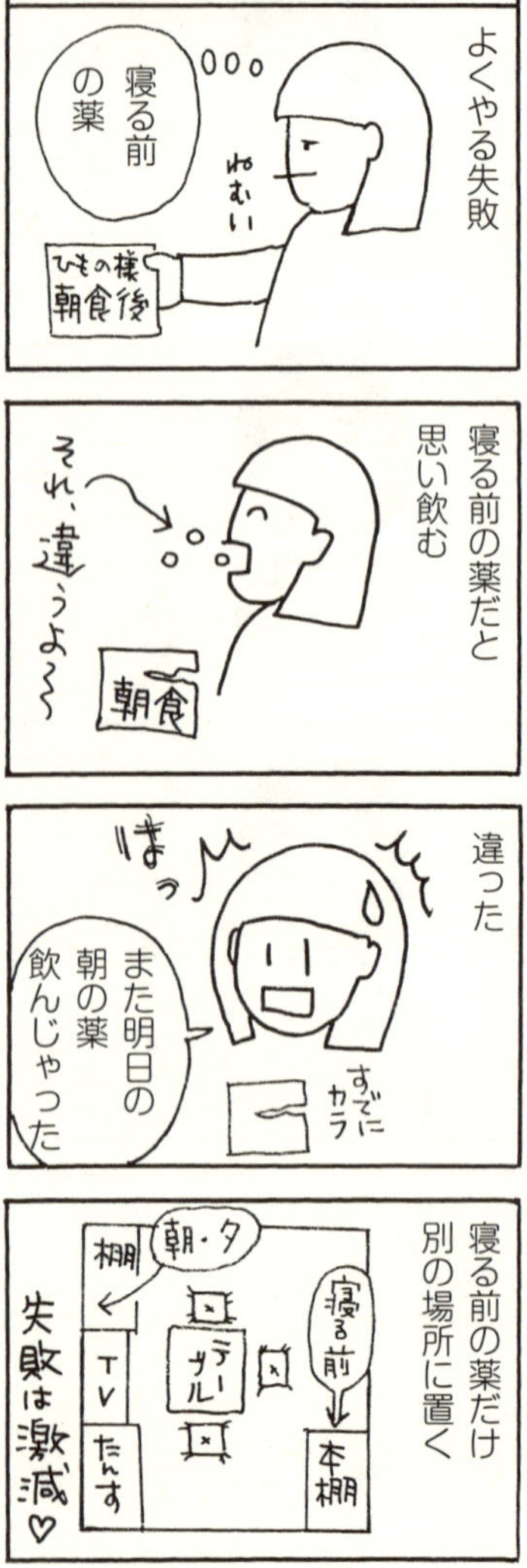

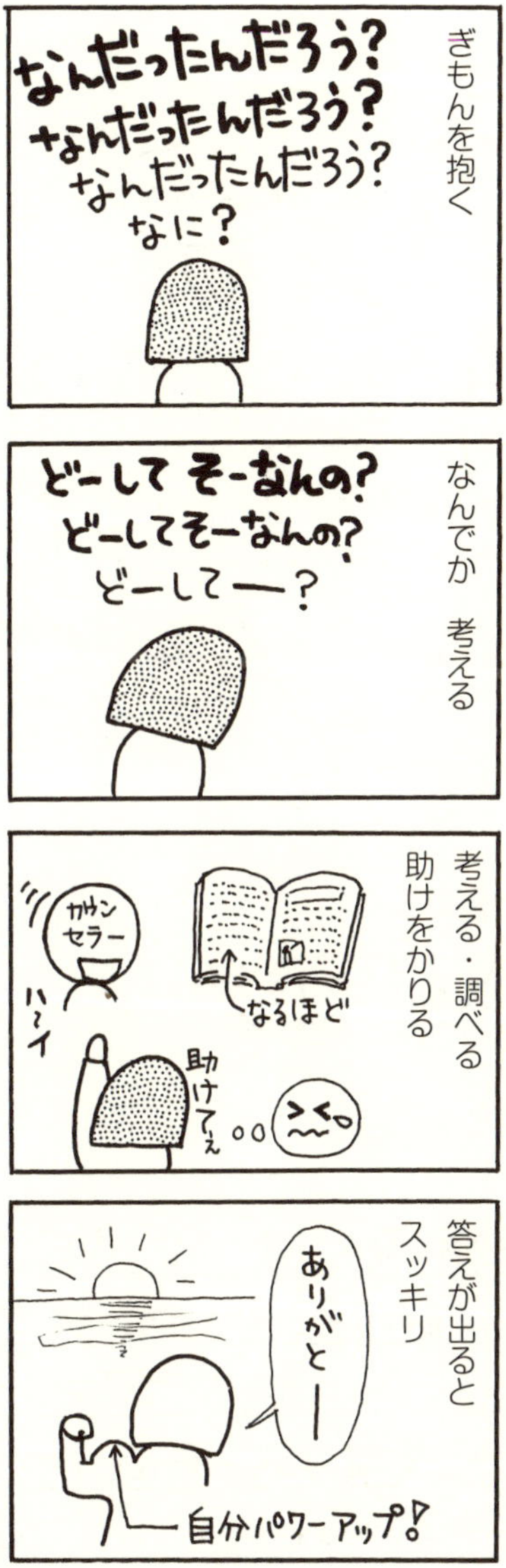
ぎもんを抱く
なんだったんだろう？
なんだったんだろう？
なんだったんだろう？
なに？
なんでか 考える
どーして そーなんの？
どーしてそーなんの？
どーして――？
考える・調べる
助けをかりる
カウンセラー
ハ～イ
なるほど
助けてぇ
答えが出ると
スッキリ
ありがとー
自分パワーアップ！

自分を知る　知ってもらう

　双極性障がいは、気分がハイだったり、ウツだったり、健康な人は理解に苦しむと思います。私たちは、多重人格者でもないし、単なる気分屋でもありません。

　熱中しすぎたり燃え尽きたりします。性格に裏表があるワケでもなく病気に罹った人なだけです。

　常に自分の気分の波と戦っているため、性格の裏表なんて考える余裕は、ありません。私は不器用なので、まっすぐ相手と向きあうようにしています。

サポート

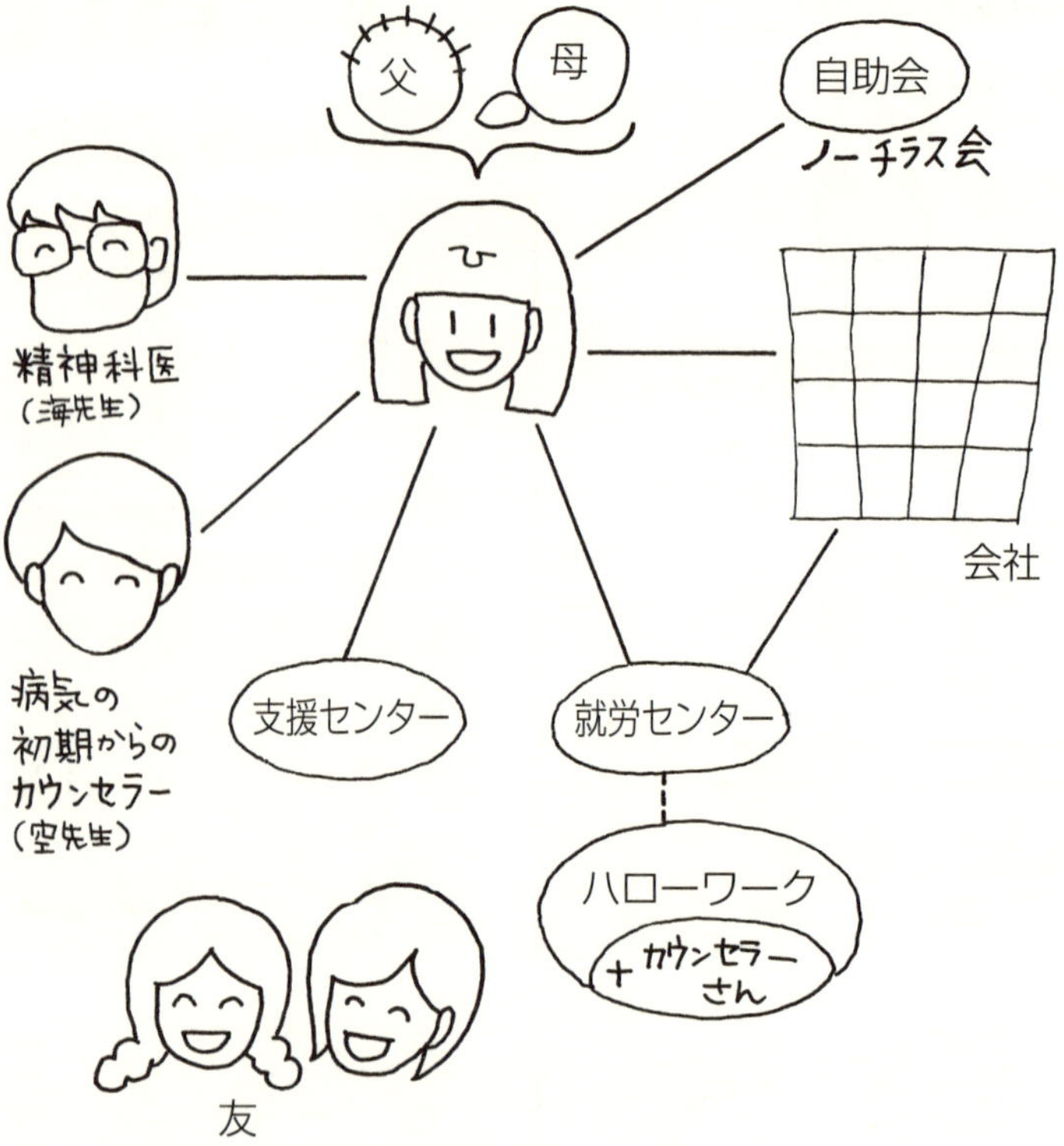

私の周りには、たくさんの理解者がいて、かなり恵まれた環境にいると思います。それでも、同じ病気の人と気持ちを通じ合いたいと思ったとき、ノーチラス会と出会いました。初めて、同病者どうし、共感できたときの喜びは、忘れられません。

傷ついた翼は休める必要がある

精神的にまいって、エネルギーが低下していた私は、一歩一歩着実に温かい人たちと過ごすことで回復してきました。とくに、作業所は5年間通い、仕事も進んで取り組めるほどに自信が持てたし、スタッフとの信頼関係を築けました。泣いたり怒ったり、人前で素の自分をさらけ出すことができたのも、支えてくれたスタッフのおかげです。気分の波、とくに「上がってるとき」が自覚できなかった私に、自覚できるまで、ひとつひとつ向きあってもらえた時間は、私の宝物。

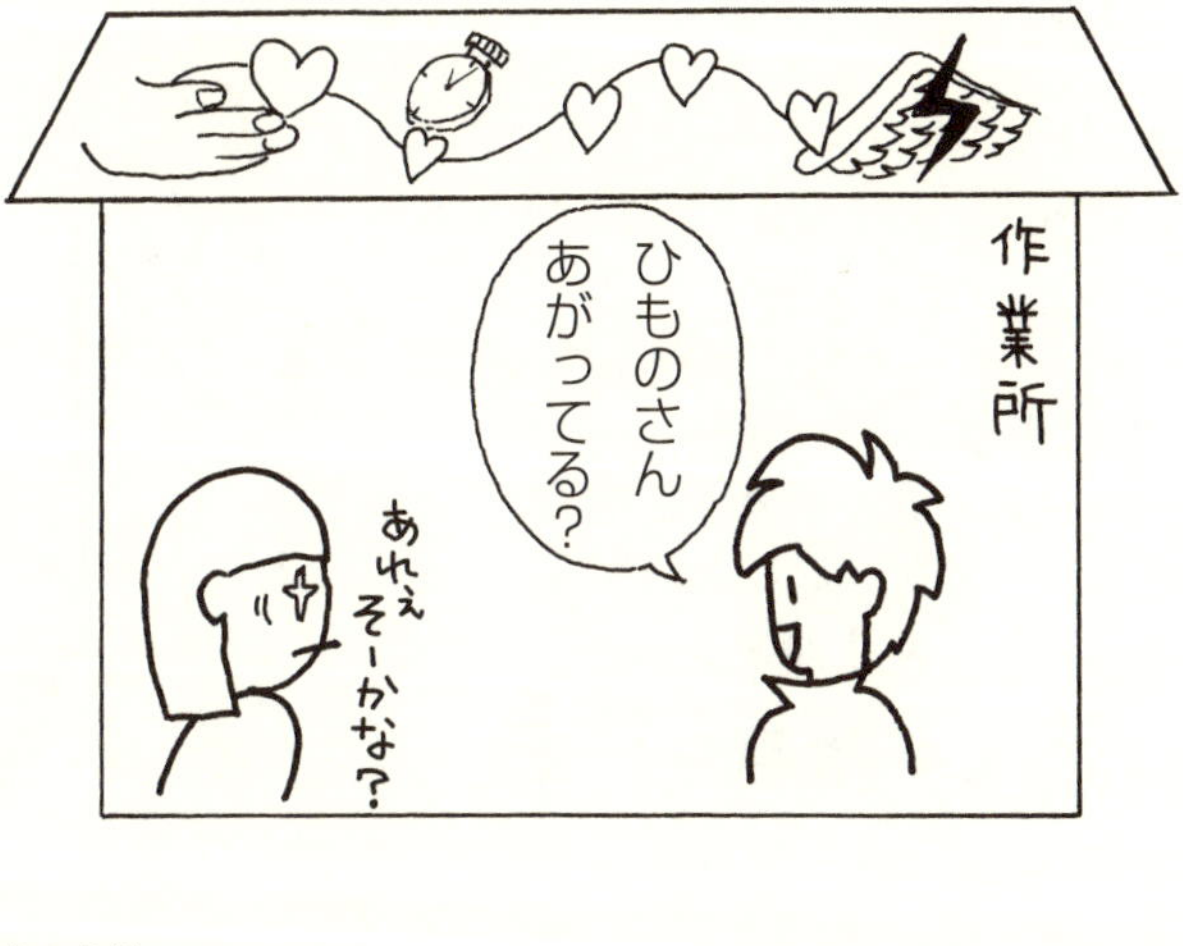
作業所
ひものさん
あがってる?
あれぇ
そーかな?

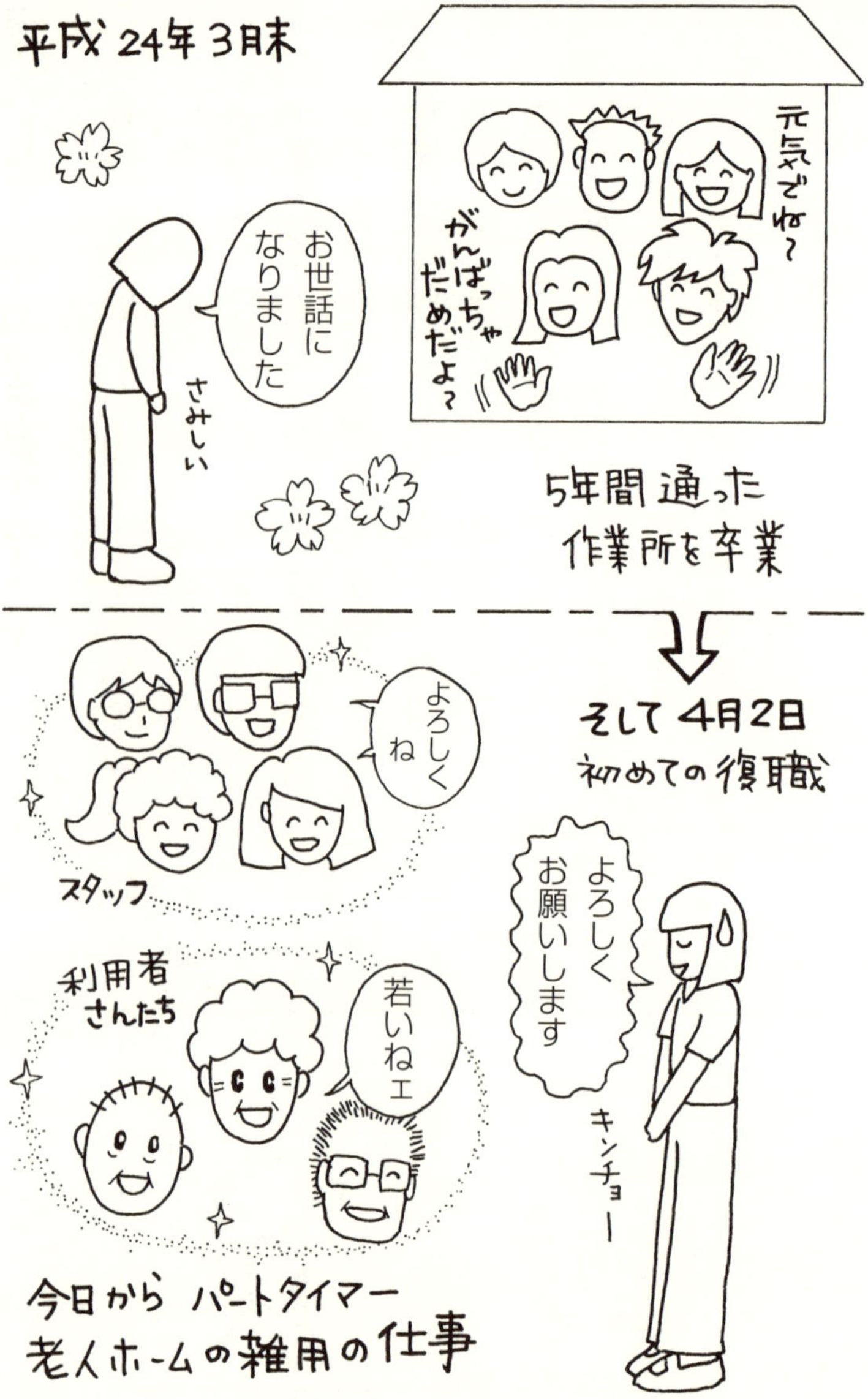
平成24年3月末
お世話になりました
さみしい
元気でね〜
がんばっちゃだめだよ〜
5年間通った作業所を卒業
そして4月2日
初めての復職
よろしくね
スタッフ
よろしくお願いします
キンチョー
利用者さんたち
若いねェ
今日からパートタイマー
老人ホームの雑用の仕事

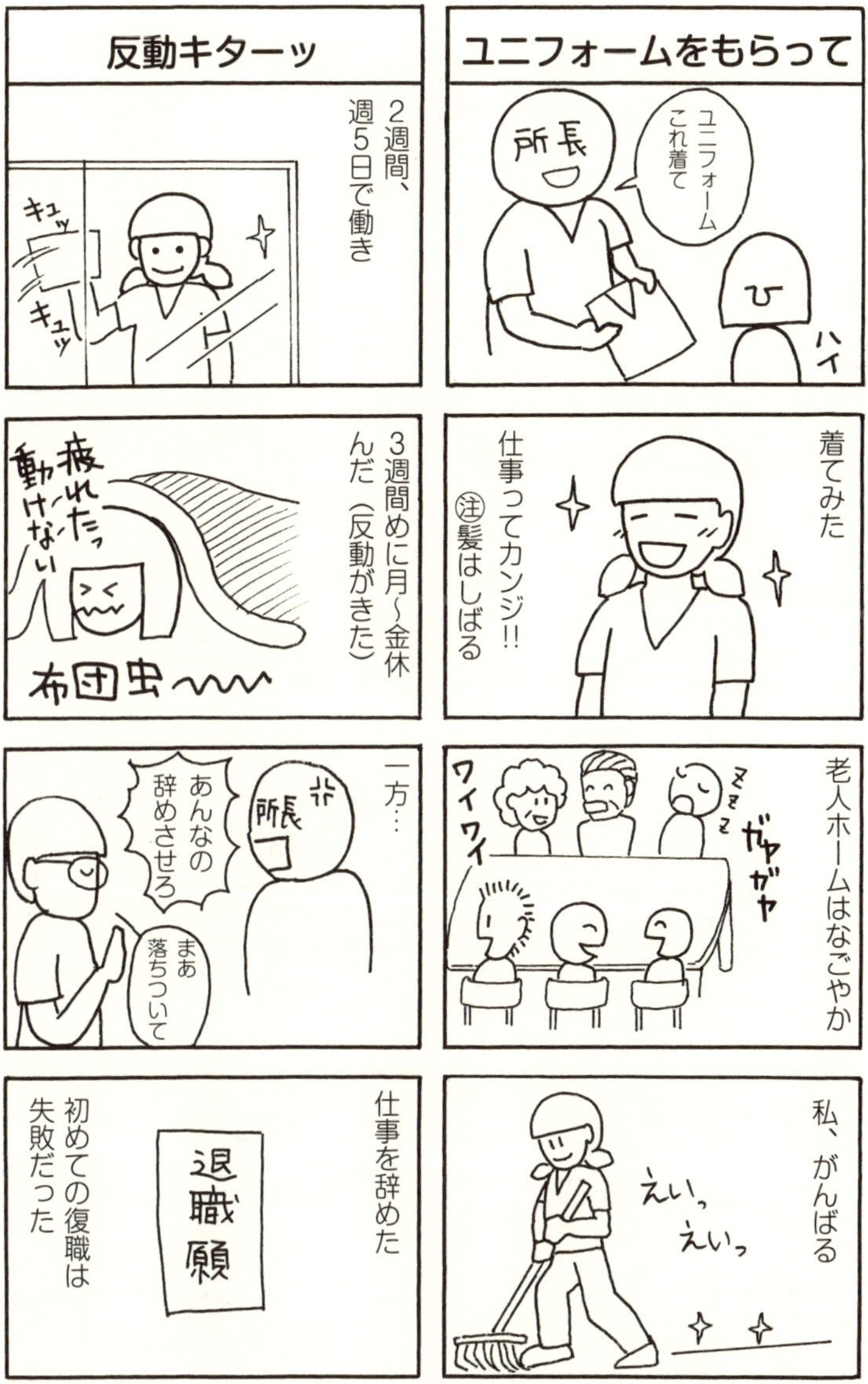
ユニフォームをもらって
所長
ユニフォーム
これ着て
ハイ
着てみた
仕事ってカンジ!!
㊟髪はしばる
老人ホームはなごやか
ワイワイ
ガヤガヤ
私、がんばる
えいっ
えいっ
反動キターッ
2週間、
週5日で働き
キュッ
キュッ
3週間めに月～金休んだ（反動がきた）
疲れたっ
動けない
布団虫
一方…
所長
あんなの
辞めさせろ
まあ
落ちついて
仕事を辞めた
退職願
初めての復職は
失敗だった

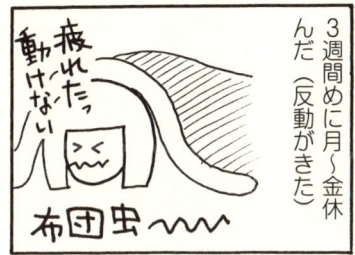

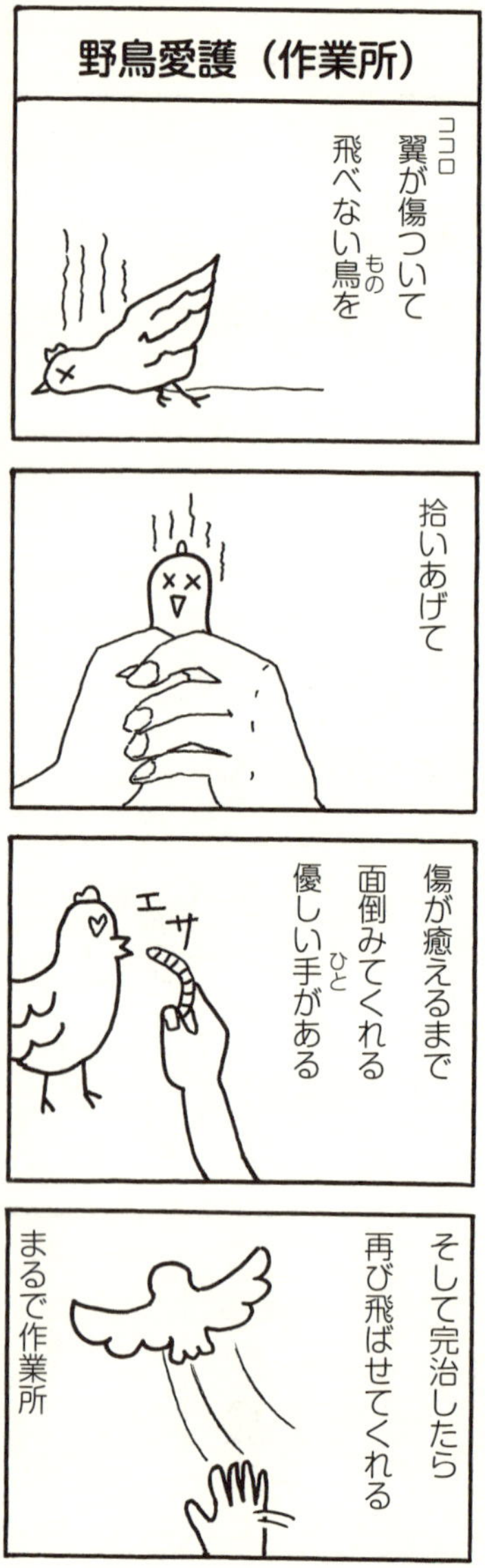
野鳥愛護（作業所）
翼《ココロ》が傷ついて
飛べない鳥《もの》を
拾いあげて
傷が癒えるまで
面倒みてくれる
優しい手《ひと》がある
エサ
そして完治したら
再び飛ばせてくれる
まるで作業所

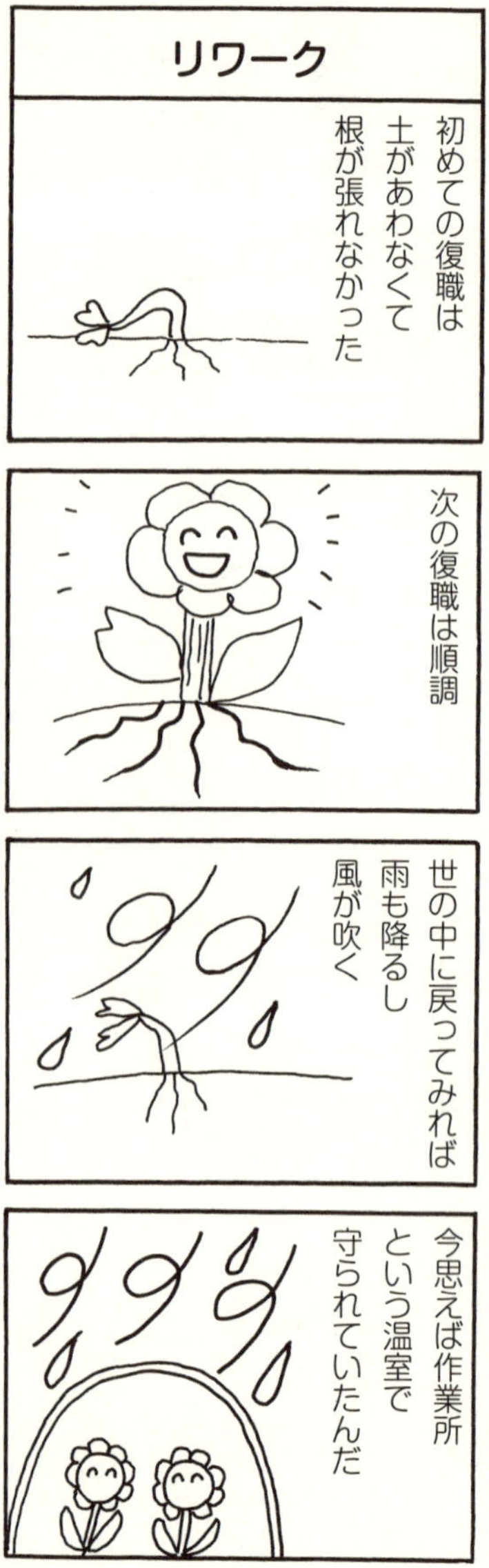
リワーク
初めての復職は
土があわなくて
根が張れなかった
次の復職は順調
世の中に戻ってみれば
雨も降るし
風が吹く
今思えば作業所
という温室で
守られていたんだ

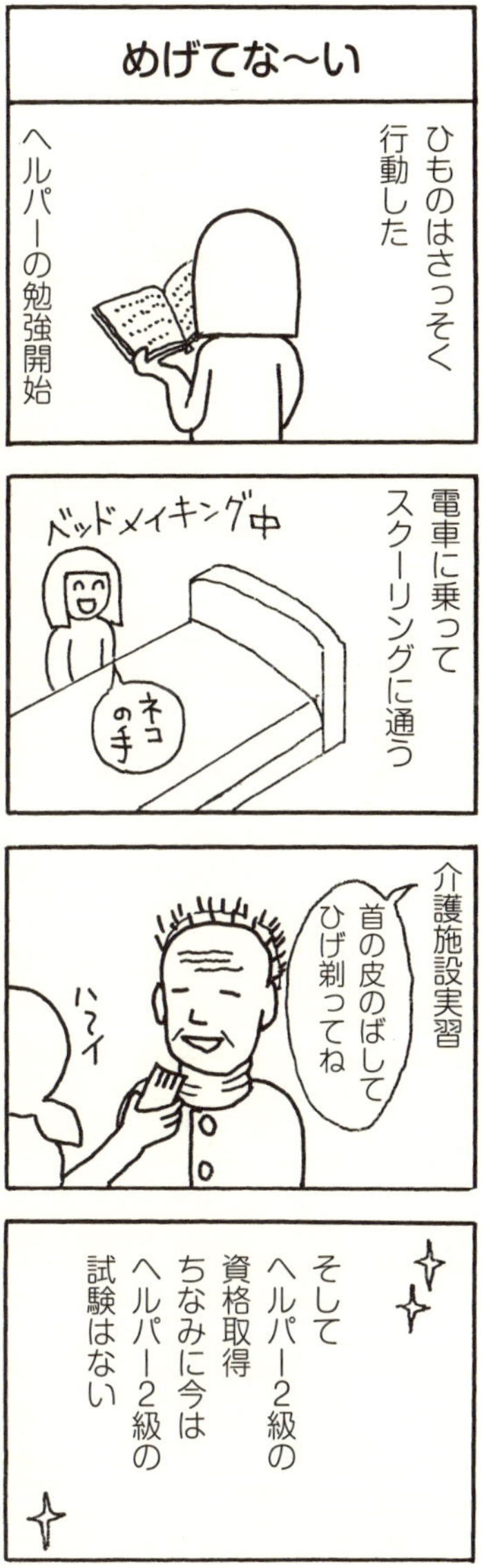
めげてな〜い
ひものはさっそく行動した
ヘルパーの勉強開始
電車に乗ってスクーリングに通う
ベッドメイキング中
ネコの手
介護施設実習
首の皮のばしてひげ剃ってね
ハ〜イ
そしてヘルパー2級の資格取得
ちなみに今はヘルパー2級の試験はない

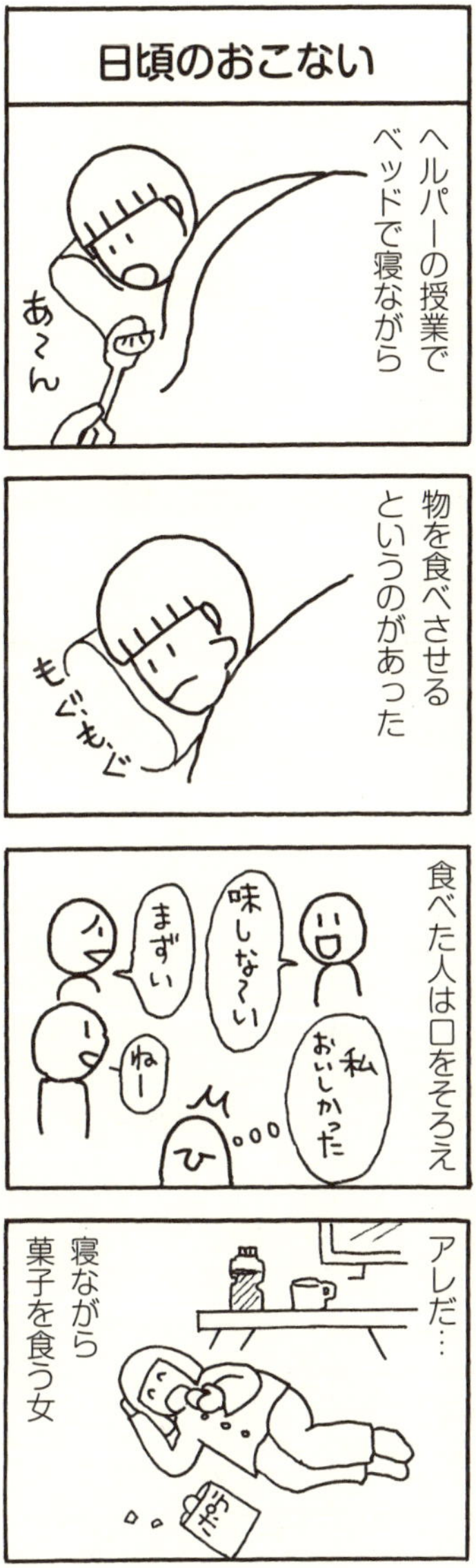
日頃のおこない
ヘルパーの授業でベッドで寝ながら
あ〜ん
物を食べさせるというのがあった
もぐもぐ
食べた人は口をそろえ
味しな〜い
まずい
ねー
私おいしかった
ひ
アレだ…
寝ながら菓子を食う女

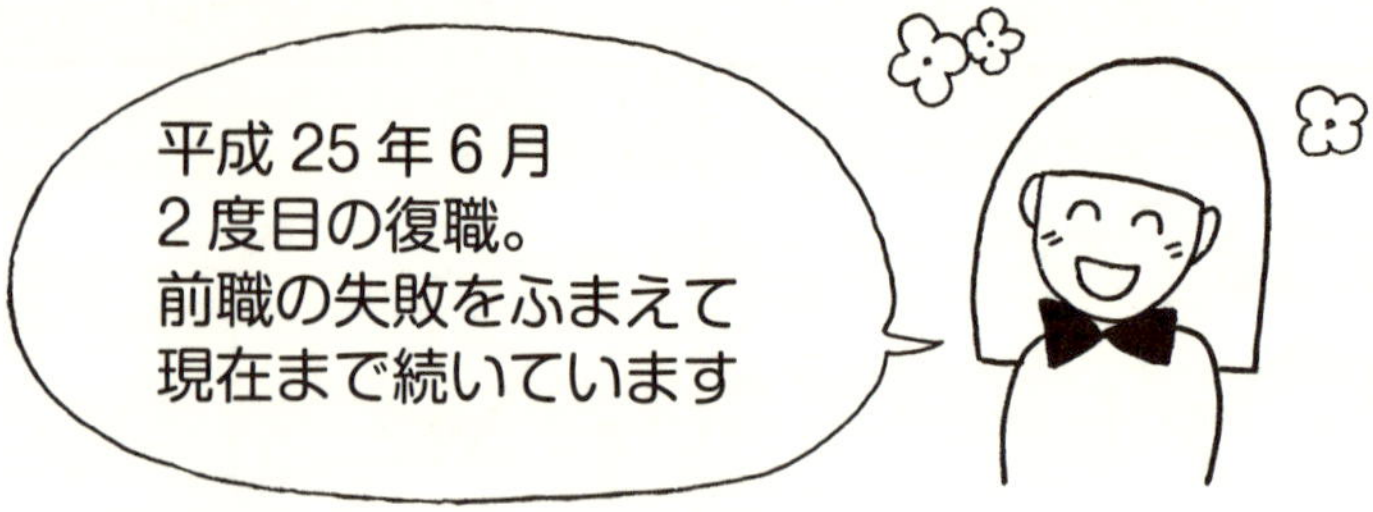
平成 25 年 6 月
2 度目の復職。
前職の失敗をふまえて
現在まで続いています

違う点	今　回	前　回
時間帯	午後 4 時間	8：30〜13：30
通勤にかかる時間（片道）	20 分	1 時間以上
移動手段（片道）	バスと歩き	歩き→バス→バス→歩き
休　日	シフトで 10 日／月	水曜・日曜
就労センター	利　用	利　用
ハローワーク	利　用	利用なし
SST	1 年間	なし
対人関係	良　い	悪　い
仕　事	ほぼ毎日同じ作業	日によって違ったりする

※SST　ソーシャルスキルトレーニング（社会生活技能訓練）

鈴木映二先生と奥様のおかげで、私の作品が世に出る奇跡が起きました。心より感謝申し上げます。発症から10年経ち、病状も安定。普通の人と違って、スローペースなひもの生活を過ごしています。立ち直れないほどのつらいウツや、買い物依存など私にも大変な時期がありました。ありがたいことに、たくさんの人が私を支えてくれました。

双極性障がいは、ひとりでなんとかできるような生易しい病気ではありません。協力してくれる人はいます。家族・病院・職場・デイケアなどにたくさん支えてもらいながら感謝して「今」を大切に生きましょう。

最後にノーチラスの発展と、鈴木先生のますますのご活躍を応援しています。

ありがとうございました。　ひもの拝。

執筆者紹介（執筆順）

PART 1　医療編
神庭重信（かんば・しげのぶ／九州大学大学院医学研究院精神病態医学分野教授）
尾崎紀夫（おざき・のりお／名古屋大学大学院医学系研究科精神医学・親と子どもの心療学分野教授）
大野　裕（おおの・ゆたか／一般社団法人認知行動療法研修開発センター理事長）
水島広子（みずしま・ひろこ／対人関係療法専門クリニック院長）
坂元　薫（さかもと・かおる／東京女子医科大学附属病院神経精神科教授）
寺尾　岳（てらお・たけし／大分大学医学部精神神経医学講座教授）
仙波純一（せんば・じゅんいち／さいたま市立病院精神科部長）
奥平智之（おくだいら・ともゆき／医療法人山口病院［川越］精神科部長）
宮岡　等（みやおか・ひとし／北里大学精神科学主任教授）
高橋　裕（たかはし・ゆたか／神戸大学大学院医学研究科糖尿病内分泌内科学准教授）
加藤忠史（かとう・ただふみ／理化学研究所脳科学総合研究センター精神疾患動態研究チーム・シニア・チームリーダー）

PART 2　支援編
鈴木映二（すずき・えいじ／国際医療福祉大学熱海病院教授）**＊編著者**
辻　松雄（つじ・まつお／産業カウンセラー兼家族療法カウンセラー）
佐藤　拓（さとう・たく／成瀬メンタルクリニック院長）
秋山　剛（あきやま・つよし／NTT東日本関東病院精神神経科・心療内科部長）
渡邉幸義（わたなべ・ゆきよし／アイエスエフネットグループ代表）

PART 3　闘病・生活編
咲　セリ（さき・せり／WEBデザイナー・エッセイスト）
海馬すみれ（かいば・すみれ／精神科看護師）
丹羽大輔（にわ・だいすけ／NPO法人地域精神保健福祉機構・コンボ）
ひもの（漫画家）

扉写真＝咲セリ　　挿画＝MARU

編著者紹介

鈴木 映二（すずき えいじ）

精神科医（医学博士）

国際医療福祉大学熱海病院教授

北里大学医学部客員教授・北里大学大学院客員教授

特定非営利活動法人日本双極性障害団体連合会（ノーチラス会）理事長

慶應義塾大学院卒

専門：一般臨床、リエゾン精神医学、当事者会、薬物動態学

ノーチラスな人《ひと》びと——双極性障がいの正しい理解を求めて

2015年4月10日　第1版第1刷発行

編著者　鈴木 映二

発行者　串崎 浩

発行所　株式会社日本評論社

〒170-8474　東京都豊島区南大塚3-12-4

電話　03-3987-8621（販売）　-8598（編集）

FAX　03-3987-8590（販売）　-8593（編集）

振替　00100-3-16

印刷所　精文堂印刷株式会社

製本所　株式会社難波製本

装　幀　銀山 宏子

検印省略

Printed in Japan

ISBN 978-4-535-98420-2